지쳐가는 내 몸에 위로와 희망의 말을 걸어라

잠자기 전 3분, 내 몸 보살피기

지쳐가는 내 몸에 위로와 희망의 말을 걸어라

잠자기 전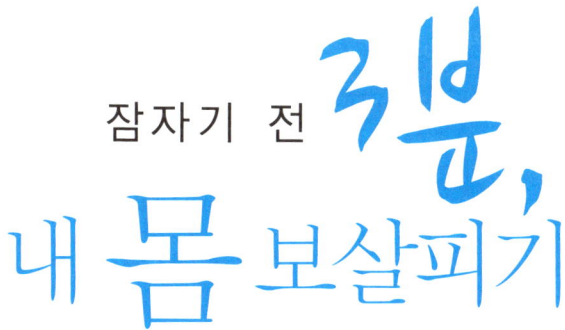

이시가키 준지, 고이케 고로 지음 • 이혁천 편역

씽크북

내 몸 보살피기 1   왜 피로한가

내 몸 보살피기 3   몸을 활성화시킨다

내 몸 보살피기 4 내장을 강화시킨다

내 몸 보살피기 5 정신을 다스린다

내 몸 보살피기 6   비만과 너무 마른 것

내 몸 보살피기 7 무조건 강해져야 한다

아침부터 출근에 시달리고, 하루 종일 직장생활의 스트레스가 차곡차곡 쌓이는 현실, 이런 날들을 살아가는 우리들은 슈퍼맨이나 슈퍼우먼이 아니고서야 지탱해 나갈 수 없다.

휴일에 가까운 산에 가보면 말 그대로 인산인해다. 이것은 등산길이 아니라 고생길이다. 가는 곳마다 사람들의 홍수다. 왜 이렇게 사람들이 몰려들고 있는가.

답은 간단하다. 건강이다. 피곤에 찌들고, 지쳐가는 몸을 조금이라도 돌보기 위해서다. 하지만 이렇게 많은 사람들 틈바귀에서 기를 쓴다고 모두가 건강해지는 것은 아니다.

건강관리에도 요령이 있다. 하루의 피곤과 스트레스는 그날그날 풀어야 한다. 즉, 파김치가 되어 집에 돌아와 대충 씻고 쉰다고 피곤과 스트레스가 해소되는 것은 아니다. 관심과 애정을 가지고 자신의 몸을 진정으로 위로하고 보살펴야 한다. 우리 몸은 소자연(小自然)이라고 한다. 자연은 말 그대로 계절의 흐름, 스스로의 흐름대로 바라봐주고 보살펴 주어야 자연다운 자연을 느끼고 만끽할 수 있다.

이 책은 잠자기 전 잠깐만 시간을 내서 하루 종일 힘겨웠던 내 몸을 위해 자신에게 필요한 부분들을 따라하면 효과를 볼 수 있도록 구성했다. 다른 운동처럼 힘들거나 어려운 것이 없다. 다만 습관처럼 해야 효과가 더 좋다는 것이다.

피곤에 찌는 내 몸을 친절하게 보살피고, 위로하고, 그리고 그것을 해소시켜줄 자신만의 운동을 따라만 해도 하루의 피곤과 스트레스가 사라지고, 달콤한 수면을 취할 수 있다면 내일의 밝고 활달한 일상을 준비할 수 있다.

이 책에서 다루는 내용은 다음과 같다.

내 몸 보살피기 1 – 왜 피로한가

내 몸 보살피기 2 – 외부자극에 왜 약한가

내 몸 보살피기 3 – 몸을 활성화시킨다

내 몸 보살피기 4 – 내장을 강화시킨다

내 몸 보살피기 5 – 정신을 다스린다

내 몸 보살피기 6 – 비만과 너무 마른 것

내 몸 보살피기 7 – 무조건 강해져야 한다

내 몸 보살피기 9 – 정력은 허리 건강에 달려있다

의사이면서 건강 전도사인 저자의 경험과 강의를 집대성한 이 책은 누구나 쉽게 할 수 있다는 장점이 있다. 그동안 미루기만 하고, 피곤하다고 게으르게 생활했다면 지금 이 책을 펼쳐 가벼운 마음으로 따라 해보면 어떨까싶다. 어려움이란 해보겠다는 마음먹는 것이 전부이다.

잠자기 전 3분, 당신의 소중한 몸을 사랑하고, 배려하고, 정성을 다해 보살펴라. 그러면 당신은 희망과 행복이 가득한 내일을 맞이할 수 있을 것이다.

그대 마음속에 분노가 고여 들거든
우선 말하는 것을 멈추십시오.

지독히 화가 났을 때에는
우리 인생이 얼마나 덧없는가를 생각해보십시오.

서로 사랑하며 살아도 벅찬 세상인데
이렇게 아옹다옹 싸우며
살아갈 필요가 있겠습니까.

내가 화가 났을 때
내 주위 사람들은 모두 등을 돌렸습니다.

그러나 내가 고요한 마음으로
웃으며 마주칠 때
많은 사람이 내 등을 다독거려 주었습니다.
그리하여 난 알 수 있었습니다.

내게 가장 해가 되는 것은 바로
내 마음속에 감춰진 분노라는 것을 말입니다.
나는 분노하는 마음을 없애려고 노력합니다.

고요하고 편안한 마음으로
내 마음을 다스릴 때
많은 사람이 나에게 사랑으로 다가올 겁니다.

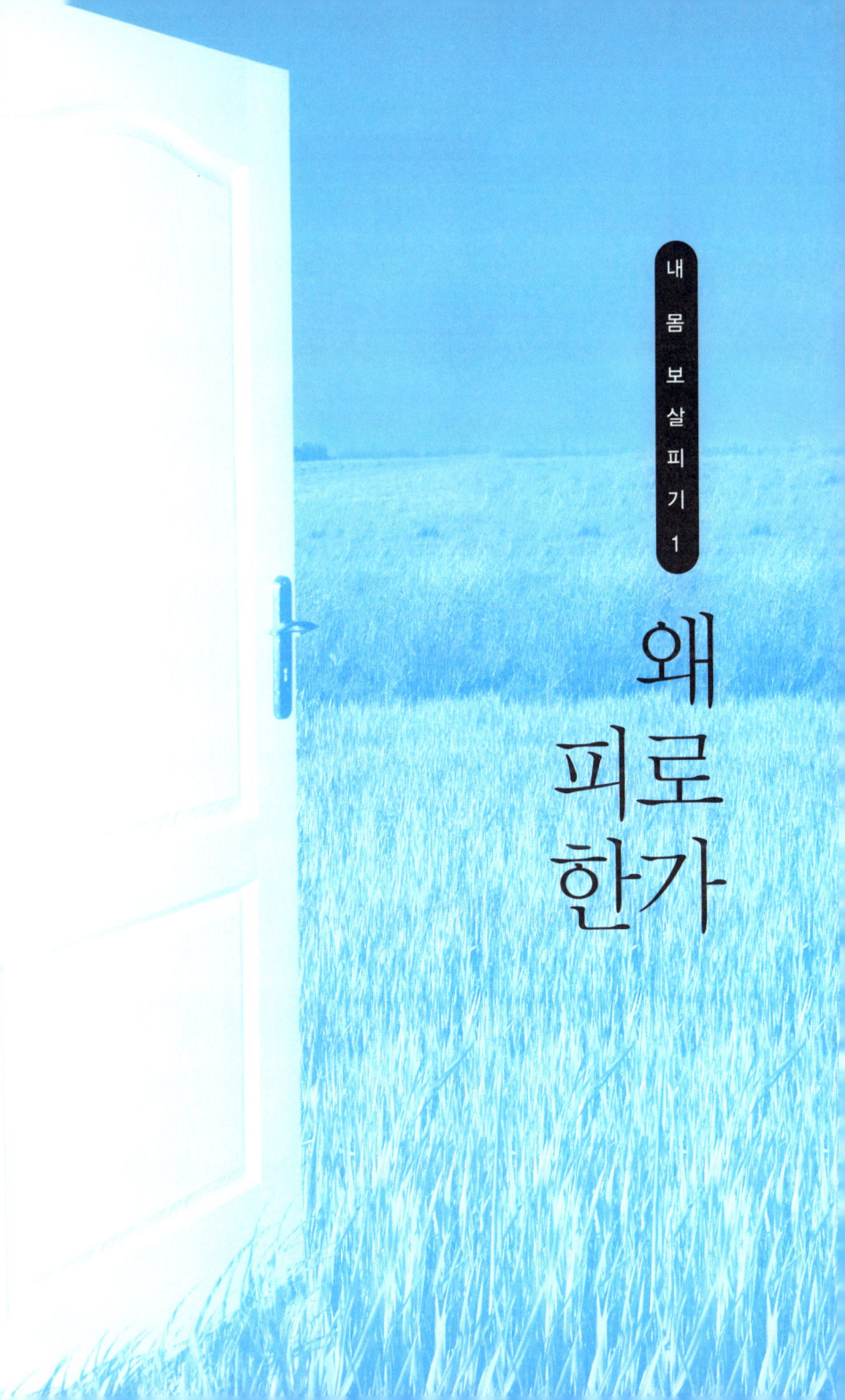

내
몸
보
살
피
기
1

왜
피로
한가

전신피로를 풀어준다

왜 피로해지는가를 생각해 본 일이 있는가?

우리 몸은 겉보기와는 달리 내부에서는 엄청난 속도로 변화하고 있다.

운동을 하고 있을 때뿐만 아니라 자세를 유지할 때도, 긴장할 때도, 근육은 항상 신경으로부터의 지시를 받고 포도당을 탄산가스와 물로 분해시켜서 에너지를 만들고 있다.

순환이 순조롭게 진행되고 있을 때는 중간 단계에서 생기는 피루브산(焦性葡萄酸 초성포도산)이나 구연산은 탄산가스와 물이 되어 몸 밖으로 배출되지만 근육에 대한 자극이 과도해졌을 때는 젖산 등의 산성 물질로 변하여 근육 내에 머무른다.

어느 정도의 양이라면 임파액에 녹아 들어가서 오줌이 되어 처리되지만 임파의 능력 이상이 되면 임파의 흐름 자체가 정체되어 체내 여기저기에 산성 물질이 쌓이게 된다. 이때 뻐근함과 피로를 느끼게 되는 것이다. 허리 근육에 쌓인 산성 물질이 그 원인이다.

이러한 부분적인 피로를 한 번에 제거하는 것이 〈두 발 뻗쳐 올리기〉이다.

신선한 혈액과 임파가 흘러서 목줄기에서 머리에 이르는 경직을 풀어주는 동시에 휘어지기 쉬운 등뼈와 허리를 펴주는 효과가 있다. 이것은 몸의 긴장을 풀어 줄 뿐만 아니라 내장의 기능까지도 활발하게 해주는 효과적인 운동이다. 아울러 스태미나 증강에도 상당한 효과가 있다.

1-① 두 발 뻗쳐 올리기

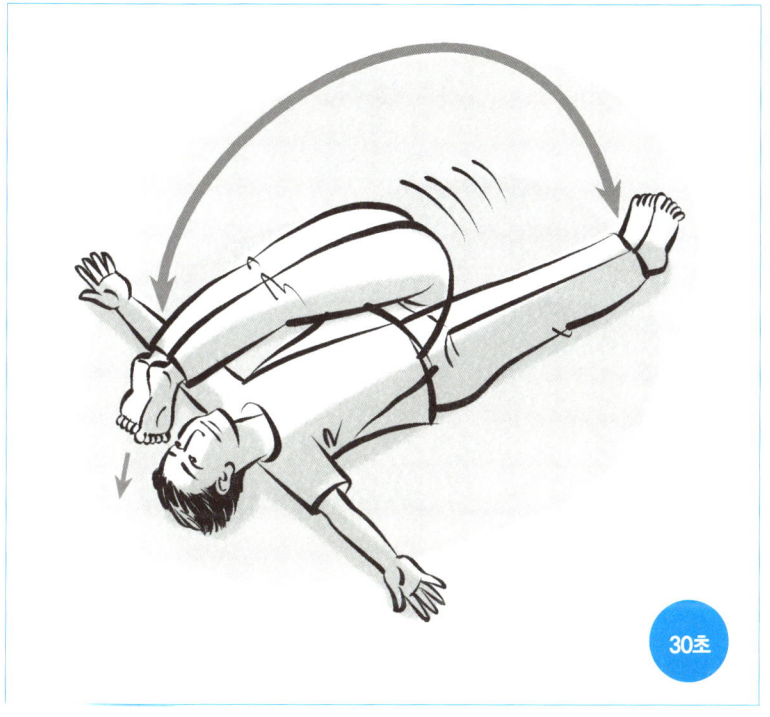

1. 반듯이 누워 몸이 +자 모양이 되게 두 팔을 수평으로 편다.
2. 다리 사이를 붙인 채 무릎을 굽히지 않고 발을 머리 위로 가져온다.
3. 발끝을 머리 위쪽의 바닥에 대고 6초 동안 정지한다.
4. 1센티미터마다 멈추는 듯 의식하며 다리를 천천히 내린다.
5. 5번 반복한다.

몸의 나른함을 해소시킨다

"이렇다 할 원인이 없는데도 어쩐지 나른하다."

이것은 현대인의 공통적인 현상이다.

이럴 때 대부분의 사람들은 '몸이 나른하니 아무 일도 하지 말자' 거나, '귀찮으니까 일을 빨리 끝내고 가자' 고 생각한다.

그러나 이것은 몸의 피로감이 아니라 머리의 피로감이다. 이럴 때는 아무리 휴식을 취해도 피로감이 없어지지 않는다.

이런 때는 운동으로 근육을 자극시켜 정신과 균형을 맞춰야 한다.

신경이 피로해 있을 때는 등이 굽어지고, 내장이 압박을 받아 수축되며, 조직과 조직 사이에는 피로물질이 쌓인다.

이럴 때 〈누워 옆에서 위로 팔 뻗치기〉로 몸을 뒤로 젖히고 내장을 확장시키면 기분이 좋아진다.

이 운동의 특징은 동작이 크기 때문에 어깨와 가슴, 등, 팔의 모든 근육 조직을 자극하고 상반신에 찬 피로물질을 즉석에서 제거하는 데 있다.

또 심리학적으로 보아도 이 운동은 아주 신선한 감이 있다.

피로할 때는 흔히 알고 있는 운동, 즉 엎드려뻗치기나 토끼뜀 같은 것은 오히려 역 효과이다. 이럴 때는 신선한 몸의 포즈를 취함으로써 피로감을 풀어준다.

   의학적으로도 이것은 허리와 등을 펴는 것이므로 부신 호르몬의 분비 촉
진에 효과가 있다.

1–② 옆에서 위로 팔 뻗치기

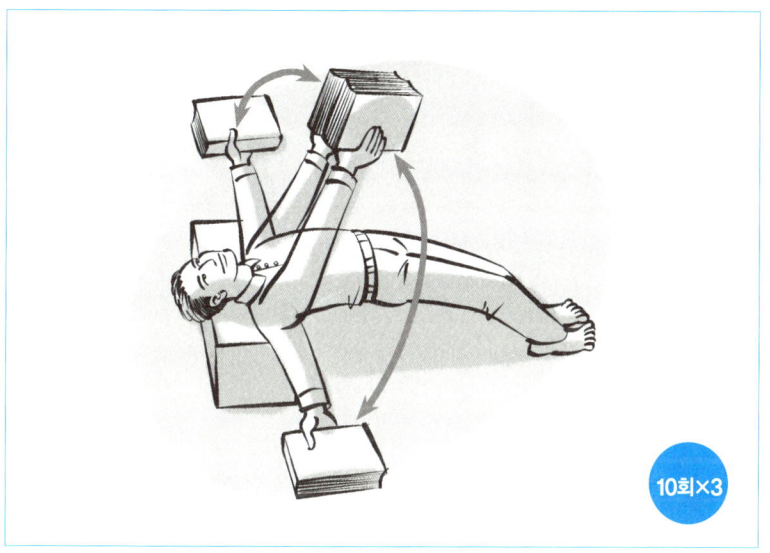

10회×3

1. 어깨 밑에 받침대를 받치고 등이 닿지 않게 반듯이 눕는다.

2. 두 손에 무거운 물건(책 같은 것)을 들고 수식으로 뻗쳐 올린다.

3. 두 팔을 수평이 되게 펴 내리고 6초 동안 정지한다.

* 팔은 굽히지 말 것.

* 내릴 때의 동작은 천천히 할 것.

* 숨은 팔을 내릴 때 크게 들이마신다.

* 받침대 없이 바닥 위에서도 괜찮으나 이때는 바닥 1센티미터 위에서 손을 멈출 것.

3

발의 피로를 풀어준다

하루 종일 서 있으면 다리가 붓고 아픈 경우가 많다.

이것은 오랜 시간 서 있어서 임파액이 말단부에서 흐르기 힘들었기 때문이다.

임파의 흐름은 동맥의 모세혈관에서 일어난다. 즉, 심장 펌프의 힘으로 가해진 압력이 임파액을 밀어내고 있는 것이다.

이 임파액에 세포의 노폐물이 녹아 임파 본 줄기, 흉관(胸管)을 통해 정맥으로 흐르고 있다.

정맥은 마이너스 압(壓)이므로 임파액이 흡수되기 쉽게 되어있다.

피로했을 때 발을 다리 위에 올려놓는 사람이 있는데 이것은 임파의 흐름을 좋게 하려는 본능적 욕구이다.

하루 종일 서 있으면 임파액의 흐름이 멈추어 한곳에 모이게 된다. 이것이 부어오르는 현상이다(흔히 혈액의 흐름이 나빠진다고 알고 있는데, 혈액은 심장 펌프의 작용을 직접 받으므로 사실은 그다지 영향을 받지 않는다).

따라서 목욕 후 바로 이 임파법을 하면 다리의 부기가 풀리고 나른함도 없어지게 된다.

1-③ 다리의 임파법

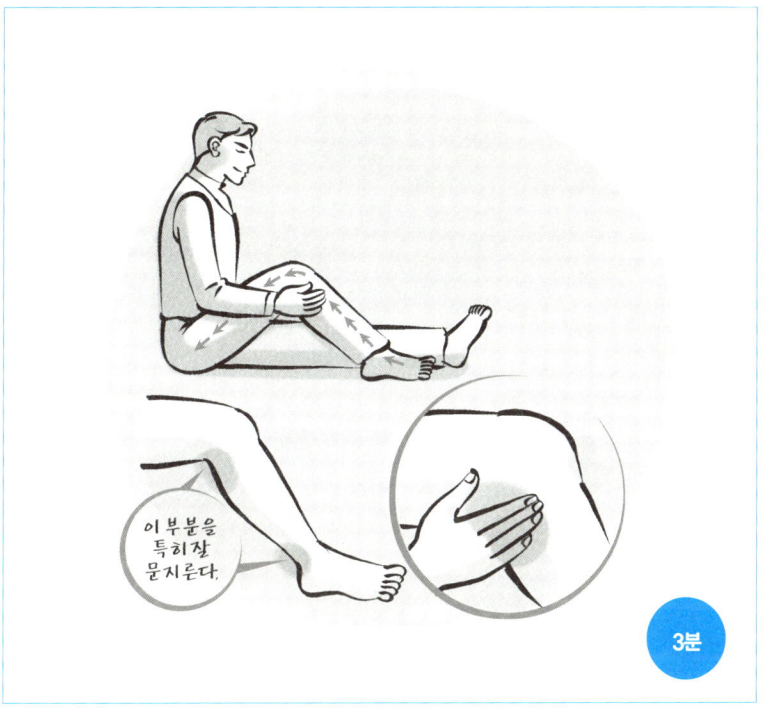

이 부분을 특히 잘 문지른다.

3분

1. 앉아서 한쪽 다리를 굽힌다.

2. 다리 끝에서 중심부에 걸쳐 전체적으로 두 손바닥으로 문지른다(4~5회).

3. 이어 임파법으로 발목에서 점점 위로 향해 마사지한다.

4. 특히 아킬레스 건 상부, 무릎 뒤쪽을 잘 해야 한다.

* 한쪽 다리가 끝나면 서서 제자리걸음을 해본다.

  마사지한 다리는 한결 가볍게 올라감을 알 수 있다.

일의 피로를 풀어준다

흔히 '운동량이 많은 작업일수록 피로하기 쉽고, 운동량이 적은 작업은 피로가 덜하다'고 잘못 알기가 쉽다.

영양학이나 운동 생리학에서는 '에너지 대사율(代謝率)'이라 하여, 노동에 쓰이는 에너지가 기초 대사량의 몇 배가 되는가를 각 동작마다 산출하고 있다.

앉아 쉬고 있을 때가 1.0, 식사 1.4, 버스를 탈 때 1.0, 취사 1.5, 산책 1.5, 도보 3.0, 체조 3.5, 조깅 7.8, 중거리 달리기 31, 전력을 다해 달릴 때 104 등이다.

숫자가 클수록 노동량이 많으므로 칼로리를 많이 섭취하라고 알려 준다.

하지만 바느질이나 뜨개질은 0.3~0.4인데도 매우 피곤해져서 산책이나 기분전환이라도 하고 싶어진다.

산책의 에너지 대사율은 1.5이지만 도리어 피로가 풀려 기분이 좋아진다. 무슨 이유일까?

실은 뜨개질과 같이 고정된 자세로 계속하는 작업에서는 일부의 근육이 긴장된 채로 있으므로 임파액이 흐르기 힘들어 피로물질이 차고 근육이 굳어지기 시작한다.

데스크 워크도 이것과 같은 원리이다.

데스크를 이용하는 운동은 책상 올려 밀기, 책상 한 손으로 밀어내기, 책상 뒤로 짚고 허리 펴기 등이 있다.

1-④ 책상 올려 밀기

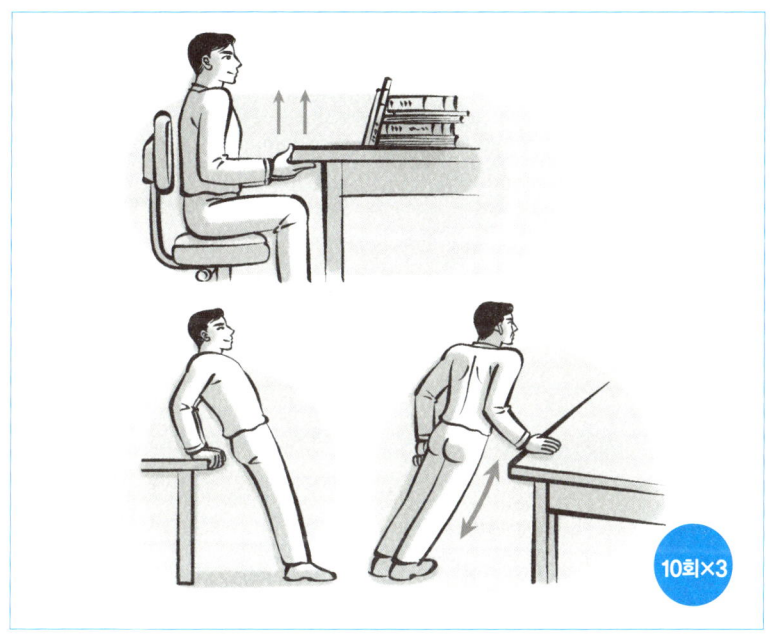

1. 앉아서 두 손을 책상 밑으로 넣고, 손바닥 전체로 들어 올리는 기분으로 힘을 넣는다. 6초 동안 정지, 5회 반복한다.

2. 책상 옆에 서서 한 손을 짚고, 그쪽 팔에 몸 전체의 무게를 의지한다. 이어서 가슴 펴기를 좌우로 각각 5회씩 한다.

3. 책상을 등지고 서서 팔을 뒤로 빼어 모서리를 한 손으로 짚고 엎드려뻗치기의 반대 동작을 한다. 이때 허리는 굽히지 않고, 손을 바꿔 가며 10회씩 한다.

5

심한 어깨 결림을 풀어준다

어깨가 뻐근한 데는 세 가지 원인이 있다.

무거운 것을 졌을 때나 익숙하지 않은 운동을 했을 때 생기는 운동성으로 인한 것, 신경이 긴장해서 근육을 굳어지게 한 결과 생기는 정신적인 것, 빈혈, 저혈압, 담낭증, 위궤양, 치질, 암, 고혈압, 당뇨병, 심장병, 신장병 등의 병이 있을 때 생기는 것 등이다.

원래 네 발로 몸을 지탱하고 있던 동물이 두 발로만 서게 된 그때의 육체적인 변화가 어깨와 목에 나타난다.

4킬로그램이나 되는 머리와 마찬가지로 4, 5킬로그램이나 되는 두 팔을 지탱하는 어깨에 더 부담을 주게 된다.

더구나 팔을 올리는 운동, 회전시키는 운동에는 어깨의 삼각근, 승모근, 견갑근, 능형근, 광배근, 대흉근, 소흉근 등 많은 근육이 동원되어서 어딘가 하나에 이상이 있어도 근육끼리의 수축에 격차가 있기 때문에 팔이 올라가지 않고 어깨가 뻐근해진다.

병이 있는 경우에는 이상이 있음을 전하는 신경이 어깨의 신경과 같은 높이에 나란히 있기 때문에 어깨가 결리기 쉽다. 특히 순환기의 질환과 어깨 결림은 깊은 관계가 있다.

〈어깨로 체중 받쳐 눕기〉는 어깨의 삼각근, 승모근, 광배근 등 일련의 근육에 대해 동시에 압박 자극을 주는, 즉 방바닥에서 어깨 전체를 마사지하는 운동이다.

1-⑤ 어깨로 체중 받쳐 눕기

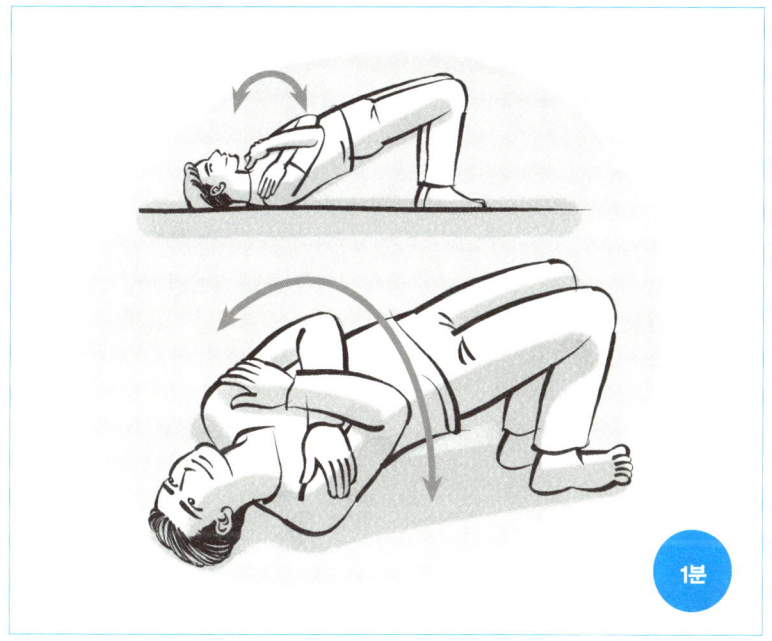

1. 발을 뻗고 반듯이 눕는다.
2. 그대로의 자세에서 무릎만 세운다.
3. 어깨와 발바닥으로 체중을 지탱한다.
4. 아픈 쪽의 어깨를 밑으로 하고 약 10초간 정지한다.
* 어깨에 체중이 전부 쏠리는 느낌으로 허리를 치켜든다.
* 머리 꼭대기로 몸을 지탱하고 앞뒤로 구르면, 레슬러 브리지가 되어 목을 굵게 하는 효과가 있다.

숙취를 해소시킨다

술 마시는 사람이면 누구나 경험하지만 숙취는 괴로운 것이다. 증상도 두통, 구역질, 피로감 등 그때그때마다 여러 가지지만, 그 원인은 간에서 다 분해되지 못한 알코올이 알데히드(Aldehyde)로 변해서 뇌의 혈관을 경련시키거나 위에 염증을 일으키기 때문이다.

물이 자꾸 먹히는 것은 조금이라도 물로 희석시키기 위해서인데 마시려면 커피나 홍차 같은 카페인이 많이 들어있는 것이 혈관을 확장시켜 주므로 더 효과적이다.

숙취라고 생각하면 우선 간장 기능을 활발하게 해야 한다.

전에 간을 앓은 K 건설 사장이 배를 바닥에 대고 등에 아들을 태우고 두 팔을 뒤로 잡아당기게 하는 과감한 요법을 실시하는 것을 보았는데 간의 치료법으로서는 괜찮은 것이다.

간 강화법으로는 풀오버가 있지만, 간 기능을 활발하게 하는 방법으로는 다리를 위로 올려 하는 〈발목 잡고 몸 젖히기〉가 효과적이다.

이것은 상체를 뒤로 젖힘으로써 내장, 특히 간을 위로 끌어올리므로 약화된 간을 자극하고 활동을 촉진시키는 효과가 있다.

이렇게 함으로써 숙취를 해소시키고, 아울러 폐, 심장의 강화, 정력 증진에 좋으며, 궁둥이를 올리게 함으로써 자세를 바르게 하기도 한다.

1-⑥ 발목 잡고 몸 젖히기

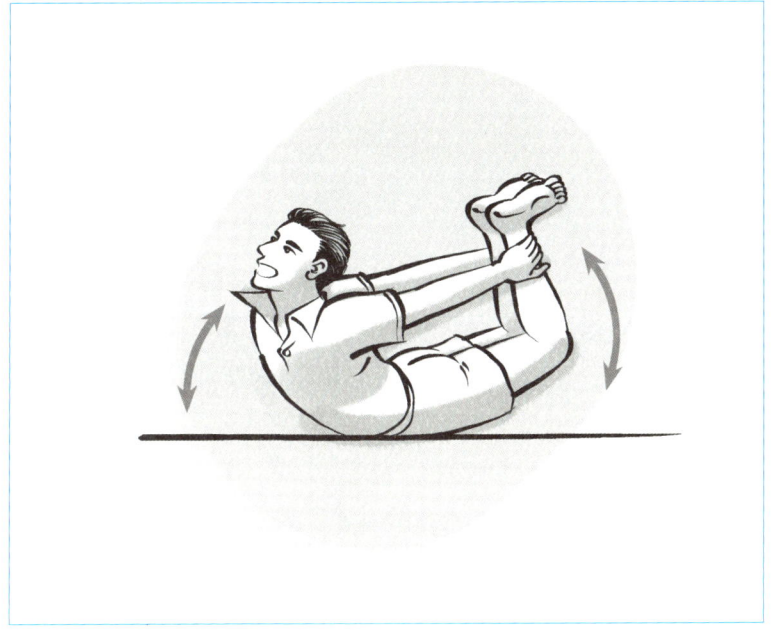

1. 엎드린 자세로 두 다리를 굽힌다.
2. 상체를 위로 젖히고 두 발목을 집는다.
3. 그대로의 자세로 6초 동안 정지한다.
4. 본래의 자세로 돌아온다.
* 1회마다 숨을 가득 들이마셨다가 단숨에 토해 내는 심호흡을 한다.
* 다리 사이는 꼭 붙인다.

수면 부족을 해소시킨다

"우리는 수면 시간이 짧아도 그것에 신경을 쓰지 않는 것뿐이다. 동양인은 흔히 몇 시간 자면 좋다느니 하고 너무 신경을 쓰는 것 같다."

이것은 어느 외국인의 말이다.

확실히 동양인은 숫자에 약하다. 예를 들어, 섹스는 1주 몇 번이 좋은가, 하루 몇 칼로리를 섭취해야 하나, 어린이 공부 시간은…… 등.

문제가 되는 것은 내용보다 어느 정도의 시간을 소비했느냐 하는 것이다. 그러므로 하루의 수면이 8시간이라 했을 때, 그것을 지키지 않으면 수면 부족이라고 생각하기 쉽다.

사실상 수면의 역할은 뇌의 중추 신경의 활동을 정지시키고, 그날에 쌓인 피로물질을 제거하여 근육과 신경, 내장 등 몸의 여러 가지 기능을 다시 보충시키고 강화하는 데 있다.

잠을 푹 자지 못했다든가 수면 시간이 충분하지 않을 경우에는 클리닝이 완전히 되지 않아 목줄기와 관자놀이에 피로물질이 남기 쉽다.

또 잠이 오지 않을 때는 어깨나 팔, 목 등에 의외로 힘이 들어가 있음을 알 수 있다. 이럴 때는 깊은 잠을 자지 못하게 된다.

잠이 부족하다고 생각되면 목의 임파법으로 클리닝하지 못한 피로물질을 없애고, 혈액과 임파액의 흐름을 좋게 하고 신선한 산소를 뇌에 보급해 주면 시원해진다.

1-⑦ 관자놀이의 임파법

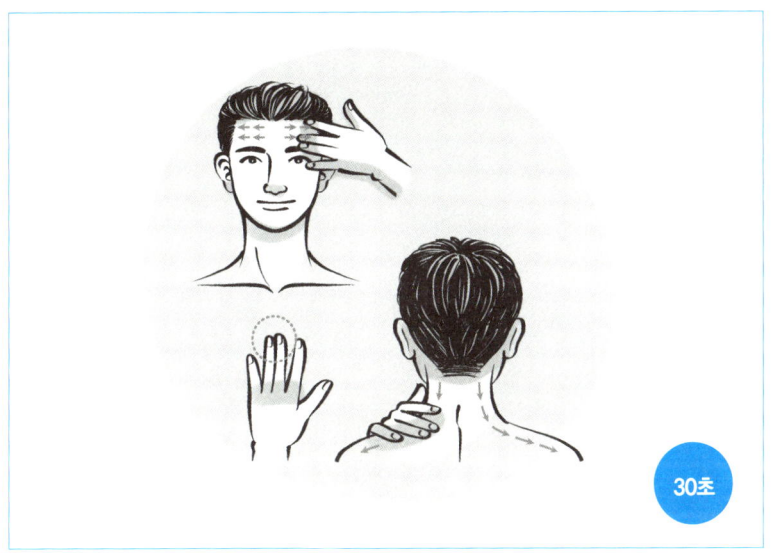

30초

1. 가운데 손가락 끝으로 관자놀이를 그림과 같은 방향으로 문지른다(좌우 함께).
2. 두 손바닥으로 좌우에서 꼭 누른다.
3. 이어 목의 임파법을 한다.
* 굳어져 있는 부분을 정성껏 풀어 준다.

출퇴근 피로를 풀어준다

"한국 사람이나 동양 사람은 대부분 피로한 듯한 얼굴을 하고 있더군요. 경제활동이 활발해서 좀 더 활발하게 일하고 있을 줄 알았는데……."

이것은 어느 외국인의 말이다.

사실 통근버스나 지하철에서 보는 샐러리맨의 얼굴은 대부분 기력이 없어 보인다.

원인은 여러 가지를 생각할 수 있지만 그 중에서도 대인관계에서 오는 정신적 피로, 일의 긴장 등을 들 수 있다.

매일 매일의 생활이 자꾸 쌓여 일어나는 것이 스트레스이다. 이 스트레스는 처음에는 부신에서 분비되는 부신피질 호르몬의 저항에 의해 스트레스가 올라가는 것을 막을 수 있지만 그 한도를 넘으면 자살 충동까지 느끼게 된다.

이것을 방지하려면 충분히 쉬어서 스트레스를 해소시키는 부신피질 호르몬을 활발하게 하는 방법을 강구하면 좋은데, 바빠서 그럴 여가가 없으면 약화된 부신 기능을 활발하게 하는 운동을 하면 좋다.

여기 소개하는 〈서서 책상 올려 밀기〉는 허리와 등골을 자극함으로써 부신 호르몬의 분비를 활발하게 하는 기능이 있다. 손쉽게 아무 데서나 할 수 있으므로 출근의 피로를 일하기 전에 풀어주는 운동으로서 최적이다.

　이것은 상반신과 허리의 피로를 풀어주고, 기력이 충실해지며 자세를 바르게 해준다.

1-⑧ 서서 책상 올려 밀기

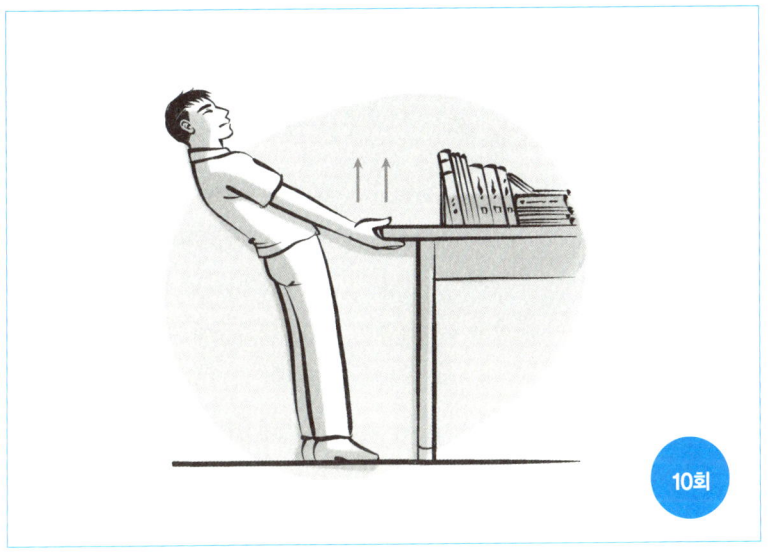

1. 책상 끝이나 서랍 밑을 손으로 받치고 몸을 뒤로 젖힌다. 이때 얼굴은 천정을 향하며 그 자세로 6초 동안 정지한다.
* 지레의 원리로 책상을 들어 올리는 느낌. 허리를 되도록 앞으로 내밀어 몸을 젖힌다.
* 뒤로 젖히면서 숨을 크게 들이마신다.
* 역기(바벨)를 이용하여, 들어 올린 자세에서 몸을 더욱 위로 젖히면 효과적이다.

눈의 피로를 풀어준다

눈은 사람의 여러 부분 중에서 가장 혹사당하는 기관이다.

"이봐, 눈이 빨간데, 무리하지 마."

"눈 밑에 기미가 끼어 있군, 괜찮은가?" 하고 말하듯이 눈으로 피로의 척도를 측정할 수 있다. 실제로, 피로해지면 누구나 체험하는 일이지만 눈이 침침해지고 초조해지는 기분이 든다.

우리는 일상생활 속에서 눈을 통해 많은 양의 정보를 얻고 있다. 그 경위는 우선 눈의 망막에 비친 상은 시신경을 지나 제일시중추(第一視中樞), 시방사(視放射)를 거쳐 뇌의 뒷부분의 시각 중추, 그리고 시각성 기억 중추에 보내져 비로소 보게 되고, 무엇인지를 이해할 수 있게 된다.

눈의 기능은 의식하든 않든 관계없이 눈을 어느 한 방향으로 돌리고 있는 것만으로 약 300가지의 정보를 얻고 있다고 하는 만큼 피로도 심하다.

눈이 침침하다든가 빨개진다든가 하는 것은 눈 둘레에 있는 안근군(眼筋群)과 그것을 지배하는 동안(動眼)신경, 외전(外轉)신경, 활차(滑車)신경의 피로 때문이다.

흔히 눈이 피로해지면 먼 곳을 보라든지 눈을 깜박거리라든지 하는데, 그보다 효과적인 것은 임파법이다.

이것은 눈 가장자리에 머물고 있는 노폐물질을 효과적으로 제거할 뿐 아니라 눈의 충혈을 막아주는 예방법으로 미용법으로서도 아주 좋다.

즉, 눈이 아름다워지며 피로가 가시고 머리가 상쾌해진다.

1-⑨ 눈 위의 임파법

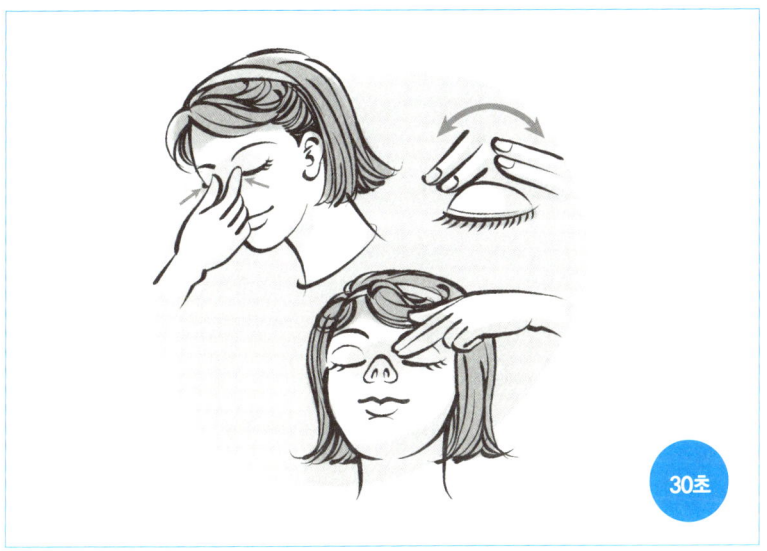

1. 눈을 감고 두 눈 사이(미간)를 엄지와 둘째손가락으로 압박한다.
2. 눈꺼풀 위를 둘째와 가운데 손가락 끝으로 누르면서 압박부위를 이동시킨다.
3. 눈 밑을 가운데 손가락으로 마사지한다.
4. 관자놀이(눈 밑 기미)의 방법은 〈1-⑦〉 참조.
* 손가락은 잘 씻고 깨끗이 할 것.

10

신경의 피로를 풀어준다

중요한 거래처 사람과 만난 뒤라거나 중요 회의가 끝난 뒤에는 항상 피로해지는 법이다.

이것은 스트레스나 정신 피로 등으로 정신적으로 긴장하면 중추신경과 자율신경 가운데의 교감신경만이 한쪽으로 활동하여 몸이 굳어진다. 이것이 원인이 되어 근육이 긴장하고 피로해지는 것이다.

이런 긴장이 심해지면 노이로제가 된다.

흔히 노이로제는 정신적인 것이므로 몸과 마음을 편히 하면 낫는다고 하지만, 일시적으로는 낫지만 본래의 환경으로 되돌아가면 재발하는 일이 많다.

이것은 정신의 긴장은 풀려도 육체의 긴장은 완전히 풀리지 않기 때문이다.

노이로제 환자의 공통점은 목줄기와 어깨, 가슴 등의 근육이 놀랄 정도로 딱딱하다는 사실이다.

'몸이 돌같이 굳어진다'는 표현이 있지만, 정신적인 긴장은 근육을 쉴 새 없이 수축시키며, 차츰 근육에 유산성의 피로물질을 쌓이게 한다. 이것이 딱딱해지는 원인이다.

긴장된 시간이 지나가면 〈팔 뻗쳐 올리기〉로 굳어진 몸을 풀어주면 좋다.

이 운동은 굳어지기 시작한 근육을 풀어주고 임파액의 순환을 높이며, 피로 물질을 제거하는 효과가 있다.

또 두뇌에 집합해 있던 혈액을 넓혀 주므로, 특히 회의가 끝난 후와 같이 신경을 많이 쓴 때 아주 좋다.

1-⑩ 팔 뻗쳐 올리기

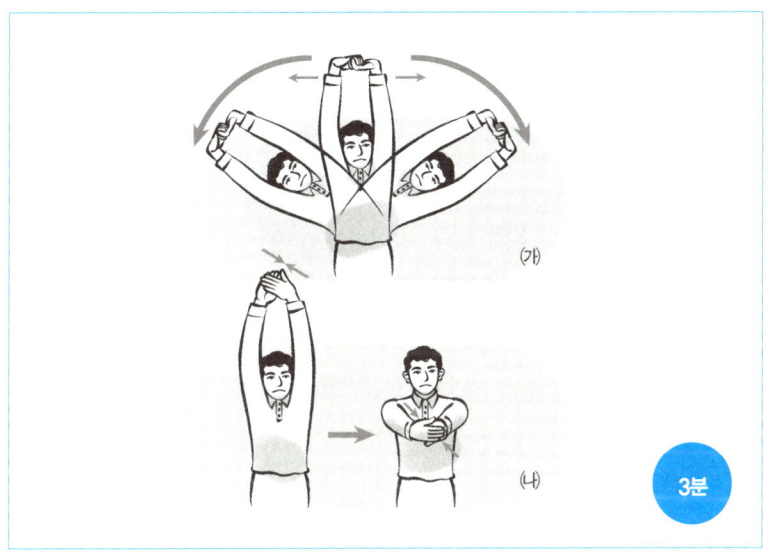

(가) 1. 머리 위로 팔을 쭉 뻗쳐 올려 양 손가락들을 고리 걸어 좌우로 서로 잡아당긴다. 6초 동안 정지한다.

  2. 왼쪽으로 두 번, 오른쪽으로 두 번 옆구리를 굽힌다.

(나) 1. 같은 자세로 머리 위에서 두 손바닥을 맞붙여 서로 밀어 붙인다. 6초 동안 정지한다.

  2. 손을 맞붙인 채 팔을 가슴 앞 수평으로 내려 손바닥을 밀어붙이며 6초 동안 정지한다.

* 팔을 힘껏 뻗칠 것.
* 한 차례 후 두 손의 위치를 바꾼다.

팔의 피로를 풀어준다

기이한 병(病)들이 늘고 있다. 타이피스트 병, 볼펜 병, 키펀처 병 등이다. 최근에는 슈퍼마켓의 점원들에게 캐셔 병이라는 병이 나타나고 있다.

어깨나 팔이 아파서 펜을 쥘 수 없다든가 자율신경 실조증으로 체온 조절이 안 돼 냉방이 잘 되어 있는 실내에 들어가기만 해도 전신이 마비된다는 증세이다.

손가락을 사용하는 동작은 우리가 상상하는 것보다는 복잡하다. 손가락, 전완, 상완삼두근, 어깨의 삼각근, 승모근 등이 복잡하게 관련되어 있다.

그 한쪽에서 뇌의 지각신경은 눈에 띄는 정보에 집중된다. 즉, 작은 숫자를 읽는다든가, 눈금 사이의 빈 칸을 연필로 모두 칠한다든가, 부호로 바꾼다든가 하는 것은 중추를 점령하게 된다.

근육을 쓰는 작업과 정신을 쓰는 작업이 동시에 이루어지는 노동은 피로가 배가되어 나타나기 쉽다.

팔이 피로해서 신호를 보내도 중추가 시각중추로부터의 전달에 집중되어 눈치 채지 못한 채 그냥 일을 한다든가, 반대로 피로를 느껴도 작업량이 많아 쉴 수 없다든가 하면 증세가 급속히 악화된다.

'팔이 나른하다'고 느끼면 즉시 〈팔의 임파법〉을 1∼10회 하면 좋다. 또 많이 아플 때는 근육이 굳어져 있는 것이므로 임파법으로 풀고 피로 물질을 제거해주면 회복이 빠르다.

1-⑪ 팔의 임파법

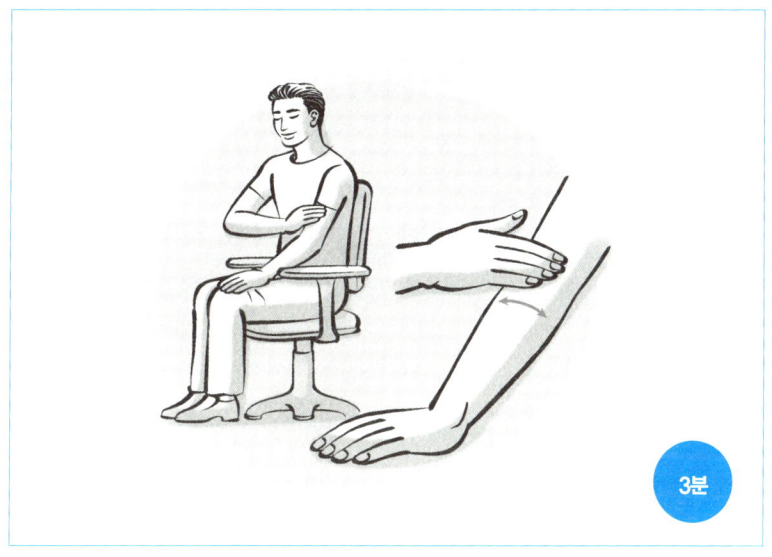

3분

1. 피로한 쪽의 팔 전체를 손바닥으로 가볍게 문지른다.
2. 팔뚝에서 팔꿈치를 거쳐 위쪽으로 굳어진 부위를 손끝으로 찾아 가며 임파법 마사지를 한다.
3. 마비가 된 부분은 응어리가 맺혀 있으므로 특히 힘주어 마사지한다.
4. 어깨를 마사지한다.
5. 운동 요법으로서 팔을 상하, 좌우로 돌린다.

허리의 피로를 풀어준다

요즘 요통 환자들이 늘어가고 있다.

특히 젊은이들에게 많이 늘어가고 있는 것은 무슨 이유일까?

"요즘 젊은이들은 체격은 좋은데 조금만 운동을 해도 뼈가 잘 부러진다. 위태롭기 그지없는 일이다."라고 어느 체육 교사는 말한다.

그 원인은 운동 부족이나 기타 여러 가지가 있는데, 주요 원인은 의자에 앉았을 때의 자세가 나쁘기 때문이다.

허리의 피로와 요통을 막으려면 평소와는 반대로 배를 쑥 내밀고 허리를 뒤로 젖히는 〈트라이앵글 체조〉가 좋다.

이 운동은 구부러진 허리뼈를 쭉 뻗게 하는 것과 동시에 등뼈의 교정에도 효과가 있다. 또 피로와 요통과도 아주 관계가 깊다.

사람의 몸에는 자연의 안전장치가 몇 겹으로 작용하고 있는데, 갑작스런 충격에는 우선 '근육의 결렬(決裂) ― 근 섬유의 단절, 근육을 지탱하는 인대근(靭帶筋)의 결렬(관절이 삠)'이 일어난다.

근육이나 인대가 대항하지 못할 만큼 갑작스런 충격이 있을 때 골절이 된다.

요통이 나타나면 임파의 자연 치유력을 살려 무리 없이 고칠 수 있다.

1-⑫ 트라이앵글 체조

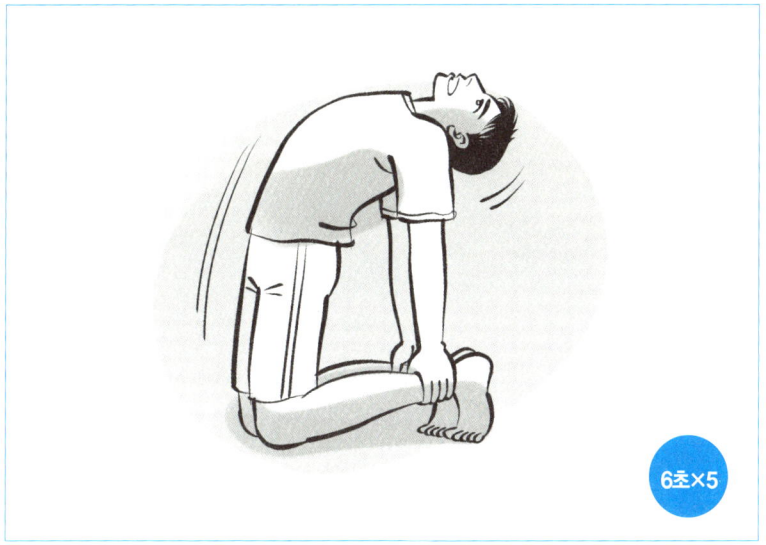

6초×5

1. 무릎을 바닥에 대고 꿇어앉아 상체를 수직으로 일으켜 세운다.

2. 양팔을 뒤로 돌려 발목을 잡는다.

3. 몸을 뒤로 젖히고 가슴을 쑥 내밀면서 심호흡을 한다.

4. 이 자세로 6초 동안 정지한다.

* 두 무릎을 적당히 벌리면 자세를 취하기가 한결 쉽다.

여름을 이긴다

"여름에는 왜 몸이 나른해질까?"

이런 질문을 자주 듣는다.

"여름이 되어 몸이 나른해지는 것은 기온이 높아, 몸 안의 열이 나오기 힘들어서 체온을 일정하게 유지하기 위해서 심장이나 신장이 여분을 만들도록 활동해야 하기 때문이다." 하고 대답한다.

여름을 타는 것도 사람마다 달라서, 어떤 사람은 아주 녹초가 되어버리는 데 비해 어떤 사람은 태연한 얼굴을 하고 있다. 그 차이는 무엇일까?

여름 더위가 아무렇지도 않은 사람에게 공통된 특징으로는 밤에 충분히 잠자고 아침에 일어난다는 점이다. 낮에는 교감신경이 활발히 작용하여 환경 조건에 적합한 체제를 만들어 준다.

피부 표면의 혈관은 굵어지고, 혈액이 흐르기 쉽게 해놓는다. 그것에 따라 땀샘은 충분히 활동하고, 땀과 몸의 열을 내보내는 것이다. 밤에는 부교감신경이 활동하여 하루의 피로를 회복하는 것이다.

그런데 여름을 타는 사람이란 밤에 잠을 못 이루는 사람을 말한다. 따라서 낮의 교감신경의 활동이 둔해지고, 심장 기능이 약화되고 혈압이 내려간다. 그 결과 두뇌를 순환하는 혈액이 적어지고 만사가 귀찮아지는 악순환을 되풀이하게 된다.

이럴 때는 〈수건을 이용한 체조〉로 땀을 흘리면 좋다. 이 운동은 팔과 가슴을 강화시킨다.

1–⑬ 수건을 이용한 체조

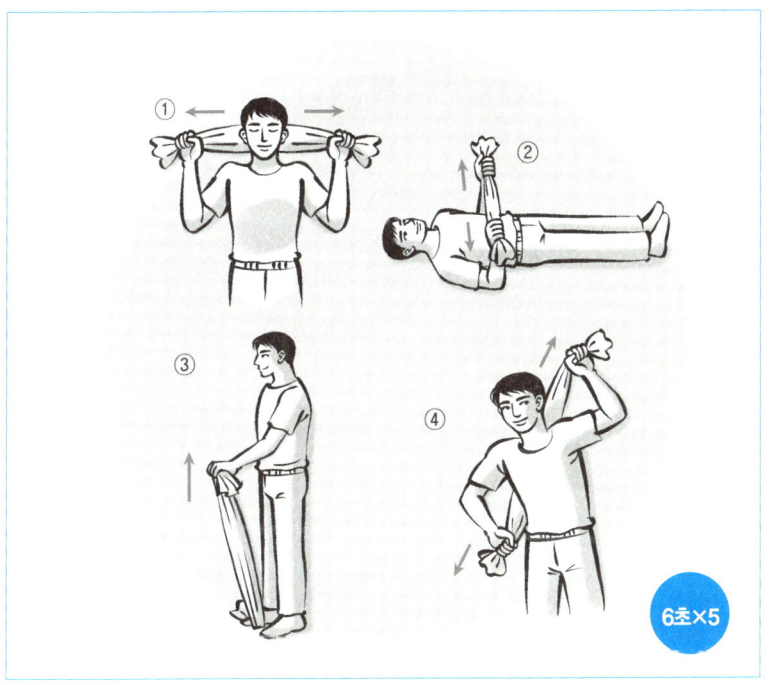

1. 수건을 목 뒤쪽으로 수평하게 약 50센티미터 간격으로 잡고 좌우로 당긴다.
2. 반듯이 누워서 수건을 앞으로 쥐고 좌우로 당긴다. 잡는 길이를 길고 짧게 여러 형태로 바꿔 하면 좋다.
3. 수건의 한 끝을 잡아 위로 당긴다.
4. 등 뒤로 수건을 수직으로 잡고 위아래로 잡아당긴다. 한차례 후 손의 위치를 교대한다.

불면증을 고친다

흔히, 잠을 잘 수 없다고 호소하는 사람들이 있는데, 이런 사람들은 머리 뒷부분에서 목 옆 부분에 걸쳐 근육이 굳어 있다. 이때,

"신경이 흥분해 있으니 일어나서 체조를 하라."

"머리에 피로가 올라 있으니 줄넘기라도 하라."

하고 권하는 사람이 있는데, 자기 전의 체조는 오히려 교감신경을 자극하여 잠들기를 더 힘들게 만든다.

흔히 두뇌 노동자나 지식인에게 불면증이 많다고들 여기는데 사실은 그렇지 않다. 대뇌로부터의 노폐물이 임파에 흡수되지 않으면 도중에 축적되어 어떤 사람도 불면증을 일으키게 되는 것이다.

인생의 3분의 1은 잠이다. 잠은 낮에 활동한 여러 기관을 보수하기 위한 잠시 동안의 휴식이다.

눈을 뜬 상태에서는 대뇌의 중추가 항상 자극되어 흥분상태에 있다. 정신적인 고뇌나 걱정거리가 있으면 자리에 들어서도 사고중추가 정지하지 않으므로 언제까지나 잠들 수 없다.

상처를 입어 손이나 발이 아픈 사람은 통증의 자극이 지각중추에 전달되어 자려고 해도 잠을 잘 수 없다.

이럴 때는 머리에 신선한 혈액을 공급하여 중추신경의 흥분을 진정시켜 주면 좋다.

그러려면 〈몸 굽히기〉 체조와 임파법으로 몸의 긴장을 이완시키고 머리 뒤쪽과 목, 어깨를 풀어 주면 쉽게 잠들 수 있게 된다.

1-⑭ 몸 굽히기

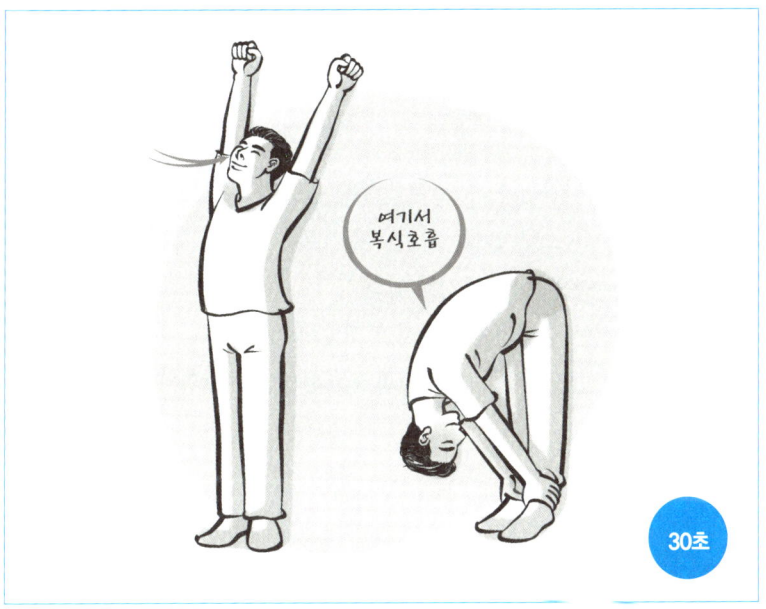

1. 두 발을 꼭 붙이고 선다.
2. 두 손을 쭉 치켜들며 숨을 크게 들이쉰다.
3. 몸을 굽혀 두 발목을 잡는다.
4. 그 자세로 입을 다물고 코로 하는 복식호흡을 4번 계속한다.
5. 본래의 자세로 돌아간다.
* 무릎을 굽히지 말 것.

몸의 긴장을 풀어준다

"요사이 스태미나가 없는 것 같은데 무슨 특효약이 없을까요?"

이처럼 동양인은 스태미나는 외부에서 기르는 것이지 자연스럽게 길러지는 것이 아니라는 생각에 사로잡혀 있다.

고민을 호소하는 사람의 대부분이 일의 긴장을 그대로 집에 가져가서 누워 있어도 그 긴장이 풀어지지 않아 피로를 완전히 제거하지 못한다는 악순환에 빠지게 되는 것이다.

강한 육체를 만들려면 몸을 단련하는 것도 중요하지만, 몸의 근육을 완전히 쉬게 하는 것이 필요하다.

물론 가만히 누워 있기만 해서 긴장과 피로를 제거할 수는 없다. 즉, 의식의 도움이 필요하다.

우선 처음에는 발끝 부분부터 서서히 의식을 빼서, 마지막에는 자기 심장만이 움직이고 있는 상태로 만드는 것인데, 우선 '긴장이 풀렸다'는 자기 암시만 걸면 간단히 할 수 있다.

이 방법으로 완전히 휴식을 취하면 심장의 부담이 적어지고 전신의 혈액순환도 순조로워지므로 간단히 피로가 풀리고 몸 안에 활력이 가득 차서 컨디션을 완전히 회복할 수 있다.

회사에서 돌아와 완전한 휴식을 취하면 좋다. 또 자기 전에 이 방법을 이용하면 깊이 잠들어 하루 6시간의 수면으로 피로를 완전히 해소시킬 수 있다.

1-⑮ 정신 이완 체조

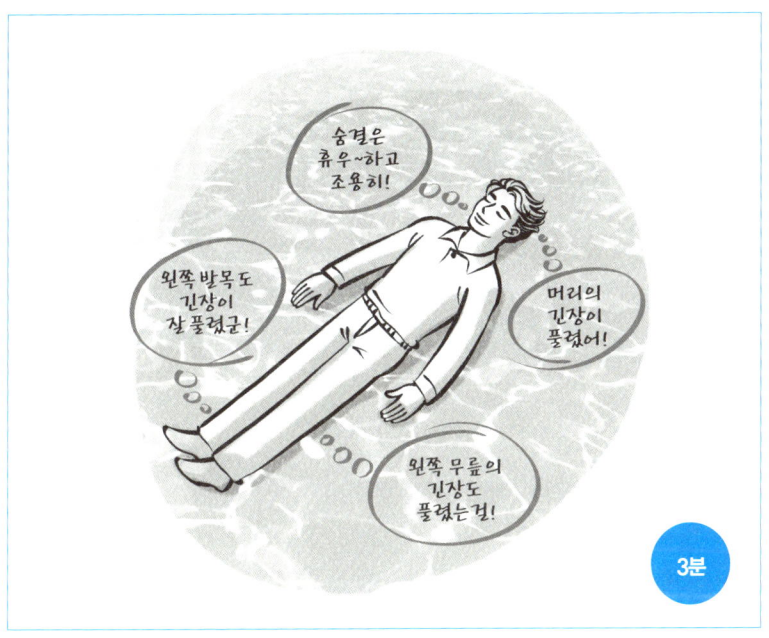

1. 다리를 길게 뻗고 눕는다.
2. 눈을 감고 숨을 크게 들이쉬었다가 짧게 내쉰다.
3. '왼쪽 발목의 긴장이 풀렸어' 하고 중얼거리며 힘을 쑥 뺀다.
4. 그와 같은 식으로 무릎, 넓적다리의 긴장을 풀고, 이번엔 오른쪽 다리로 옮겨 간다.
5. 다리가 끝나면 팔, 배, 가슴, 등의 근육을 똑같은 방법으로 이완시킨다.
* 눈을 꼭 감은 채 힘이 완전히 빠지게 할 것.

잠을 잘못 자서 생기는 통증을 고친다

사람들은 대부분 자는 동안 약 서른 번쯤 몸을 움직인다. 즉, 한 군데에 혈액과 임파액이 차서 압박되어 있는 것을 무의식중에 해소시키려고 하기 때문이다.

잠을 험하게 자는 사람은 몸을 움직이는 동작이 크고, 무리한 자세를 취해서 목이 아픈 일이 많다.

앉아 있는 동안 압박이 왔을 때는 발이 저리거나 아프다는 신호를 느껴 다리를 바꿔 놓든가 두들겨서 혈액 순환을 좋게 하지만, 곤히 잠들었을 때는 지각중추가 마비되어 신호를 느낄 수도 없고, 몸을 뒤척이도록 근육에 지시할 수도 없다.

잠을 잘못 자서 생기는 통증은 이처럼 너무 피곤해서 부자연한 자세로 장시간 근육이 압박되었을 때 많이 생긴다.

그 이유 중의 하나는 베개의 영향으로 목이 굽어진 채 압박되기 쉬운 것과, 또 하나는 목 근육의 압박은 중추의 마비를 가져오기 쉽다는 점(목은 신경 전달의 통로이다)을 고려할 수 있다.

따라서 압박되어 있는 시간이 길고 그동안에 근육의 긴장에 의해 피로물질이 축적된다.

그러므로 아침에 일어나서 목을 돌리든가, 목을 두드리든가 해서도 낫지 않는 이유는 이 때문이다.

1-⑯ 환부의 임파법

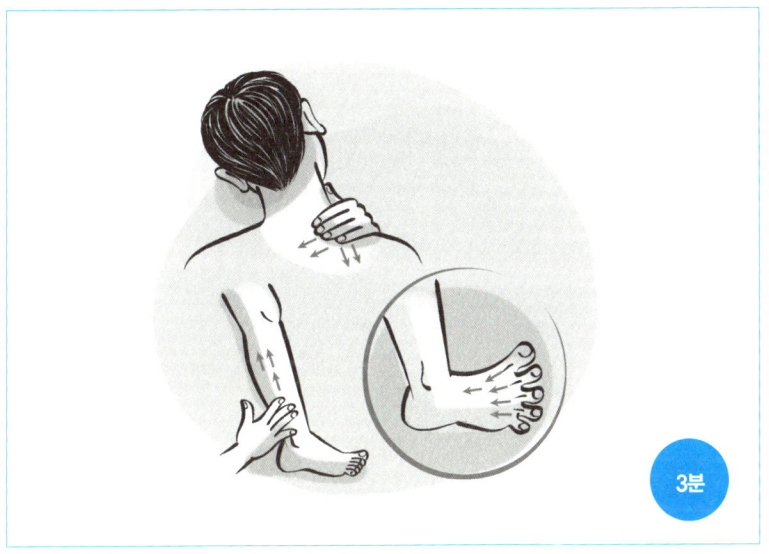

3분

1. 목줄기, 정강이, 발가락 등을 그림의 화살표 방향으로 마사지한다.
2. 처음 손바닥으로 가볍게 문지르고, 이어 근육을 받치고 있는 힘줄 부분을 임파법으로 마사지한다.
* 마비되어 있는 근육은 억지로 움직이려 들지 말 것.
* 힘을 뺀 채 마사지할 것.

골프의 피로를 풀어준다

골프 가족이 늘어나고 있다.

골프를 치고 있을 때는 그다지 못 느끼지만 다음날이 되면 어깨와 등, 팔, 허리 등 아픈 곳이 많다.

평소 사용하지 않는 근육을 사용했기 때문에 생기는 경우에는 2, 3일이면 회복되므로 너무 걱정할 필요는 없다. 하지만 손목이나 팔꿈치 등이 쑤시는 듯이 아플 때는 주의해야 한다.

손목을 다친 사람이 곧잘 고무 붕대나 젖은 헝겊을 둘둘 손목에 감고 있는 것을 볼 수 있는데 효과는 별로 없다.

손목의 아픔은 팔뚝의 완요골근(腕橈骨筋)이나 손등 지굴지근(指屈指筋)을 무리해서 나타나기 때문이다.

또 팔꿈치의 아픔은 상완 삼두근(上腕三頭筋)에 원인이 있다. 통증을 느낄 때 이들 근육을 만져 보면 반드시 굳어 있는 부분이 있다. 그곳을 문질러 풀어 주면 회복된다.

손목이나 팔꿈치에 통증이 남아 있는 한은 그립에 힘이 들어가지 않고 공이 날아가는 거리가 늘지 않을 뿐 아니라 톱이나 슬라이스가 많고, 마음먹은 대로 쳐지지 않는다.

근육통을 일으키지 않는 요령은 갑자기 힘껏 클럽을 휘두르지 말고, 근육을 길들이기 위해 무릎을 굽힌 다음, 공을 치고 끝난 후에 같은 체조를 하면 좋다.

또 팔과 어깨, 등, 허리 등의 임파법은 근육에 쌓인 피로물질을 없애는 데 큰 효과가 있다.

1-⑰ 손과 팔꿈치의 임파법

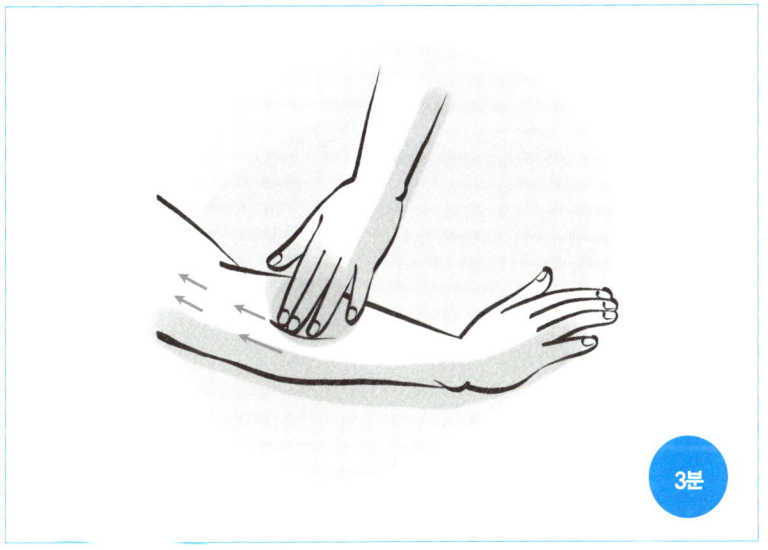

3분

1. 손목이 아플 경우, 우선 다른 쪽 손가락으로 손등의 응어리를 만져서 찾는다.
2. 이어 팔뚝 근육의 응어리를 찾는다.
3. 아픈 부분을 찾으면 팔의 위쪽으로 밀어 올리듯 마사지한다.
* 응어리져 아픈 곳은 부드럽게 정성껏 문지를 것.
* 응어리는 가볍게 만져서 찾을 것.

오래 앉아 있어 오는 피로를 풀어준다

'운전사들은 항상 진동을 받으므로 위장병에 걸리기 쉽다'고 대부분 믿고 있다.

확실히 택시 운전사 등에는 만성 위하수 환자가 많은데, 이것은 차체의 진동 탓이라기보다는 정신적인 긴장과 고정된 자세로 인해 체액이 머물러 있는 게 원인이다.

차를 운전할 때 정신의 긴장감은 매우 크다. 게다가 항상 차가 밀리기 때문에 초조한 기분이 뒤따른다. 이것만으로도 스트레스로 인한 피로를 일으키기에 충분한데, 좁은 실내에서 일정한 자세로 있는 것이 얼마나 나쁜 영향을 주는지는 많이 알려져 있지 않다.

앉은 자세로 가장 압박을 받는 곳은 허리부분에서부터 둔부에 걸쳐서 있다. 쿠션의 역할을 하기 때문에 둔부의 지방이 발달해 있지만 지방층은 혈액이나 임파액이 흐르기 힘들기 때문에 허리가 마비되어 아프게 된다.

인체 공학의 실험에 의하면 앉은 자세는 기껏 두 시간이 그 한도이다. 연극이나 영화, 쇼, 학교수업 등을 대개 두 시간 이내에 끝내는 것은 바로 이 때문이다.

이 체액이 막히는 것을 방지하는 방법으로 〈차 안에서의 체조〉가 있다. 이것은 허리를 폈을 때 체액이 전신에 흐르므로 혈액을 좋게 한다.

또 차 밖에 나가면 범퍼를 이용하여 허리 굽혀 펴기(1-⑭), 등심 펴기(2-⑪)가 허리의 피로를 푸는 데 효과적이다.

1-⑱ 차 안에서의 체조

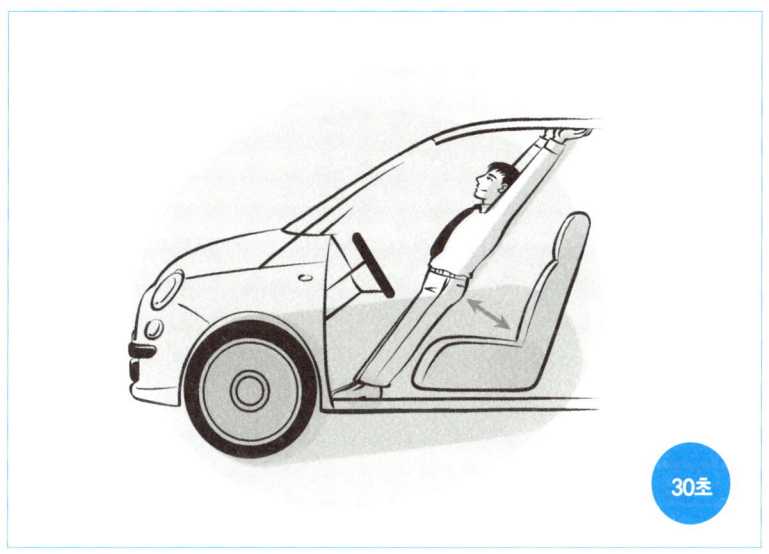

1. 천정에 닿도록 팔을 힘껏 뻗친다.
2. 발에다 힘을 주고 버티어 서서 허리를 쳐든다.
3. 이 자세에서 전신에 힘을 가하고, 6초 동안 정지한다.
4. '하나, 둘, 셋' 하고 세면서 허리를 앞뒤로 움직인다.
* 등을 힘껏 펼 것.
* 가능한 한 잔뜩 힘을 가할 것.

운동 후의 근육통을 없앤다

　사람의 근육은 근섬유라는 긴 세포가 모여서 된 것이며, 그 근육 세포 속에 있는 아크토미오신이라는 단백질이 운동할 때마다 늘었다 줄었다 한다.

　이 수축작용을 할 때 연료로서 사용되는 것이 아데노신 삼인산(三燐酸)이며, 아데노신 삼린산(ATP)은 ADP로 변화한 뒤 크레아틴 인산이 공급하는 인산과 결부되어 본래의 아데노신 삼린산으로 재편성된다.

　이러한 반응에는 산소가 전혀 필요 없다.

　운동을 하고 나면 숨이 가빠지는 것은 글리코겐이나 포도당을 연소시켜 에너지를 저장하기 위해서이다. 산소가 없으면 젖산성 물질이 근육 세포에 차게 된다.

　이럴 때 혈액을 분석해 보면 100cc에 대해서 100밀리그램 이상의 젖산이 검출된다. 이 젖산성 물질이 말초신경을 자극하여 척추의 시상(視床)을 지나 대뇌피질의 중추에 전해진다.

　이것이 피로감이며, ‘이 이상의 운동은 안 된다’는 지령을 내리는 원천이다.

　근육통도 실은 ‘근육 세포 수리 중이므로 운동할 수 없음’ 이라는 신호이다.

스포츠를 한 후의 마사지는 임파의 흐름을 좋게 하고 젖산성 물질을 제거하기 위해서인데, 다음날의 근육통에도 효과가 크다. 임파가 머물러 굳어져 있는 것을 풀어 줌으로써 통증이 가시는 것이다.

1-⑲ 국부(局部) 임파법

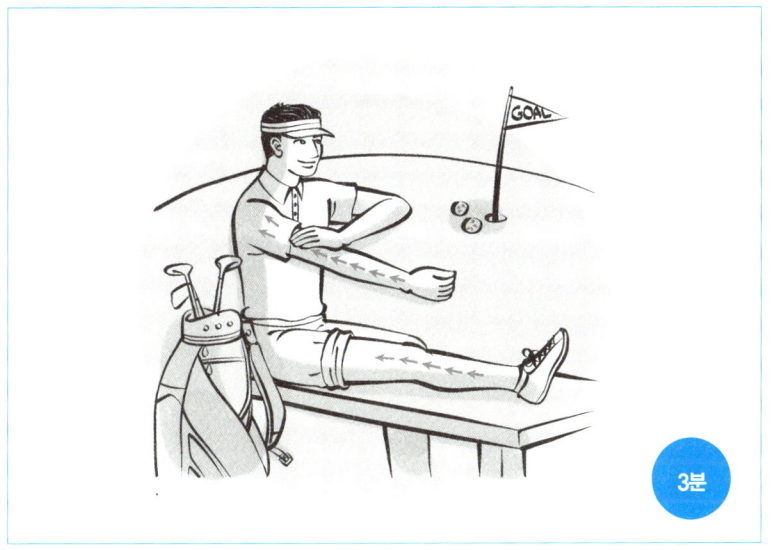

3분

1. 트레이닝 후 굳은 듯한 느낌이 드는 팔(혹은 다리)의 근육을 화살표 방향으로 마사지한다.
2. 골프 등 몸이 심하게 비틀리는 운동을 한 후에는 특히 허리와 어깨의 근육을 잘 풀어 준다.
* 하루가 지나도 통증이 가시지 않을 때는 손바닥으로 문질러 부드럽게 푼 다음 서서히 힘을 가하여 마사지한다. 임파의 수납(收納) 부위인 겨드랑 아래, 서혜부, 목 밑의 임파부를 정성껏 문지르면 좋다.

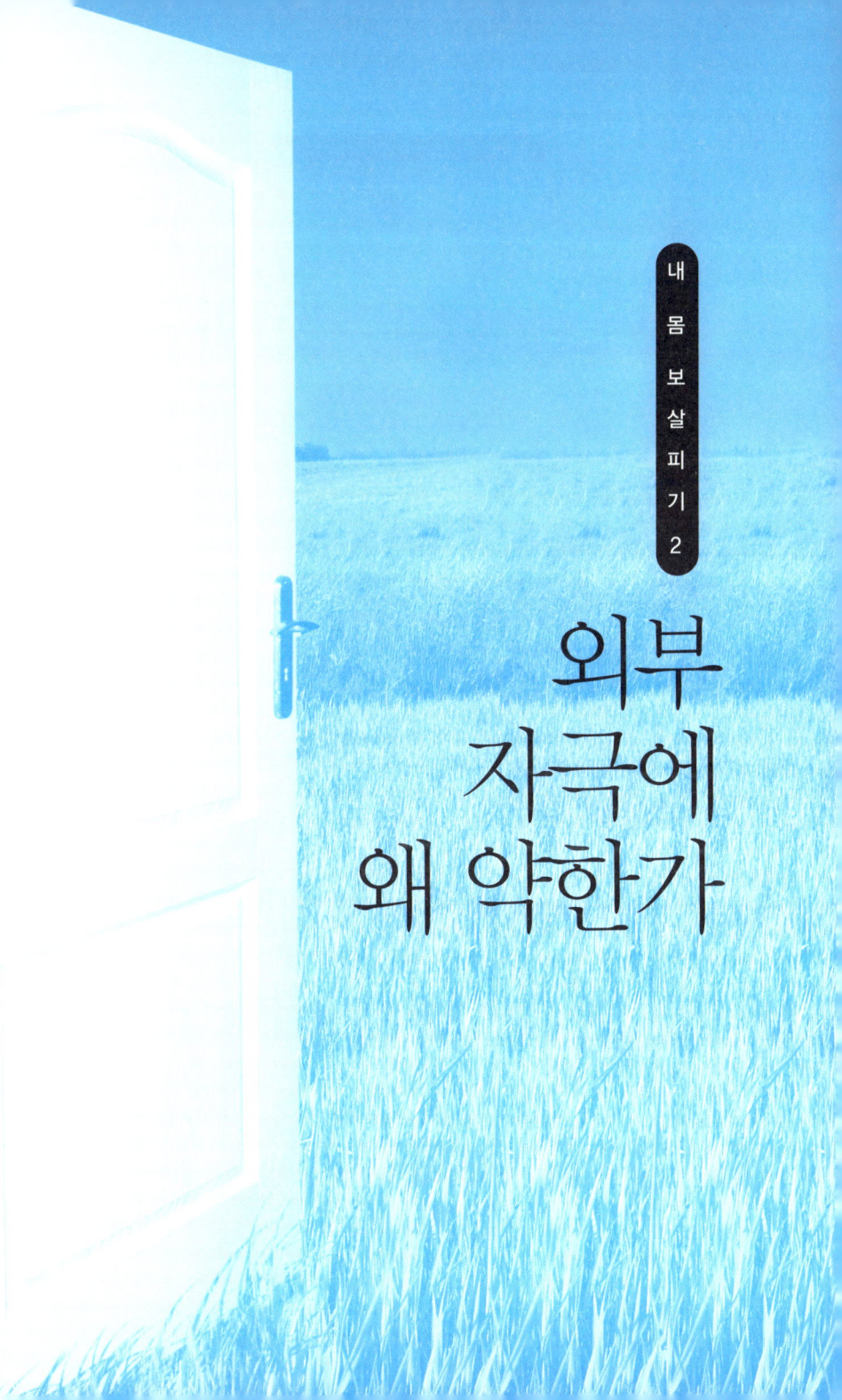

외부
자극에
왜 약한가

팔뚝을 굵게 한다

근육을 발달시키는 데는 3가지 법칙이 있다.

① 근육은 쓰지 않으면 퇴화한다.
② 적당한 자극을 주면 발달한다.
③ 지나친 트레이닝은 근육을 위축시킨다.

이것을 '루의 법칙' 이라 하며 체중훈련의 기초를 이룬다.

스키를 타다 다리를 다쳐 깁스를 하게 되면 근육을 쓸 수 없으므로 다리는 날마다 가늘어져 두 달쯤 되어 깁스를 떼게 되면 너무 달라진 모습에 놀랄 것이다.

또 운동 연습을 통해 단련된 스포츠 선수가 크고 늠름한 근육을 가지고 있는 데 비해, 매일 무거운 짐을 지는 토목 인부나 하역 노무자들의 근육이 훨씬 발달할 것처럼 생각되겠지만 실은 딱딱하고 그다지 발달해 있지 않다.

이것은 같은 자극밖에 주지 않으므로 근육이 익숙해져 그 이상 발달하지 않기 때문이다.

그런데 골프나 테니스, 야구 등 어떤 스포츠나 손목의 힘이 필요한데, 이것은 팔뚝과 관계되기 때문이다.

팔뚝의 굵기는 손가락 힘에 비례한다. 악력(握力)이 센 사람은 팔뚝이 굵고 손목 힘이 세다. 이 팔뚝을 굵게 하는 방법으로는 〈손목 꺾기〉가 좋다.

이 경우 처음에는 횟수를 적게 하면서 서서히 늘려 가면 효과적이다. 살찐 사람은 이 운동으로 손목이 가늘어지는 효과가 있다.

2–① 손목 꺾기

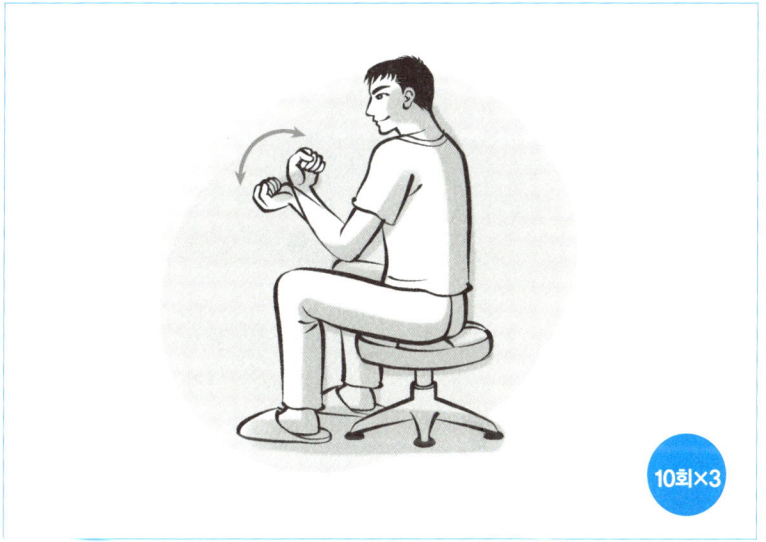

10회×3

1. 주먹을 쥔 채 손목을 최대의 각도로 꺾고 펴고 한다.
2. 배트, 라켓, 책 등 무거운 물건을 들고 해도 좋다.
3. 안쪽(혹은 바깥쪽)으로 굽혔을 때 손목에 힘을 가한다.

팔의 근육을 기른다

여름이면 우선 눈에 띄는 것이 팔의 굵기다. 남방셔츠에서 나온 굵직한 팔은 남성의 매력 중의 하나다.

최근 여성이 노슬리브로 굵은 팔을 내보이는 일이 있는데, 같은 굵기라도 남성과 여성은 그 구조가 다르다.

남성의 팔이 거의 근육(단백질)으로 구성되어 있는 데 비해 여성의 팔은 지방층으로 구성되어 있다. 팔만이 아니다. 남성은 피하지방이 체중의 약 15퍼센트인 데 비해, 여성은 약 30퍼센트나 된다.

팔을 굽히면 알통이 생기는데, 이 근육을 '상완 이두근' 이라고 한다. 이 근육의 힘이 약한 사람은 물건을 들어 올리는 힘이 약할 뿐 아니라 때리는 힘도 약하다.

또 만원 버스 속에서 어린애를 안고 있는 경우에도, 이 근육의 힘이 센가 약한가에 따라 피로를 느끼는 상태에 큰 차이가 생긴다.

"그러나 알통을 기르려면 기구나 심한 운동을 하지 않으면 생기지 않을 텐데요." 라고 말하는 사람이 있는데, 전혀 그럴 필요는 없다.

지금까지는 알통을 나오게 하려면 엎드려뻗치기가 좋다고 했었다. 그러나 이 운동은 팔을 단련시키기보다는 대흉근을 발달시킨다. 따라서 고된 운동인데 비해서 효과가 거의 없다.

알통을 기르려면 이두근에 힘을 집중시키는 것이 가장 효과적이다.

2-② 팔 돌리기

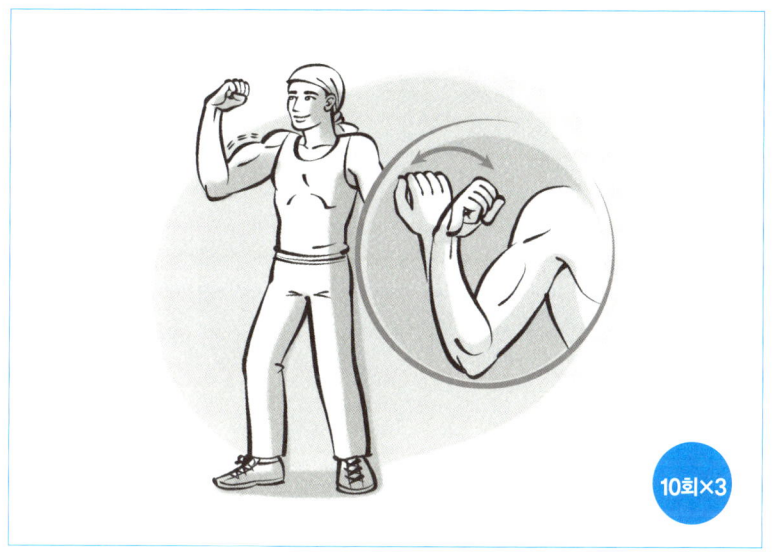

10회×3

1. 주먹을 쥐고 손바닥 쪽이 밖으로 향하게 힘껏 손목을 비튼다.
2. 상태로 알통에 힘을 주어 6초 동안 고정한다.
* 팔꿈치를 몸에 붙이거나 이깨외 수직이 되게 세우거나 어느 쪽도 무방하다.

팔을 굵게 한다

'물건을 들어 올리는 데는 자신이 있는데, 계단 등에서 물건을 내려놓을 때는 어쩐지 지탱하는 힘이 약해서 곧 손을 놓고 만다' 는 사람들이 있다.

이러한 사람들은 상완 삼두근의 힘이 부족하기 때문이다. 상완 삼두근은 알통의 반대쪽, 즉 팔 뒤쪽에 있는 근육으로 이두근과 길항작용(拮抗作用)을 한다.

무거운 것을 들어 올리려고 할 때는 팔뚝이 굽어지는데, 이때 작용하는 것이 이두근(屈筋)이며, 내릴 때 주로 작용하는 근육은 삼두근(伸筋)이다.

삼두근의 강화는 팔을 펴는 운동에 효과적이다. 창던지기 선수는 창을 밀어내는 힘을 양성하고, 달리기나 탁구는 팔의 스윙을 강화시키고, 골프는 날으는 거리를 늘이도록 만든다.

인간의 몸의 움직임은 모두 근육을 수축시키거나 늘여 뼈대를 움직이는 것이며, 한 가지 근육만이 작용하는 일은 없고 몇 가지 근육이 서로 협력관계를 유지하며 몸을 움직이고 있다.

따라서 트레이닝을 하는 경우에는 덮어놓고 몸을 움직이지 말고 근육의 위치를 알아서 정신을 집중시키면 더욱 효과적이며 훨씬 빠른 법이다.

이 삼두근은 용적이 크므로 트레이닝 효과가 쉽게 나타나며〈의자를 이용한 체조)가 좋다.

2-③ 의자를 이용한 체조

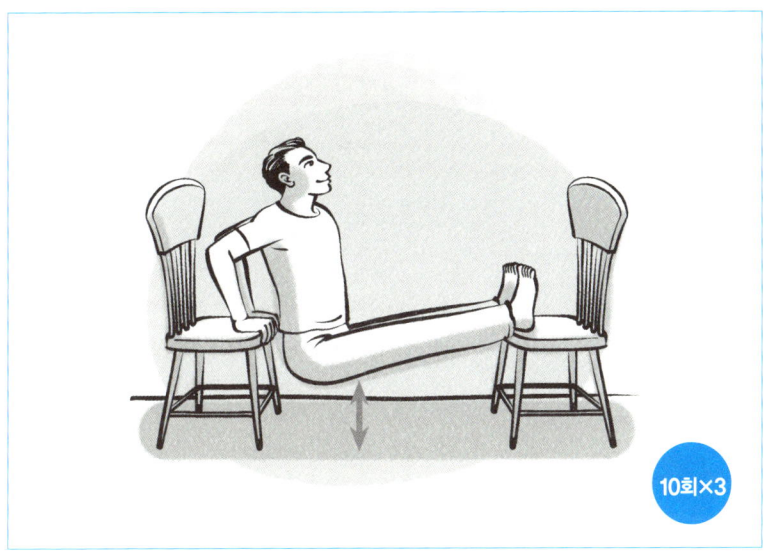

10회×3

1. 의자나 테이블, 혹은 받침대를 등지고 손을 뒤로 돌려 짚는다.

2. 발도 되도록 같은 높이의 의자나 받침대 위에 걸친다.

3. 팔을 굽혀 몸을 아래로 내린다. 이때 다리는 곧게 편 채, 팔꿈치가 꺾어지는 최대 힌도까지 굽혀 멈춘다.

4. 본래의 자세로 돌아간다.

* 내리고 올리는 동작은 천천히 할 것.

* 몸의 힘을 빼고 팔에 완전히 의지한다.

* 손의 방향은 앞으로 하나 뒤로 하나 상관없다.

손으로 쥐는 힘(握力)을 기른다

황금의 왼팔이라면 누구를 상상할 수 있을까?

재일동포 야구선수로서 신화적인 기록을 세운 김정일 투수 같은 사람이다.

그런데 맥주병 마개를 엄지손가락으로 따는 사람도 있다. 이렇게 강한 힘의 비밀은 실은 팔뚝에 있는 것이다.

팔뚝이나 팔꿈치부터 손목까지의 근육은 굴근(屈筋)과 신근(伸筋)으로 나뉜다.

굴근은 팔의 안쪽에 있는 근육의 무리들로, 전부 13개의 근육으로 이루어져 있다. 신근은 팔의 등쪽에 있는 근군으로 9종류의 근육으로 이루어져 있다.

둘 다 수관절(手關節)과 지관절(指關節)을 움직이며, 굴근은 손가락을 굽히게 하고, 신근은 손가락을 펴는 작용을 한다.

주먹을 꽉 쥐든가 펴든가 해서 전완근을 강화시킬 수 있지만, 더욱 효과가 높은 방법은 〈손가락으로 꽉 잡기〉이다.

손목 굽히기가 팔뚝의 근육 강화에 주안을 두고 있는 데 반해 핑거스 내치는 악력의 강화를 목적으로 한 것이다. 힘을 기르려고 생각하면 근육량을 크게 하는 것 이외의 방법은 없다. 여성이나 어린이가 힘이 약한 것은 근육량이 적기 때문이다. 근육의 단면적 1평방센티미터당 근육의 힘은 누구에게나 공통되어 약 6.4킬로그램이다.

역도나 유도 선수들은 절대적인 힘은 크지만, 상대적인 근육의 힘을 조사해 보면 여성이나 노인 등과 같다.

2-④ 손가락에 힘 가하기

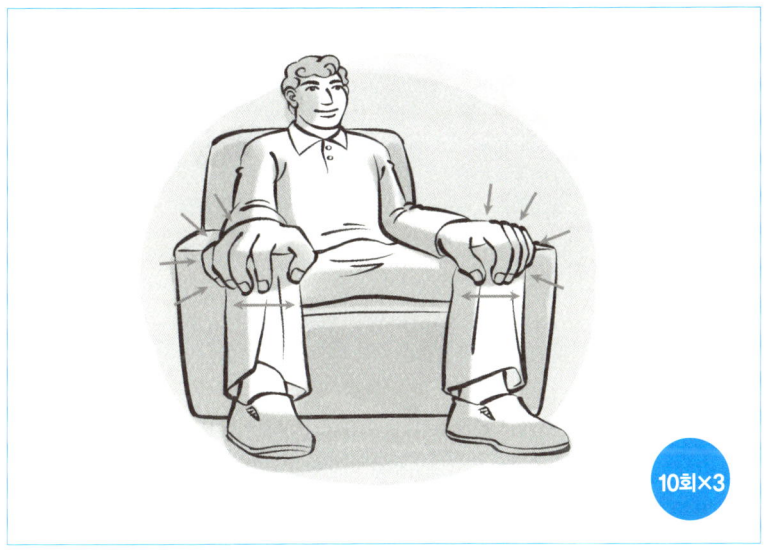

10회×3

1. 의자에 앉아 무릎을 다섯 손가락으로 꽉 쥔다.
2. 좌우의 손가락을 각각 넓게 벌리든가 혹은 좁게 오므려서 쥐는 넓이를 바꾸면 좋다.
* 특히 새끼손가락에 힘을 줄 것.
* 무릎이 아프지 않을 정도로 힘을 가한다.

목의 힘을 기른다

'목을 죈다' 거나 '목매단다' 는 말이 있듯이 목은 생사를 결정하는 급소로 되어 있다.

'결혼상대로는 목이 굵은 남자를 택하라' 하고 어머니가 딸에게 가르치는데 여기에는 근거가 없지 않다.

왜냐하면 목에는 갑상선과 부갑상선이라는 호르몬 분비선이 있어 세포의 물질대사를 높이고, 스태미나의 원천이 되어 있다. 따라서 목의 힘을 강하게 해두면 자세가 바르게 되고 스태미나가 길러지는 것이다.

호르몬은 극히 소량으로 활동하며 호르몬끼리 서로 조절하거나 자율신경과도 서로 조절해서 전신의 균형을 유지한다.

목의 갑상선의 자극이 뇌하수체 전엽 호르몬에 작용하고, 또 생식선 자극 호르몬의 분비를 촉진하는 상관관계가 있기 때문에 성기능이 높아진다.

목에는 흡쇄유돌근과 사각근, 설골근 등의 근육군과 어깻죽지와 이어져 있는 승모근이 있는데, 연습을 하면 발달하고 굵어진다. 그러나 지금까지는 트레이닝이 힘들다는 점, 시간이 많이 걸리는 데 비해 효과가 별로라는 이유로 무시되기 쉬웠다.

〈머리 뻗치기〉 운동은 언제 어디서나 생각날 때, 더구나 운동을 싫어하는 사람이라도 간단히 할 수 있어 효과적이다.

목을 단련한 효능은 보이지 않는 곳에 나타나 정력에도 좋다.

2-⑤ 목에 힘 가하기

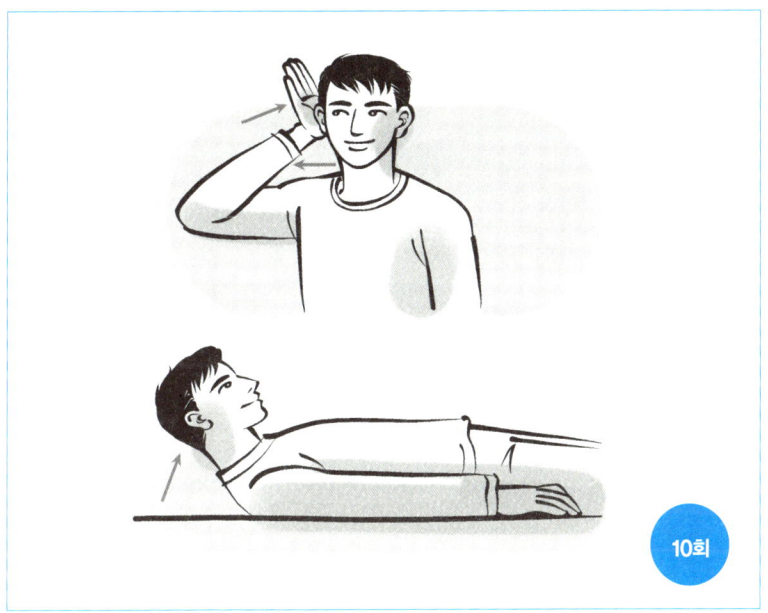

1. 머리를 전후좌우로 움직이되, 힘을 가하는 쪽에 손바닥을 괴어서 저항감을 준다.
2. 6초 동안 고정했다가 방향을 바꾼다.
* 어디까지나 목운동이므로 손보다는 목에 힘을 세게 가한다.
* 밤마다 잠자리에 들어서 하는 것도 효과적이다.

6

삼각근(三角筋)을 기른다

흔히 지하철에서 무거운 짐을 선반 위에 올려놓을 때 고생하는 사람들을 볼 수 있는데, 이런 사람들은 삼각근의 힘이 약한 사람들이다.

어깨에 솟은 부분의 근육을 삼각근이라고 하는데, 이 근육은 견갑골과 상완골을 잇고, 팔죽지를 앞쪽과 뒤쪽, 바깥쪽, 위쪽으로 움직일 때 작용한다. 따라서 수영과 유도, 투척, 야구 등 어떤 스포츠 종목에도 어깨 강화가 효과적이다.

또한 스포츠뿐만 아니라 어깨의 뻐근함으로부터의 해방감이나 무거운 짐을 가볍게 운반할 수 있다는 장점도 있다.

삼각근을 튼튼하게 함으로써 어깨가 내려앉아 나약했던 남자가 건강체로 변신했다는 예가 많은데, 이 근육을 단련시킴으로써 튼튼하게 균형을 이루는 것이 가능하다.

이 삼각근의 강화에는 아이소메트릭스, 즉 정적(靜的) 트레이닝이 언제 어디서나 가능하다.

여기서 소개하는 〈어깨 균형잡기〉는 운동을 수반하지 않고 정지된 상태에서 근육에 힘을 주고 6~12초 동안 버티는 트레이닝이다.

화장실 벽이나 엘리베이터의 벽, 또는 문설주 등 무엇이든지 이용할 수 있는데, 힘을 줄 때 팔이 벌벌 떨리는 현상은 역학적으로 보면 주어진 힘이 벽의 저항력과 어울려 근육의 수축운동을 하고 있는 것으로, 이 수축작용에 의해서 굵은 근육이 이루어진다.

이 운동은 어깨 넓이가 넓어지고 던지는 힘이 강해진다.

2-⑥ 어깨 균형잡기

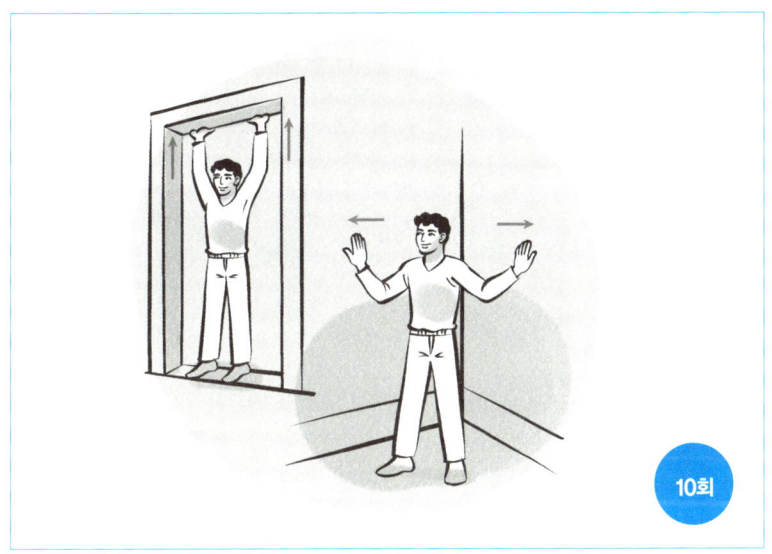

1. 두 손을 벽이나 기둥에 짚고 온몸의 힘으로 민다.
2. 6초씩 10회 되풀이한다.
* 숨은 멈추지 말 것.
* 손을 벌린 간격이나 손의 높이에 따라 어깨의 자극이 달라진다.
* 무릎은 굽히지 말 것.
* 방의 구석 쪽 모서리를 이용해도 좋다.

가슴을 넓게 한다

가슴둘레가 넓다는 것은 체력이 있다는 것을 나타내는 상징으로, 서구뿐만 아니라 세계 공통의 지표가 되어 있다.

가슴둘레를 크게 하는 효용은 수없이 많은데, 우선 폐와 심장이 강화되고, 체력에 여유가 생기는 스태미나가 있어 여름에 강한 신체를 만들 수 있고, 가슴이 벌어져 늠름하게 보이기 때문에 사업상 상대방에게 신뢰감을 주는 등 여러 가지 효과가 있다.

이 운동은 의자와 의자, 의자와 책상, 또는 창문과 의자 등과 같이 몸이 그 사이로 들어갈 수 있는 틈만 있으면 어디에서나 실행할 수 있다.

처음 이 운동을 하는 사람은 6번만 되풀이하면 다운되는 일이 많은데, 익숙해짐에 따라 15회, 20회로 연속 운동이 가능해진다. 30번쯤 할 수 있게 되면 가슴둘레는 3센티미터쯤 늘어난다.

가슴둘레는 숨을 크게 들이쉬었을 때를 재면 된다.

보통은 평상시 가슴둘레, 또는 최대 확장 때의 가슴둘레라고 부르고 있는데, 숨을 들이쉬지 않을 때와 비교하여 5센티미터 정도의 차이가 나는 것이 보통이다.

2-⑦ 두 손 짚고 두발 떼기

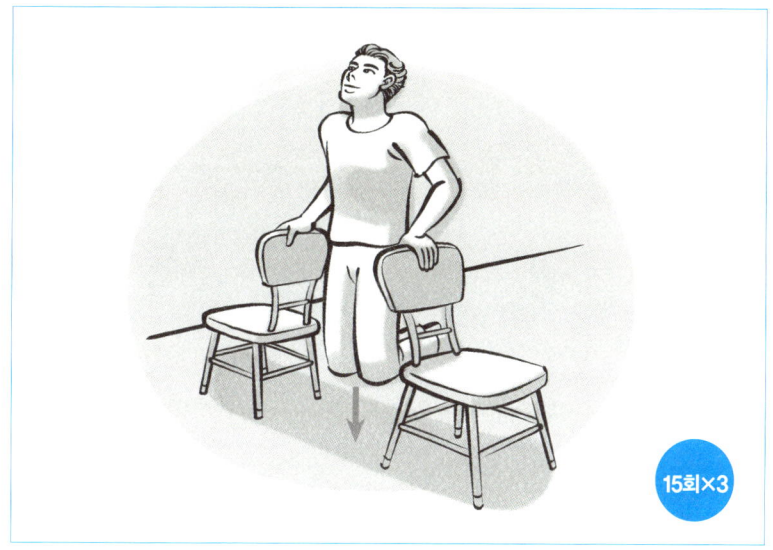

15회×3

1. 두 받침대를 양쪽에 놓고, 손을 짚어 몸을 공중에 띄운다(받침대는 의자, 책상 등
   같은 높이의 것이면 아무거나 좋다).
2. 다리가 땅에 닿지 않게 젖히고, 팔을 굽혔다 폈다 하여 몸을 상하로 움직인다.
* 받침대의 간격은 어깨 폭보다 약간 넓게 하는 것이 좋다.
* 내려갈 때 숨을 잔뜩 들이마시고, 올라갈 때 내쉰다.
* 초심자는 대개 6회쯤이 무리가 없다.
* 받침대를 양쪽에 놓고, 손을 짚어 몸을 공중에 띄운다.
* 받침대는 가능한 한 무거운 것을 택하는 것이 요동하지 않아서 좋다.

8

복근(腹筋)을 단련시킨다(1)

가끔 신문을 보면 배를 얻어맞아 내장 파열로 사망했다는 기사도 있지만, 사람의 내장은 의외로 약하다.

그렇다면 권투 선수는 어떻게 된 거냐고 말할지 모르지만, 권투 선수들은 몸에 강타를 당해도 내장이 견뎌 낼 수 있도록 특히 복근을 강화시키고 있다.

복부에는 간과 췌장, 담낭, 소장, 대장 등 중요한 장기가 들어 있는데도 이 부분을 지켜 주는 뼈가 없다(뼈가 있으면 몸이 자유롭게 움직일 수 없기 때문이다).

그 대신 지방층이 있다. 지방은 확실히 쇼크를 방지해 주지만 근육처럼 단단하지는 못하다. 순간적으로 몸이 단단해지지 않으면 치명적인 충격으로부터 지키지 못한다.

근육이 어떻게 단단해지는가 — 서커스에서 깨진 유리 위에 알몸으로 눕고 그 위에 사람이 올라타도 태연한 사람이 있는데, 이것은 근육이 단단하게 단련되어 있기 때문에 아무렇지도 않은 것이다.

이같이 단단한 근육은 어떻게 만들까?

권투 도장에서는 반드시 누운 위에 철구를 떨어뜨린다든가, 사람이 배에 올라간다든가 해서 단련하는데, 혼자 할 수 있는 간단한 방법으로 〈배 두드리기〉가 좋다.

이것은 복근을 강화시키는 동시에 위장도 튼튼해질 수 있는 방법이므로 내장을 튼튼하게 만드는 효과가 아주 크다.

2-⑧ 배 두드리기

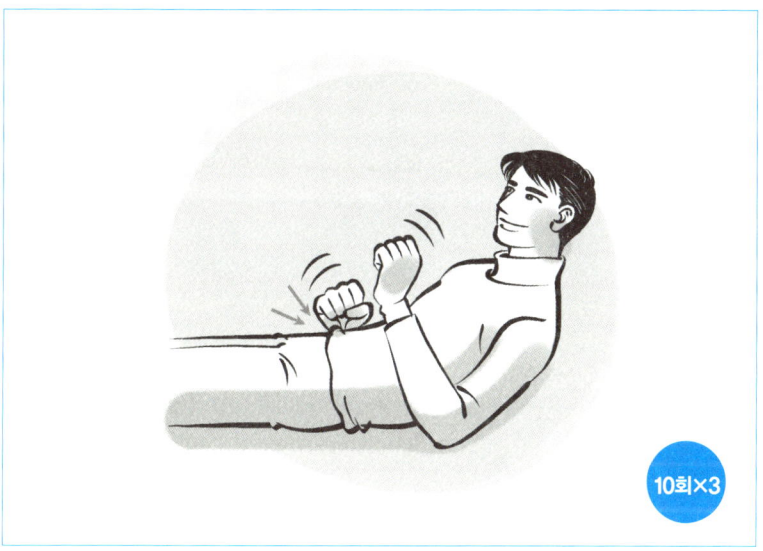

10회×3

1. 반듯이 눕는다.
2. 배에 힘을 준 다음 주먹이나 손의 모서리로 두드린다.
* 배에 힘을 주지 않은 채 두드리지 말 것.
* 숨을 내쉴 때는 두드리는 것을 멈출 것.

복근을 단련시킨다(2)

복근을 세분하면 복직근과 외복사근, 내복사근, 복횡근의 앞배 네 근육과 요방형근이라는 후복근으로 분류할 수 있다.

복직근은 명치에서 시작하여 서혜부까지 세로로 달리는 마름모꼴의 커다란 근육으로, 복근이 발달한 사람은 5단 정도로 굴곡이 있다(이것을 건획이라 한다).

복직근의 역할은 몸을 앞으로 굽혀 흉곽과 골반을 접근시키는 것인데, 이 복직근의 바깥쪽은 외복사근, 내복사근, 복횡근의 순서로 근육이 세 겹으로 되어 복벽을 이루고, 위, 장을 비롯해 장기가 적당한 위치에 있다.

또 이들 근육은 몸을 비틀든가 옆으로 굽히든가 할 때 도움이 된다. 배 뒤쪽의 요방형근은 늑골의 제일 아랫단과 장골 사이에 긴장해 있어 척추를 똑바로 유지하는 작용을 한다.

복근을 단련하는 데도 트레이닝의 방법에 따라 단련하는 부분이 달라지는데, 발 올리기 등의 다리를 위쪽으로 올리는 운동에서는 복직근 위쪽이 자극을 받고, 누웠다 일어나는 상체를 일으키는 운동에서는 복직근의 아랫부분이 자극을 받는다.

복근을 단련해 두면 여러 가지로 도움이 되는데, 〈누웠다 일어나기〉는 복근의 아랫부분을 강화하기 때문에 장의 활동을 강화하고 식욕을 증진시킨다.

2-⑨ 누웠다 일어나기

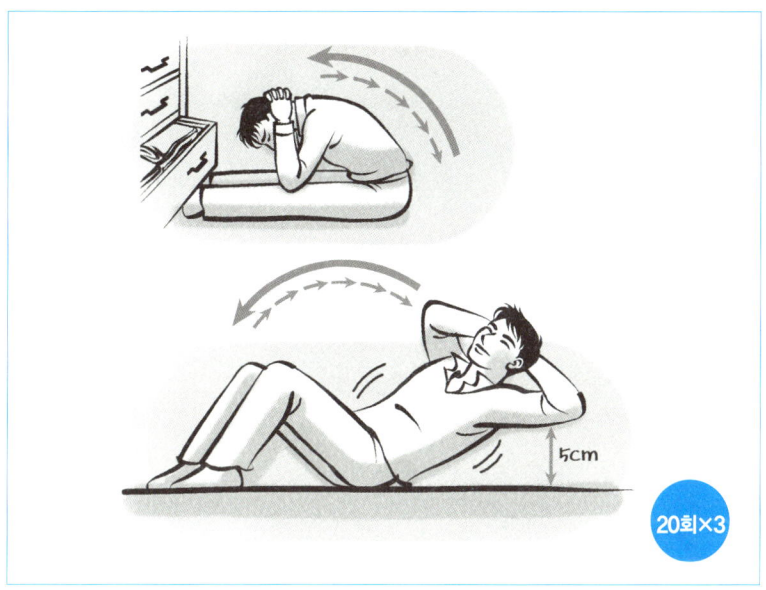

1. 장롱의 맨 아래나 둘째 서랍을 약간 빼어 발끝을 건다. 무릎을 구부려 세우고 상체를 일으키는 듯이 동작을 한다.
2. 손을 뒤통수에 붙여 깍지 낀다. 책 같은 것을 머리 뒤에 대고 잡아도 좋다.
3. 상체를 천천히 일으킨 다음 1센티미터마다 멈추듯 의식하면서 천천히 내린다.
4. 몸을 완전히 눕혔을 때 머리를 바닥에 대지 말고 바닥 위 5센티미터쯤에서 멈춘다.
5. 20회 반복한다.
* 몸을 좌우로 비트는 것도 효과가 있다.

복근을 단련시킨다(3)

복직근이 물결 모양으로 되어 있는 것을 건획이라고 하며, 그 강도를 높이기 위해 갖추어진 것이다.

우리 몸은 울룩불룩한 포장지나 양철판이 물결 모양으로 되어 강도를 유지하는 것과 똑같은 지혜를 선천적으로 가지고 있다.

육체미 운동을 하는 선수들은 열심히 단련하여 몇 개의 단이 복근에 나타나는가를 경쟁한다. 배에 임금 왕(王)자를 만든다는 것이 그것이다. 3단, 4단, 5단씩 늘어나는 것 외에 중앙부에 세로의 홈이 생겨 좌우 대칭으로 건획이 이루어져 간다.

건획이 확실히 나타날 때쯤 되면 위장과 신장, 간, 비장 전체가 건전한 상태에 있을 때이다. 기력이 강건해지고 목소리가 크게 나온다.

여기서 소개하는 〈누운 채로 다리올리기〉는 초보자에게는 힘들지만 〈누웠다 일어나기〉(2-⑨)나 〈다리 뻗쳐 올리기〉(4-①)에서 기본적인 복근력을 기름으로써 가능해진다. 이 운동의 효과가 아주 좋은 이유는 복직근의 상부와 중앙, 하부 전체가 하나의 동작으로 똑같이 단련되기 때문이다.

한 번이라도 이 동작을 할 수 있는 사람에게는 꼭 습득하라고 권하고 싶다. 처음에는 등이 닿는 면적을 많게 하고 서서히 몸을 빠져나오게 하면 좋다. 효과가 크고 빨리 나타나며 내장 강화에 아주 좋다.

2-⑩ 누운 채로 다리올리기

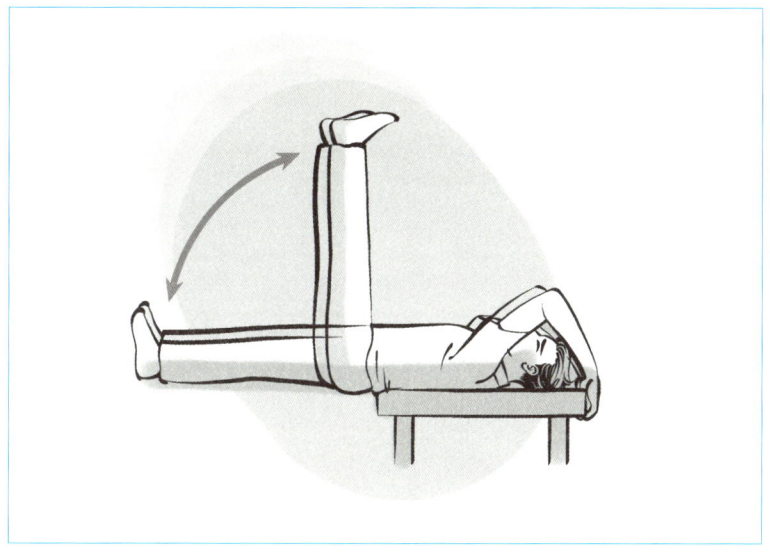

1. 테이블 위에 상반신을 눕히고, 하반신은 공중에 뜨게 한다.
2. 두 손을 머리 위로 가져가 테이블 모서리를 붙잡는다.
3. 다리를 머리 위까지 꺾어 올렸다가 몸이 수평이 되게 천천히 내린다.
4. 익숙해짐에 따라 상반신까지 들어 올려 몸 전체가 원형을 만들 수 있도록 연습한다.
* 다리를 내릴 때는 무릎을 꺾지 않고 반원을 그리면서 내린다.
* 다리를 옆으로 틀어 올리는 방법도 생각할 수 있다.

광배근(廣背筋)을 단련시킨다

'대단한 글래머인데' 하고 감탄할 만한 여성이라도 바스트는 90센티미터 정도가 많다.

미국 여배우 마리린 먼로나 이탈리아의 글래머 여배우 소피아 로렌이라도 99센티미터에서 100센티미터 정도다. 그 이유는 어깨가 좁고 등이 펴지지 않았기 때문이다.

등의 근육은 표면의 얕은 데 있는 근육으로서 승모근과 광배근, 견갑근, 능형근, 깊은 곳에 있는 근육으로는 상후거근과 하후거근, 선극근, 극근, 항근 등 많은 근육이 있다.

흔히 젊은 여성이 여행 등에서 커다란 트렁크를 무거운 듯 들고 있는 것을 볼 수 있는데 이것도 광배근이 약하기 때문이다.

광배근이 단단하면 무거운 짐을 들고 걷는 것도 힘들지 않고 자세도 좋아진다.

광배근을 강화하는 방법으로는 〈몸을 굽혀 무거운 물건을 끌어올리기〉, 〈잡아당기는 운동〉, 〈현수(懸垂) 운동〉 등 세 가지가 있다. 각 운동마다 특징이 있으며, 누구나 할 수 있고, 더구나 간단히 효과가 좋은 것으로는 〈등심펴기〉가 최고다.

이것은 잡아당기기에 속하지만 손의 위치(높이)를 바꿈으로써 광배근 전체를 단련할 수 있다. 이 운동으로 신경계의 밸런스도 조정되고, 내장(특히 심장)이 강하게 단련되며, 임파가 잘 흐르게 된다.

2-⑪ 등심펴기

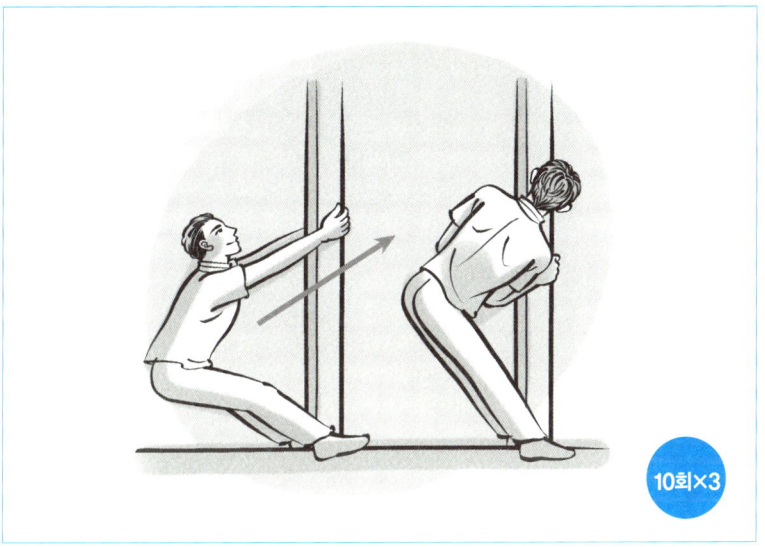

10회×3

1. 기둥을 깍지 껴 잡고 팔을 쭉 뻗치며 궁둥이를 내린다.
2. 어깨에 힘을 주어 두 팔로 봄을 끌어당긴다.
3. 천천히 본래의 자세로 돌아간다.
* 되도록 어깨를 넓게 펼 것.
* 손 높이를 바꾸어 가며 해볼 것.
* 손을 뻗쳤을 때 궁둥이가 바닥에 닿아서는 안 된다.

대흉근(大胸筋)을 단련시킨다

야구 시합에서 흔히 힘의 차이가 났다고들 하는데, 이때의 힘은 주로 상반신의 힘을 말한다.

상반신을 대표하는 근육은 가슴 전면을 크게 차지하고 있고, 내부의 폐장, 심장을 보호하는 역할을 다하고 있다.

이 대흉근은 좌우 대칭으로 기점은 가슴 중앙부, 쇄골, 흉골, 늑골에 부채를 편 것처럼 넓게 퍼져 있다. 종점은 어깻죽지에 부채의 사북이 비틀어지듯이 되어 상완골의 안쪽 윗부분에 부착되어 있고, 상완을 움직이면 뒤틀리는 것이 없어진다.

이 대흉근의 작용은 팔을 안쪽 전방으로 돌릴 때 작용한다. 따라서 야구나 수영, 테니스 등 많은 종목에서 트레이닝 효과가 나타난다.

이 대흉근을 발달시키려면 엎드려뻗치기가 효과적이지만 보통 방법으로 막연히 해서는 효과가 없다.

다음 그림과 같이 두 팔을 높은 받침대에 얹고서 두 손의 넓이나 손의 높이, 손을 쥐는 방식을 바꾸면서 하면 여러 방향에서 근육이 자극되므로 효과가 크다.

넓은 폭은 대흉근의 바깥쪽, 좁은 폭은 안쪽을 발달시키며, 손의 위치를

위쪽에 놓으면 대흉근의 위쪽이, 하부인 복부와 가까운 데에 두면 대흉근의
아래쪽이 강화된다.

이 운동은 심장과 폐장의 강화, 스윙력의 강화에도 효과가 크다.

2-⑫ 엎드려뻗치기

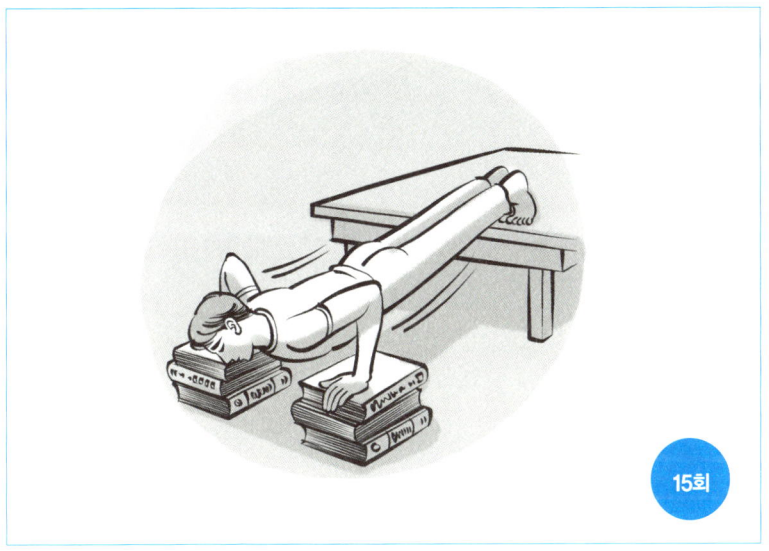

15회

1. 두 팔을 받침대 사이에 두고 팔꿈치로 버틴다. 다리는 수평, 혹은 그 이상으로 높
   게 올려놓고 한다.
2. 손을 배 밑에 넣고 버틴다.
3. 손가락을 세워 짚고 견딘다.
4. 한 손으로 한다.
5. 주먹을 쥐고 한다.
6. 등 위에 무거운 것을 얹고 한다.

13

상반신을 단련시킨다

"트레이닝을 하고 싶어도 도무지 시간이 없다."

"체조가 좋다는 건 알고 있지만 시작하려면 귀찮다."

이것은 많은 사람들이 진심으로 하는 말이다.

그러나 아무 일도 하지 않고 있으면 노화현상이 더욱 심해질 뿐이다.

그뿐만 아니라 몸에 저항력이 없어져 병에 걸리기 쉽고, 기력이 상실되거나 해서 정신면에 악영향을 미치든가, 어깨가 결리거나 허리가 아프기도 하는 등 체력이 저하된다.

버스나 지하철을 타고 있을 때 남몰래 트레이닝을 하고 상반신을 발달시키는 방법이 있다. 바로 〈팔짱끼고 힘주기〉이다. 회사에서 일을 하면서, 커피숍에서 차를 마시며, 또는 목욕탕 등 아무 데서나 할 수 있다.

이러한 간단한 방법이지만 대흉근과 소흉근, 상완 삼두근, 광배근 등 상반신 전체의 근육이 단련되어 근육의 힘과 스태미나를 기를 수 있다.

또 폐나 심장의 기능을 강화시키므로 계단을 오르내려도 심장이 팔딱이든가 숨이 차지 않게 된다.

그 밖에도 여러 가지 효능을 들 수 있는데, 특히 두 팔에 신경을 집중시킴으로써 자율신경이 강해지기에 아주 좋은 운동이다.

더위로 기분이 나른해질 때나 반대로 추위로 기분이 위축되어 있을 때 하면 체력이 좋아진다.

2-⑬ 팔짱끼고 힘주기

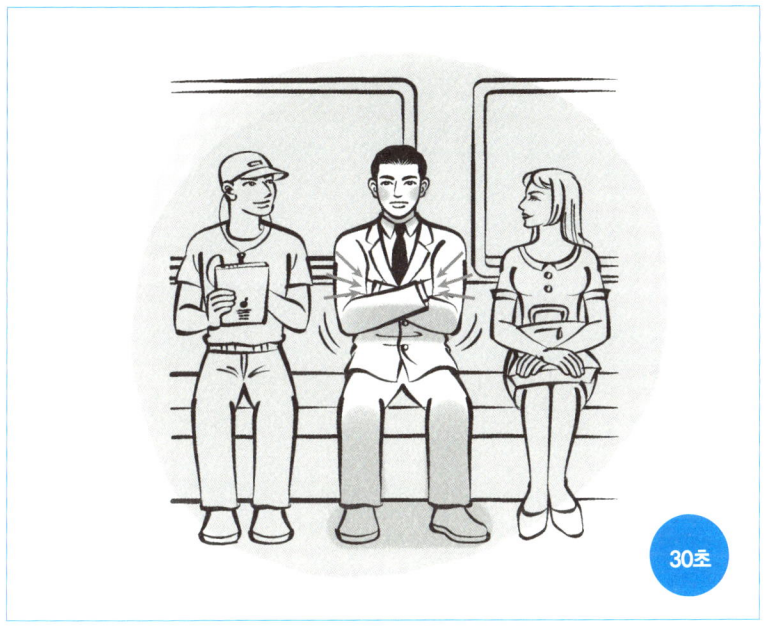

1. 팔짱을 끼고 두 팔은 안쪽(가슴)으로 죈다. 6초씩 5번 할 것.
2. 팔을 상하로 바꾸어 끼고 다시 6초씩 5번 힘을 주어 죈다.
* 숨을 멈추지 말 것.
* 대흉근(大胸筋)에 힘을 줄 것.
* 손이 완전히 겨드랑이에 묻히도록 팔짱을 낄 것.

14

튼튼한 허리를 만든다

허리를 단련하지 않는 사람은 웬만한 동작으로도 허리를 다치기 쉽다. 볼링이나 골프도 허리힘이 없는 사람은 잘 할 수 없다. 또 노화현상이 허리에 나타나기 쉽고, 누워서도 허리가 아프든가 굽어지든가 한다.

나이를 먹으면 허리가 굽어지는 것은 주로 무릎의 관절증에 의한 것이다. 무릎이 아파서 펴지지 않으면 몸의 균형을 조정하기 위해 저절로 앞으로 굽어지는 자세가 되고 몸의 중심선이 등뼈 앞쪽을 지나게 된다.

등뼈 앞부분의 뼈는 세로로 가해지는 힘에는 견디기 쉬우나 비스듬한 압박감에는 약하며, 계속해서 압박감이 가해지면 그 부분이 눌려 허리가 점점 더 굽어진다.

허리를 강화시키려면 체조를 계속하는 것 외에 단백질과 칼슘, 비타민 D의 섭취 등 영양이 부족하지 않도록 주의해야 한다. 또 과로는 자세를 더 나쁘게 한다.

허리의 트레이닝이라면 어려운 운동법을 상상하기 쉬운데, 다음 〈허리 굽혀 펴기〉 운동은 자기 체력에 맞추어 세기를 자유롭게 조정할 수도 있다.

광배근 아랫부분과 척추 기립근, 사복근군, 대전근 외에 요추에 부수하여 허리의 자유로운 운동을 가능하게 하는 회선근과 다열근, 횡간근 등이 강화된다.

또 척수 신경의 지배 아래 있는 비뇨기와 생식기 계통 및 대장의 활동을
튼튼하게 만드는 효과가 있다.

2-⑭ 허리 굽혀 펴기

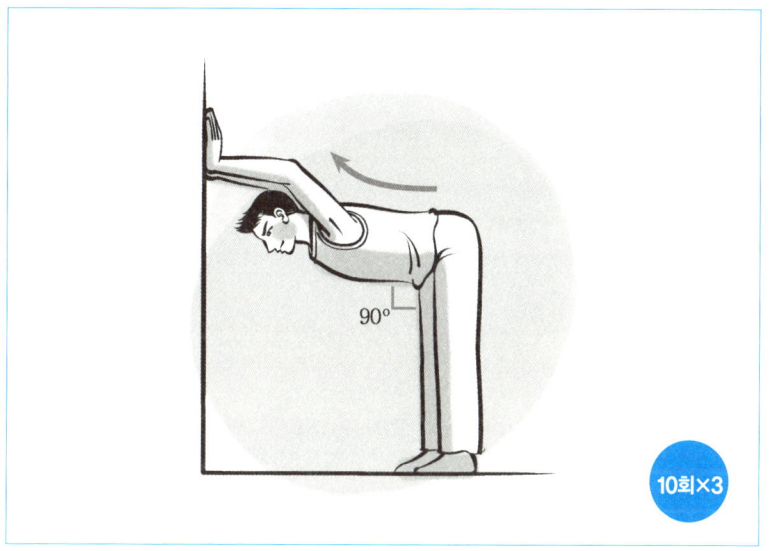

1. 벽을 향하고 서서 두 손바닥으로 수평보다 약간 높게 짚는다.
2. 온몸에 힘을 가하면서 상체를 90도 되게 구부린다.
3. 하복부에 힘을 가하면서 상체를 본래대로 펴 올린다.

* 다리를 벌리는 간격은 어깨넓이가 이상적이다.
* 무릎과 허리가 꺾이지 않게 빳빳이 한다.

튼튼한 다리를 만든다(1)

다리 근육은 전체의 몇 퍼센트를 차지하고 있을까?

다리를 튼튼하게 만들면 체중이 늘지 않는 사람의 고민이 해소된다고 하는데, 그 말대로 다리 근육은 모든 근육의 60퍼센트를 차지하고 있다.

여기서 소개하는 〈한 발 들고 일어나기〉는 주로 다리 앞쪽에 있는 근육, 즉 대퇴직근, 왼쪽의 광근, 봉공근, 중전근, 대퇴근, 막장근, 장요근, 치골근, 장내전근, 대내전근, 박근, 대전근을 강화시키는 것인데, 특히 이 운동은 한쪽 발로 전체 체중을 지탱하는 것이므로 효과는 매우 크다.

"이 운동을 10회씩 3번 반복하는 것은 3킬로미터 달리는 것과 맞먹는다."고 말하는 사람이 있을 만큼 10회쯤 하고 나면 숨이 차지만, 이런 때는 누워서 두 손 크게 벌리는 운동을 하면 가슴둘레 자체가 크게 발달하므로 좋다.

〈한 발 들고 일어나기〉는 트레이닝 종목 중에서도 가장 많은 산소를 요구하고, 폐장과 심장도 함께 튼튼하게 만들므로 운동선수들이 즐겨 한다.

2-⑮ 한 발 들고 일어나기

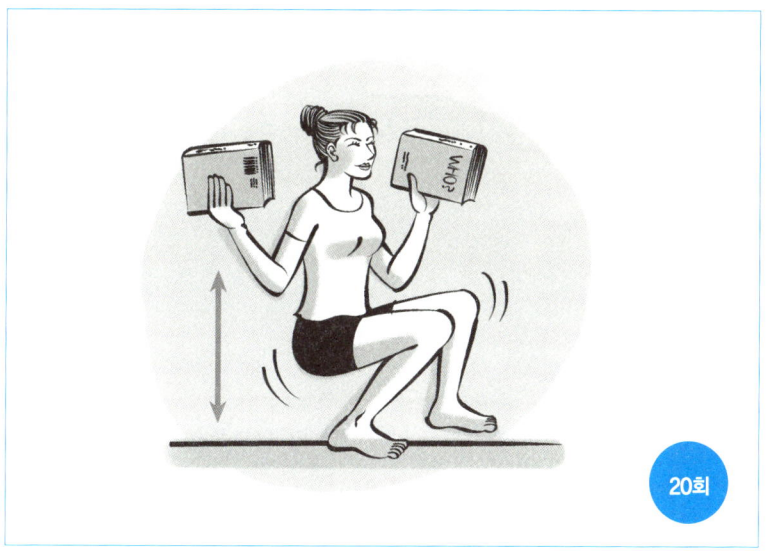

1. 쭈그리고 앉은 자세로 양손에 책 같은 것을 들고 한쪽 발을 든다.
2. 천천히 일어선 다음, 다시 쭈그리고 앉는다.
3. 20회 반복한 후 발을 바꾼다.
* 상체는 수직으로 꼿꼿이 세운다.
* 익숙해질수록 횟수를 늘인다.
* 쳐드는 쪽 발을 수평으로 뻗고 하는 방법도 있다.

튼튼한 다리를 만든다(2)

'좀 걷기만 해도 피로해진다'는 사람은 다리의 안쪽 근육에 결함이 있기 때문이다.

대퇴 이두근과 내전근, 반막양근, 비복근 등이 이에 해당되는데, 이 근육들은 다리를 펴는 데 꼭 필요하다.

근육의 힘이 약하면 다리가 충분히 펴지지 않으므로 땅을 차는 힘이 부족하고 몸을 앞으로 밀어내는 힘이 약해진다.

다리가 피로해지면 맥이 없는 것 같고 전혀 몸이 앞으로 나가지 않는 것은 이 때문이다.

다리 전면에 있는 대퇴 사두근을 단련시키는 방법은 〈한 발 들고 일어나기〉, 〈토끼 뜀〉, 〈계단 오르기〉 등 많지만 안쪽 근육을 단련시키는 방법은 알려진 게 별로 없다.

여기서 소개하는 〈발로 벽 밀기〉는 전신의 힘을 발바닥에 집중시켜 다리의 힘을 높이는 방법이다.

헬스클럽에서는 무거운 바벨을 쌓은 전용 기계를 이용하는 사람이 많은데, 다리가 강화되는 동시에 부신(副腎)을 자극하므로 전신의 스태미나나 정력이 강해진다.

바다나 풀장에 가면 두 다리의 넓적다리가 맞붙을 만큼 근육이 발달한 사람을 볼 수 있는데, 이것은 강하다는 것을 뜻한다.

반대로 안쪽 근육이 빈약한 사람은 정력이 약하고 신장 등에 장애가 있는 경우가 많다.

하루 3분간 〈발로 벽 밀기〉를 하면 근육 섬유의 비대, 모세혈관의 발달, 저장 글리코겐의 증가 등 바람직한 현상이 나타난다.

2-⑯ 발로 벽 밀기

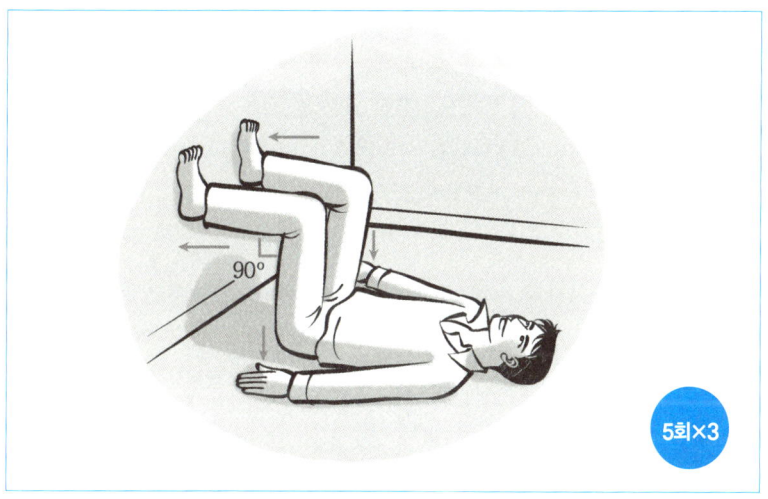

1. 벽이나 장롱 앞에 반듯이 눕는다.
2. 무릎을 직각으로 구부려 발바닥 전체로 벽을 민다.
3. 몸이 밀리지 않도록 허리에 힘을 주고 고정한다. 6초 동안씩 5번한다.
* 손을 몸이 밀리지 않게 바닥을 누른다.
* 발꿈치에 힘을 가하는 느낌으로 한다.
* 높은 책상의 밑에 들어가서 발바닥으로 떠받쳐 밀어 올리는 방법도 비슷한 효과를 얻을 수 있다.

활력을 기른다

흔히 육체미 경연대회에서 선수들이 포즈를 취해 단련한 근육미를 겨누는 데, 이 포즈를 취하는 것을 '포징'이라고 한다.

포징은 자기 근육을 최대한으로 보이는 방법으로 중심이 되는 근육은 최고도로 긴장한다.

콘테스트에 출전하는 선수들은 남몰래 포징 프로그램을 만들어 연습에 여념이 없는데, 이 포즈는 일반적인 활력 증강법으로서 의외의 효과가 있다.

어깨를 넓히고 팔을 굽히는 포즈를 취해 보자. 그렇게 10초 동안 가만히 있으면 몸이 떨리게 되는데, 이때 정신을 자기 근육에 집중시킨다.

하루 한 번, 1분간이라도 좋다.

전신의 힘을 다하는 기회를 가짐으로써 근육과 신경을 단련하고 호르몬 분비를 촉진시키고 지구력을 강화시킬 수 있다.

트레이닝에 익숙해지면 근육 지배라 해서 자유롭게 근육을 움직일 수 있게 되는데, 이렇게 되면 무거운 기구를 사용하지 않고도 자기 근육을 지배할 수가 있게 되는 것이다.

또, 근육을 너무 사용했기 때문에 점프 업이라 해서 근육 전체가 굳어지는 현상을 볼 수 있는데, 이것은 산성의 피로물질 때문에 근육 단백질이 변성했기 때문이다.

그러므로 이 이상의 트레이닝은 하지 않는 것이 근육 발달에 좋다.

2-⑰ 포즈 취하기

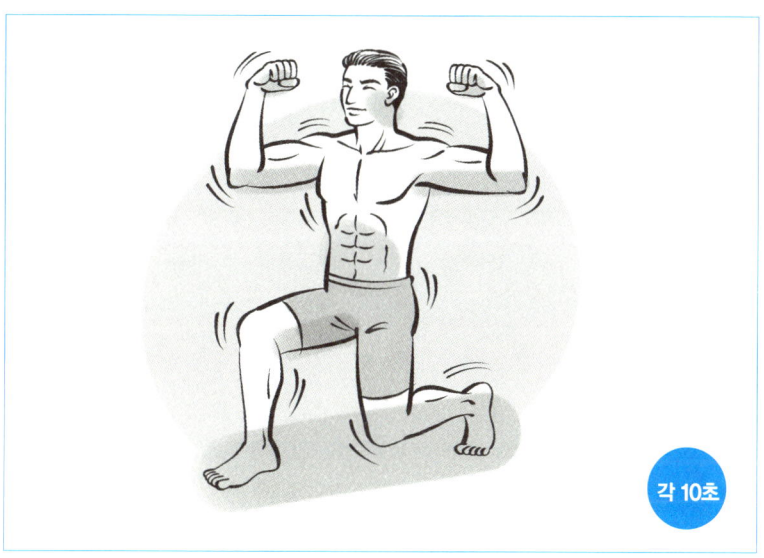

각 10초

1. 목, 어깨, 팔, 가슴, 허리, 다리, 무릎 등을 각각 중심으로 해서 힘을 최대한으로 주는 포즈를 취해 간다. 익숙해지면 몇 가지를 동시에 할 수 있게 된다.

* 근육에 최대의 힘을 가해 몸이 떨릴 때까지 버틴다.

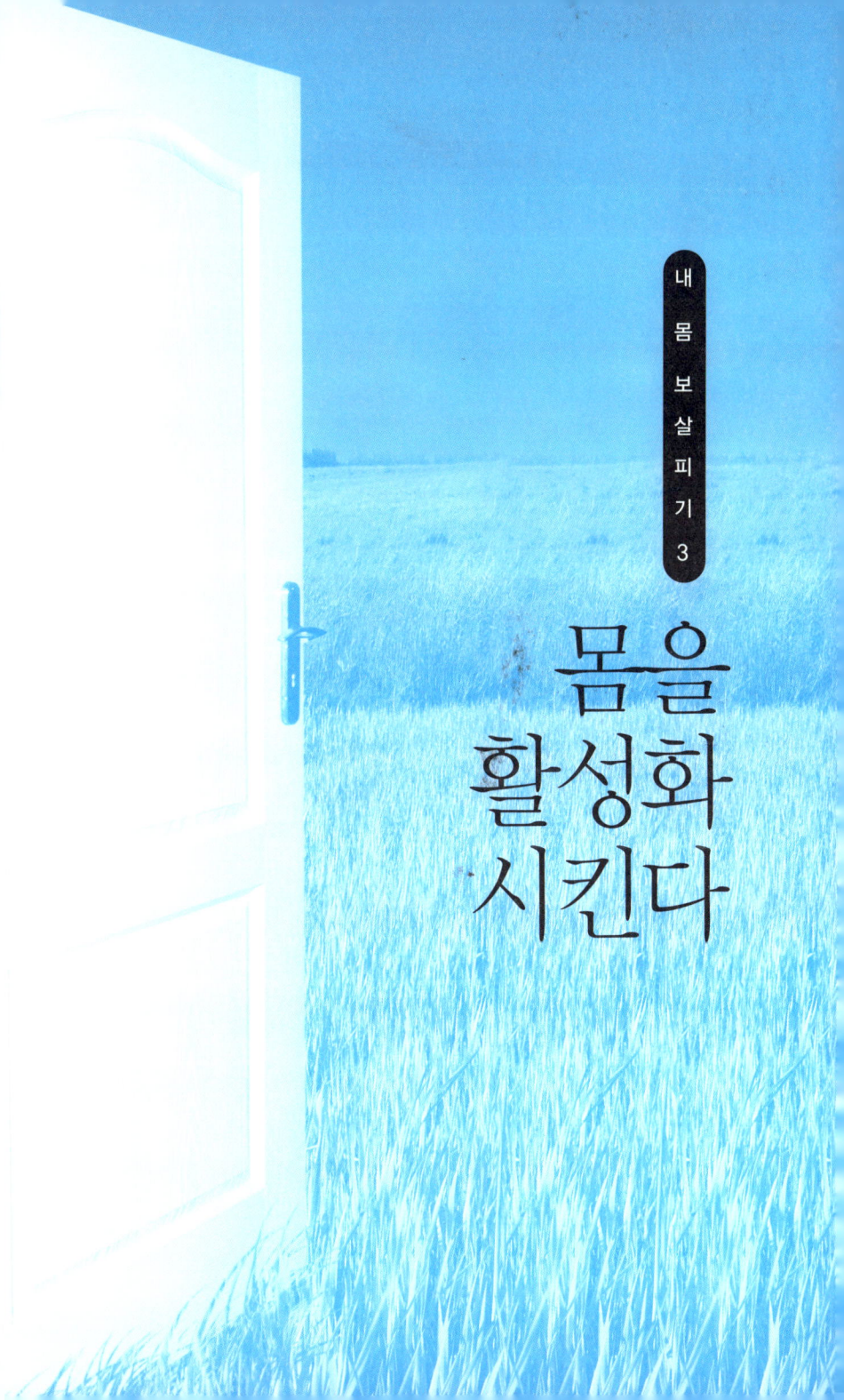

내
몸
보
살
피
기
3

몸을
활성화
시킨다

1

반사 신경을 단련시킨다

의학 용어에서의 운동신경은 척수에서 골격근에 걸친 신경을 말하며, 중추에서의 명령을 근육에 전달하는 작용을 한다.

보통 말하는 운동신경은 반응의 민첩함을 뜻하는 척수 반사를 가리키며, 자극이 뇌에 전달되어 명령을 받은 다음에 근육이 움직이는 것이 아니라 자극을 받으면 순간적으로 척수에서 근육을 움직이는 작용을 말한다.

즉, '뜨거운 물에 닿는 순간 손을 뺀다', '눈에 뭔가 들어가는 순간 눈을 감는다' 등과 같은 것이다.

척수 반사는 훈련을 통해 강화시킬 수 있다. 스포츠를 배울 때 처음에는 지각신경이 관여해서 판단과 명령을 행하는데, 이 반복에 의해 척수신경에서 자동적으로 근육이 움직이게 된다.

'몸으로 배운다'고 흔히 말하는 것은 이런 상태를 가리킨다. 단순한 동작을 반복하는가, 그렇지 않은가의 차이일 뿐이다.

다음 〈표적 잡기〉는 눈에서의 자극이 손의 동작과 결부되는 빠르기를 단련시키는 방법이다. 반사 시간과 반응 시간은 밀접하게 연관되어 있다.

훈련된 스포츠맨이 피스톨 소리를 듣고 스타트하는 시간이 0.1초 이내인데 비해 보통 사람은 0.2초나 걸린다.

민첩한 반사 신경을 익히면 일상생활에 도움되는 일이 많다. 차에 부딪치려 했을 때, 머리 위에서 물체가 떨어지려고 했을 때, 계단에서 헛디디었을 때 등 자기 몸을 지켜 주는 것은 민첩한 반사 신경의 기능이다.

3-① 표적 잡기

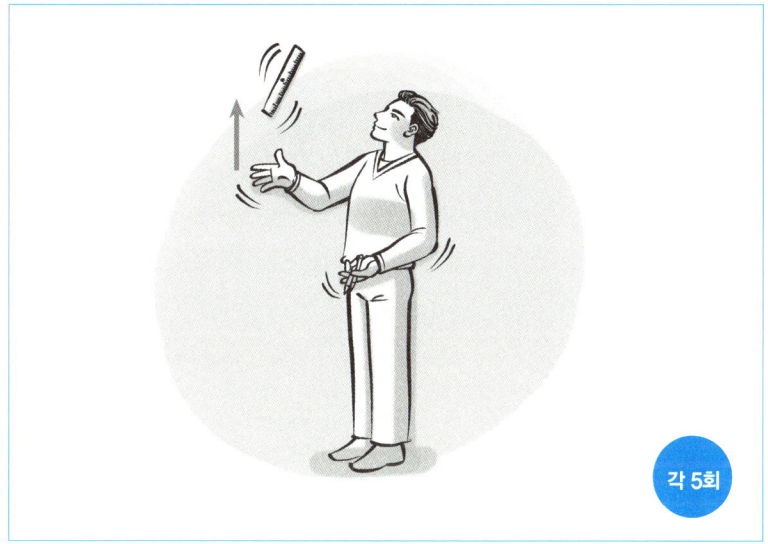

각 5회

1. 자나 연필 등의 한 부분에 표시를 해 놓고 던져 올려서 떨어질 때 그 표시 자리를 정확히 잡는다.
2. 손을 바꿔서 똑같이 5번씩 반복한다.
* 던지는 속도나 각도를 바꿔 하면 더욱 좋다.
* 앉아서나 서서나 어떤 자세로도 가능하다.

유연한 몸을 만든다

두 손이 방바닥에 닿지 않아 창피를 당한다든가 몸이 굳어져 남에게 멸시 당한다든가 하는 일은 기분 나쁜 일이다.

"몸을 유연하게 하고 싶으면 식초를 마시는 게 좋다."고 옛부터 전해오고 있는데 이것은 미신이다.

확실히 뼈를 구성하는 단백질은 산에 의해 변하여 연해지지만, 사람이 아무리 식초를 먹어도 흡수 경과를 더듬는 사이에 분해되어 뼈까지 초가 도달하지 않으며, 또 뼈에 도달한다 하더라도 뼈가 녹초가 될 정도로 물러지면 큰일 난다.

골연화증은 칼슘 대사(代謝) 이상 등으로 정말 뼈가 물러지는 난치병이다. 유연한 몸이란 근육과 인대가 강인하고 관절을 충분히 굽힐 수 있는 몸을 말한다. 그러기 위해서는 근육 자체가 굳어져서는 안 된다.

뻣뻣한 몸을 부드러운 몸으로 바꾸는 것이 그렇게 어려운 것이 아니다. 관절이나 인대에 자꾸 자극을 주면 침체되어 있던 기능이 회복되어 운동 범위가 차츰 커진다.

그러나 갑자기 무리한 힘을 가해서는 위험하다. 서서히 강도를 높여가며 호흡을 멈추지 않고 해야 한다.

〈머리 땅에 닿기〉는 자율신경을 조절하는 데 효과가 있다. 궁둥이의 내근이나 항문의 괄약근을 자극함으로써 정력의 강화나 내장 자체의 강화에도 도움이 된다.

3-② 머리 땅에 닿기

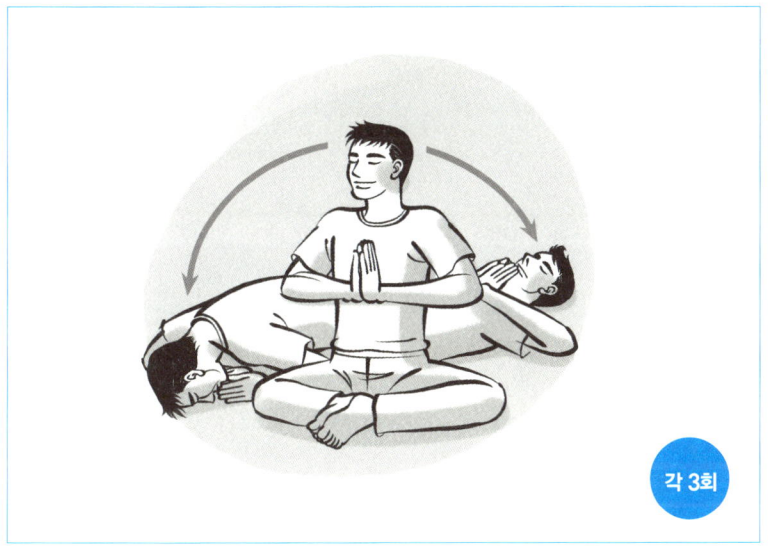

1. 앉아서 손바닥과 손바닥(합장), 발바닥과 발바닥을 맞붙인다.
2. 앞으로 3번 굽힌다(이마가 방바닥에 닿을 때까지).
3. 뒤로 3번 굽히기(머리 뒤쪽이 방바닥에 닿을 때까지).
* 익숙해지지 않는 동안에는 굽혀지는 데까지 굽히는 것으로 족하다.

전신의 지구력을 기른다

일반적으로 하루를 보내는 생활 활동에서는 전체 신체가 가지고 있는 능력의 20~30퍼센트 밖에 사용되지 않는다. 그대로 일생을 보낸다면 70~80퍼센트의 능력이 쓰이지 않고 끝나는 셈이 된다.

트레이드 밀이라는 러닝머신을 이용하여 5~6분 동안 최대 속도가 되도록 달렸을 때, 어느 정도의 산소를 소비했느냐가 전신 지구력의 지표가 된다. 이것을 최대 산소 섭취량이라고 하며, 보통 사람은 매분 약 3,000cc, 단거리나 수영선수는 매분 3,800~4,000cc에 달한다.

보통 걸음걸이에서는 매분 530cc인데, 이것은 최대 산소 섭취량의 20퍼센트 비율이다. 하이킹, 테니스, 배드민턴이 약 1,500cc로 50퍼센트, 심한 트레이닝에서는 80~95퍼센트가 된다.

최대 산소 섭취량은 근육, 폐, 심장, 간장, 그 밖에 모든 기관이 어떻게 기능을 다하는가를 나타내는 것으로 최대 산소 섭취량이 큰 사람은 전신 지구력(스태미나)이 크다.

자세히 조사해 보면 체중당 최대 산소 섭취량이 큰 사람일수록 뛰어난 내장을 갖고 있음을 알 수 있다.

남자의 경우 체중 1킬로그램당 매분 80cc가 평균치이며, 여자는 64cc, 남자에 비해 80퍼센트 정도이다.

다음 〈뛰기 연습〉으로 근육 지구력, 내장 지구력, 의지 지구력 등을 종합하여 강화시킬 수 있고, 과격한 근무나 스포츠에 견디는 스태미나를 조성할 수 있다. 또 동시에 민첩성이나 평형감각, 반사 신경이 단련되므로 그야말로 일석 삼조이다.

3-③ 뛰기 연습

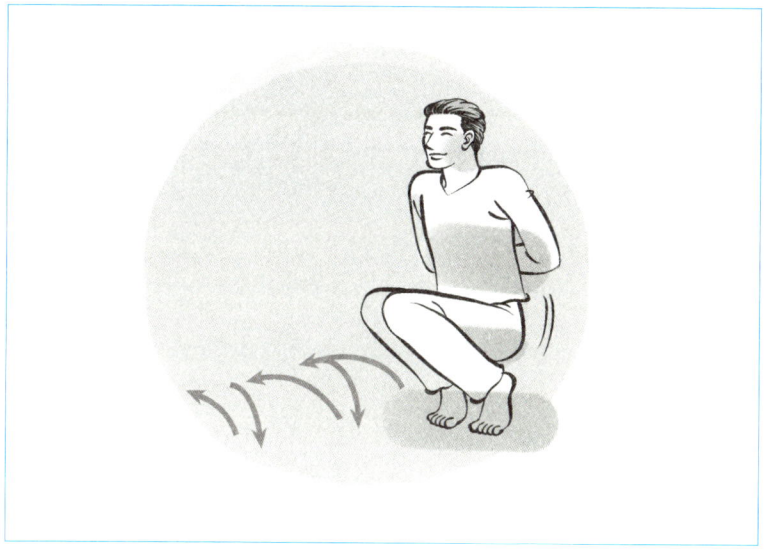

1. 두 손을 허리 뒤로 돌려 손목을 잡는다.
2. 껑충껑충 좌우로 뛴다.
* 허리와 등을 편다.
* 무릎을 도중에서 세우지 말 것.
* 뛰지 말고 발을 높이고 있어도 좋다.

근육의 지구력을 기른다

여러 사람이 달릴 때 혼자만 빨리 피로해져서 낙오할 때의 기분은 아주 슬프다. 우수한 사람이면 10분 이상, 보통 사람이면 5~6분간 달릴 수 있는데, 자신은 2분 정도로 한계에 이르고 만다.

이런 사람은 몸에 지방질이 너무 많은 경우가 대부분이다. 지방질을 없애고 근육을 발달시키는 것은 체중당 최대 산소 섭취량을 높이는 데 효과가 크다. 지방질이 많으면 자기 체중을 운반하는 작업 에너지가 불리해지기 때문이다.

근육이 발휘하는 힘은 힘과 시간을 곱한 것으로 나타낼 수 있다. 역기의 경우, 힘은 많지만 시간은 짧다. 마라톤이나 장거리 경주는 힘은 적지만 시간은 길다. 힘을 기르려면 최대 근육의 힘에 대해서 40퍼센트 이상의 중량을 사용하는 트레이닝을 하며, 근육 섬유질의 굵기를 굵게 하는 것이 효과적이다.

근육의 지속력을 기르려면, 40퍼센트 이하의 중량을 사용하여 근육과 근육 사이에 있는 모세혈관의 수와 굵기를 늘이는 것이 효과적이다.

예를 들면 팔뚝의 지구력을 기르고 싶을 때는 손가락의 파악법과 같은 반복 횟수가 많은 트레이닝이 좋다. 다량의 산소나 에너지원이 팔뚝의 근육에 운반되면 불필요하게 된 물질이 사라져 버린다. 또 장시간의 에너지 소모에 맞서기 위해 근육 사이나 피하지방 사이에 있는 지방질이 소모된다. 부분적으로 약간 힘을 주는 운동을 반복하고, 트레이닝 후의 혈액 순환량을 높이면 근육의 지구력이 길러진다.

3-④ 손가락 펴기

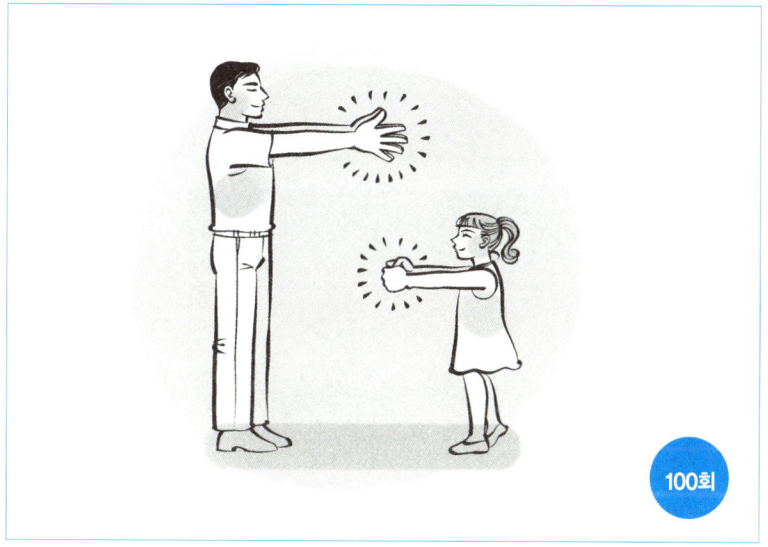

100회

1. 팔뚝을 앞으로 내밀고 손가락을 쥐었다 폈다 한다.
2. 반복해서 100번 한다.
* 손을 곧장 펴고, 손끝에 힘을 준다.
* 손목 발목을 굽히는 방법도 있다. 계단을 뛰어오르는 것도 효과가 크다.

스피드를 기른다

'장거리는 남에게 지지 않을 만큼 뛰지만 단거리에는 약하다.' 이런 사람은 힘이 없는 사람이다. 다리의 움직임이 느린 사람은 땅을 차는 힘이 약하기 때문에 땅에서부터 튀는 힘이 작다. 튀는 힘이 작으면 몸이 앞으로 나가는 전진력이 약해진다. 계산에 의하면 1평방센티미터당 약 500킬로그램의 힘이 다리에 걸린다. 따라서 다리의 근육이 굵고 발달한 사람 쪽이 단거리에 적합하다.

선천적으로 다리가 빠르다느니 느리다느니 하지만, '두 발 번갈아 앞으로 내밀고, 오른발일 때는 왼손을, 왼발일 때는 오른손을 앞으로 내놓는 자세(기본형) 어떤 동물에게나 공통된 본능적인 것이다. 반사신경이 빠르고 느린가 하는 것보다는 차는 힘이 문제다. 차는 힘만 세면 그만큼 몸이 빨리 나가고, 균형을 맞추기 위해 다른 한쪽 다리가 자동적으로 땅을 받치고 차는 힘으로 바뀐다.

여기서 소개하는 〈무릎 올리기〉는 운동장이 없더라도 전력으로 질주할 수 있는 트레이닝 방법이다. 속도를 느리게 하거나 빠르게 함으로써 어떤 때는 근육의 지구력을 높이고, 어떤 때는 근육 섬유의 굵기를 늘이고, 힘이 길러진다. 산소를 들이쉬는 양이 많으므로 심장과 폐 등 호흡기 계통의 강화에 좋다. 따라서 자주 숨이 차는 사람은 속도를 느리게 하는 시간을 끄는 〈무릎 올리기〉를 하고, 힘을 세게 하고 싶은 사람은 넓적다리와 팔의 운동을 빠르게 하며 충분히 들어올리는 〈무릎 올리기〉를 하면 좋다.

3-⑤ 무릎 올리기

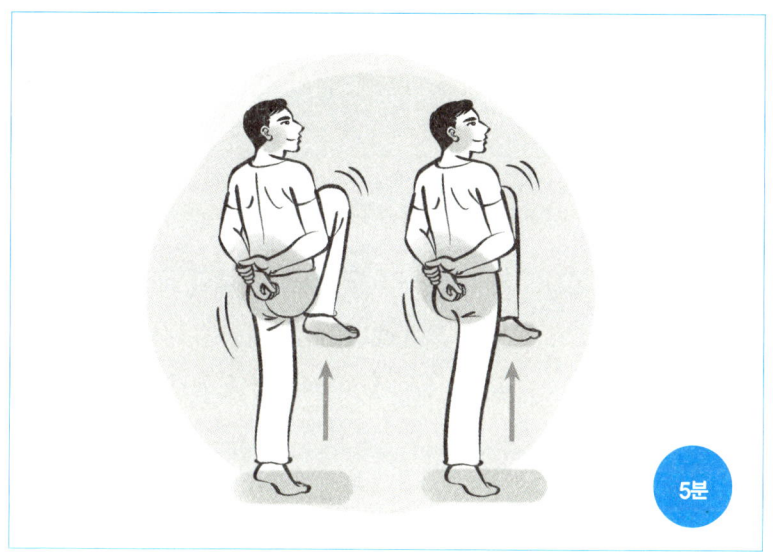

1. 넓적다리를 높이 올리고, 그 자리에서 뛴다.
* 가슴을 편다. 허벅지가 가슴에 닿을 정도로 올린다.
[주의] 팔을 뒤에서 맞잡고 한쪽 다리를 5번씩 들어도 좋다.

민첩성을 기른다

솜씨가 있는 사람과 서툰 사람의 차이는 무엇 때문일까?

서툰 사람은 동작이 느려 뻣뻣한 느낌이 든다. 첫 번째 원인으로는 근육과 움직이는 힘의 조절이 잘 안 되기 때문이다. 찰떡을 쥘 때의 세기와 철봉을 쥘 때의 세기는 각각 다르며, 물건의 부드러움을 신경 세포가 느껴 어느 정도의 섬유질을 작용시켜야 될까를 운동신경에 알린다. 이 신경 충격의 빈도와 그것에 수반하는 근육 섬유질의 흥분이 일치해야 한다.

두 번째 원인은 어느 근육들이 큰 힘을 내고 어느 근육들이 힘을 빼느냐 하는 근육들 사이의 힘의 배분이 잘 되지 않기 때문이다. 팔을 굽힐 때는 굴근이 수축하는 동시에 신근을 뻗어야 한다. 오른발의 대퇴사두근에 힘이 들어가고, 왼발의 대퇴사두근이 힘을 빼지 않으면 걸을 수가 없다.

세 번째 원인으로는 근육에 힘이 들어가는 시간적인 배열이 잘 되지 않기 때문이다. 신경계가 흥분함에 따라 언제 어떻게 근육이 힘을 내는 게 좋은가 하는 계획이 되어 있지 않으면 불필요한 힘이 들어가고 만다.

말더듬이라는 발성 장애는 소리를 내는 시간이 나쁘다는 뜻이다. 여기서 소개하는 〈올라가기 테스트〉로 언제 어느 정도의 높이에 다리를 들고 다리 힘을 빼면 좋은가의 판단력이 생긴다. 매회의 운동 시간이 짧아져서 육감과

민첩성을 느낄 수 있다.

3-⑥ 올라가기 테스트

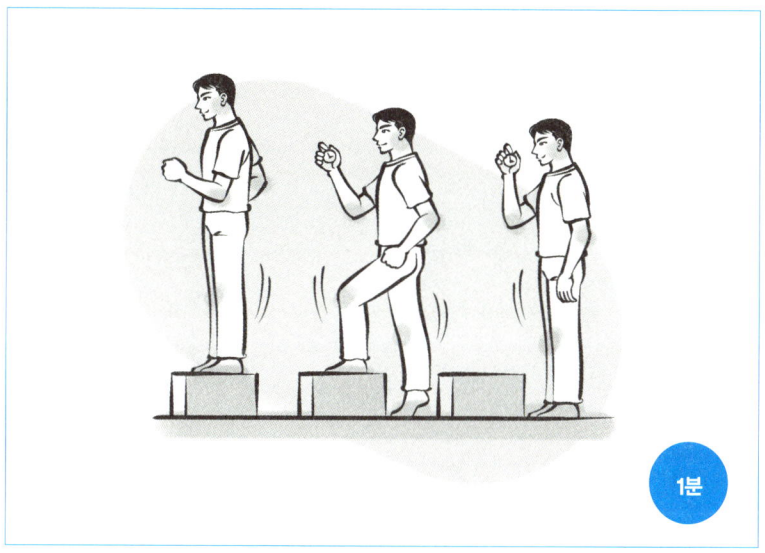

1. 높이 30센티미터 정도의 받침대를 준비한다.
2. 1분간에 받침대에 오르내릴 수 있는 횟수를 기록한다.
* 올라갔을 때나 내려갔을 때, 그리고 받침대 위나 밑에서나 두 발이 완전히 가지런
  해야 한다.

평형감각을 기른다

버스가 갑자기 흔들릴 때 남의 발을 밟아 멋쩍은 경험이 누구에게나 있을 것이다. 이럴 때 발을 헛디디거나 넘어지지 않도록 몸의 균형을 바로잡아 주는 것이 평형감각이다.

평형감각을 단련시키는 체조 중에는 평행봉이나 눈을 감고 한쪽 발로 서는 체조가 있다.

시험 삼아 한 발 서 보기를 해보자. 눈을 감고 60초밖에 서 있을 수 없으면 쉰 살의 체력 나이로 판정된다.

왜 이 방법으로 노화를 알 수 있을까? 근육이 강인한 경우에는 고정된 자세를 오랫동안 유지할 수 있다.

만약 몸이 좌우로 움직여도 신경이 재빨리 근육에 전달되므로 재빨리 다시 응하여 자세를 수정하여 본래대로 되돌아오는 힘을 갖는다.

늙어감에 따라 몸의 흔들림을 느껴도 신경의 전달 속도가 느리고 근육이 도무지 반응하지 않으므로 흔들림의 진폭은 더욱 더 커져 마침내 다시 돌아가지 못하게 된다.

또한 전달이 왔다 해도 근육의 힘이 약해지면 이미 다시 돌아가는 게 어렵다. 그래서 몸의 균형이 무너져 버린다.

60초밖에 서 있을 수 없을 때는 〈발 올렸다 내리기〉를 하면 좋다.
평형감각과 동시에 광배근이나 상완 삼두근도 단련된다.

3-⑦ 발 올렸다 내리기

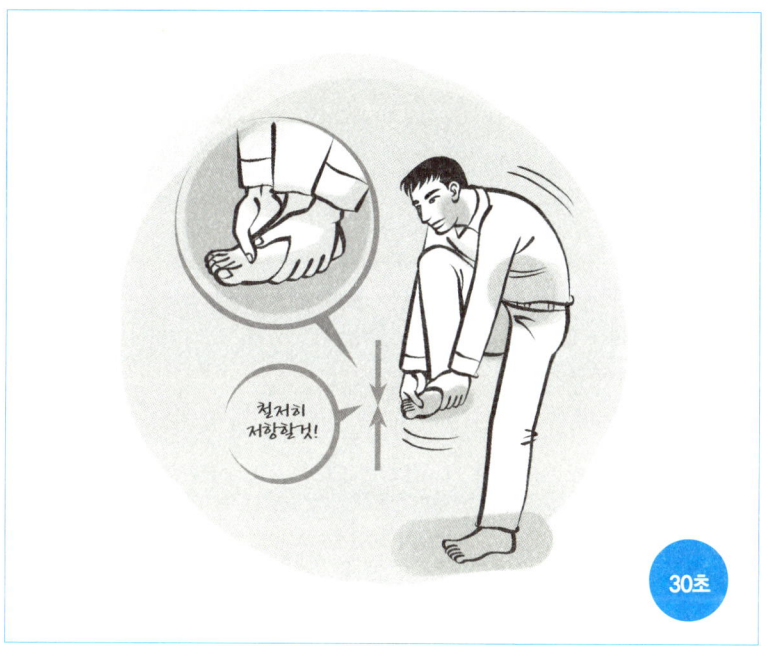

1. 능을 굽히고 한쪽 발바닥을 쉰다.
2. 그대로 위로 발을 잡아당긴다. 발은 밑으로 힘을 준다. 발을 끌어 올리는 위치는
   바닥에서 10센티미터, 30센티미터, 50센티미터이다.
3. 세 군데의 위치에서 각각 6초 동안 머무른다.
4. 발을 바꾸어 같은 방법으로 한다.
* 발의 높이에 따라 효과가 다르다.

8

더위에 강한 몸을 만든다

땀을 많이 흘리는 사람은 살찐 사람이 많다. 만원 버스를 타고 있는 사람들을 관찰해 봐도 트레이닝하는 사람들을 봐도 땀을 많이 흘리는 사람들은 비만형과 관계가 많은 것을 알 수 있다.

피하지방이 두꺼워서 피부를 통해 온도 조절이 잘 안 되어 체온이 너무 올라가면 일사병에 걸린든가 그 반대로 체온을 너무 잃어 감기에 걸리기 쉽다.

온도 조절 기능은 시상하부(視末下部)에 있는 혈관 운동신경에 지배되어 있다. 피부에 가해진 온도의 변화가 지각신경을 자극하고 자율신경의 반사 중추에 이르러, 여기서 나오는 혈관운동신경이 혈관의 이완과 수축을 한다.

이 기능은 더위와 추위 같은 환경 조건에 몸을 드러냄으로써 발달된다. '옷을 너무 껴입지 말고 체력을 기르라' 는 말은 이런 적응력을 익히는 데 좋다.

여기서 소개하는 〈복근 단련〉은 복직근 상부 및 중앙부의 근육을 자극하여 불필요한 피하지방을 없애고, 명확한 건획(腱劃)을 만드는 데 효과가 크다. 배 주위에 지방이 모여 있기 쉬우므로 배의 근육을 강화시키면 전신의 피하지방이 서서히 사라진다.

여름에 트레이닝하는 것을 체력을 소모한다고 해서 피하는 사람이 있는데, 여름에 피하지방이 얇어지는 현상은 어떤 동물에서나 공통적이다. 이 기회를 놓치지 말고 트레이닝하면 근육질의 스태미나를 강하게 할 수 있다.

3-⑧ 복근 단련

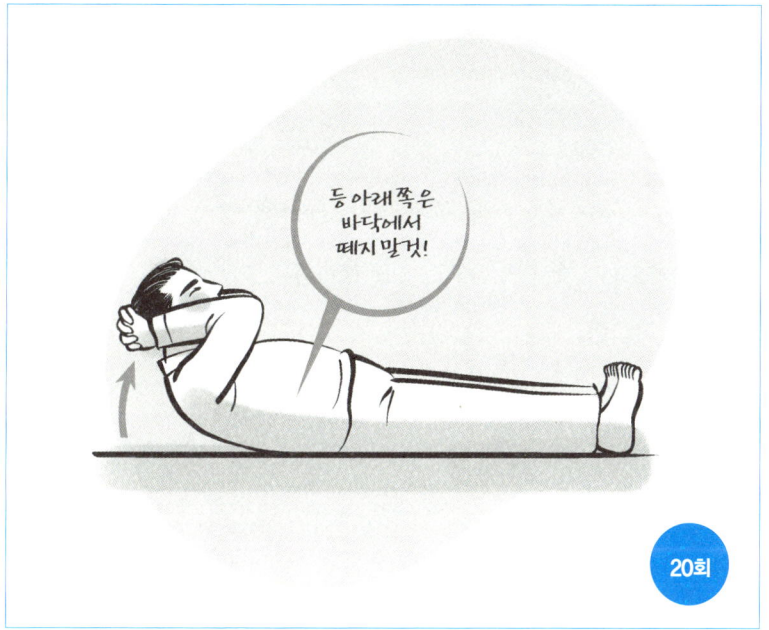

1. 방바닥에 반듯이 누워 두 손을 머리 뒤에서 맞잡는다.
2. 등 아래쪽이 방바닥에 떨어지지 않을 정도까지 상반신을 일으킨다.
* 상체를 일으키고, 잠시 가만히 있는다. 발은 펴고 바닥에 붙인 채 속도를 빨리 해도 좋다.
* 벤치 위에서 어깨부터 그 위쪽은 허공에 띄우고 트레이닝하는 방법도 있다.

추위에 강한 몸을 만든다

추울 때 벌벌 떨리는 것은 근육을 움직여 에너지를 열로 바꾸기 때문이다. 인간의 몸은 60와트의 전기의 열에 해당한다고 하듯이 방안에 몇 사람만 있어도 따스해진다.

발열은 근육만이 아니라 간장과 심장, 신장 등 내장 기관도 각각 열을 내고 있어, 혈액이나 임파액은 식히는 물의 작용을 한다.

열혈한이라는 말이 있듯이 정열적이며 행동적인 사람은 불타듯 정력적으로 활약하여 피가 따뜻해지므로 그렇게 불리는 것 같다. 또 운동을 한 뒤에는 누구나 몸 안의 온도가 올라가서 열을 내보내기 때문에 땀을 흘리는 것이다.

여기서 소개하는 〈손바닥 맞잡고 힘주기〉는 혼자서 하는 팔씨름이다. 팔씨름에 보이는 근육은 팔뚝의 굴근군(屈筋群)과 상완 삼두근, 삼각근, 대흉근이며, 팔의 이두근은 그다지 사용하지 않는다.

그러므로 알통이 나온 사람이 꼭 챔피언이 된다고는 할 수 없다. 의외로 팔이 가는 사람이 총합력을 갖고 있는 경우도 있다.

팔씨름은 이들 근육을 자극하여 상반신의 지구력을 높이는 것 외에 손목의 강화와 기력의 충실, 신경의 집중력을 키우는 데 효과적이다.

추운 날에 책상 위에서 하면 몸이 훈훈해진다. 또 팔을 끼고 힘을 주는 운동 등 일반적으로 가만히 하는 트레이닝이 발열을 촉진시키기 쉽다.

3-⑨ 손바닥 맞잡고 힘주기

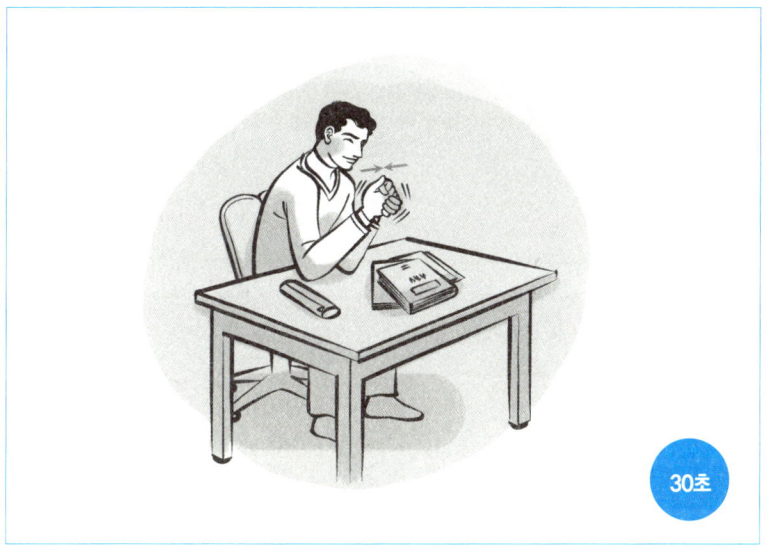

30초

1. 책상 위에서 손을 맞잡는다.
2. 한쪽 손으로 밀고 한쪽 손으로 받는다.
3. 수직의 위치에서 6초 동안 힘을 준다.
4. 45도의 위치에서 6초 동안 힘을 준다.
5. 거의 수평의 위치에서 힘을 준다.
6. 팔을 그 반대로 한다.

골프에 강하게 만든다

모처럼 골프를 즐겨도 근육이나 체력이 강화되어 있지 않으면 좋은 스코어를 낼 수 없다. 머리로는 기본을 알고 있는데 몸이 따라 주지 않을 때는 늘 쓰지 않는 근육이 본능적으로 감싸 주어 부담이 되지 않는 형태를 종종 취하게 된다.

좋은 플레이를 하고 싶으면 골프의 동작에 반드시 필요한 흉쇄유돌근(胸鎖乳突筋: 목을 돌린다), 승모근, 삼각근(스윙한다), 대흉근(팔을 든다), 팔뚝의 신근군(팔을 편다), 굴근군(꽉 쥔다), 광배근의 하부, 내사복근(內斜腹筋: 몸을 돌린다), 내전근(內轉筋: 허리를 돌린다), 비복근(腹筋: 무릎을 돌린다) 등의 여러 근육이 제일 좋은 컨디션과 서로 관련해서 움직이도록 단련시켜 둔다.

여기서 소개하는 〈무릎 안기〉는 허리를 중심으로 앞에 설명한 근육을 종합해 강화시키는 방법이다.

한 가지 동작이면서도 연관되어 작용하는 근육의 수가 많아, 어느 근육에 힘을 주고 어느 근육의 힘을 빼면 균형이 잡히는가 하는 민첩성을 습득하는 데, 또 미묘한 평형감각을 익숙하게 만드는 데 효과적이다.

골프를 한 뒤 허리를 다치는 일이 많은데, 이때 평소에 무릎을 안는 체조를 꾸준히 하면 허리는 염려하지 않아도 된다.

3-⑩ 무릎 안기

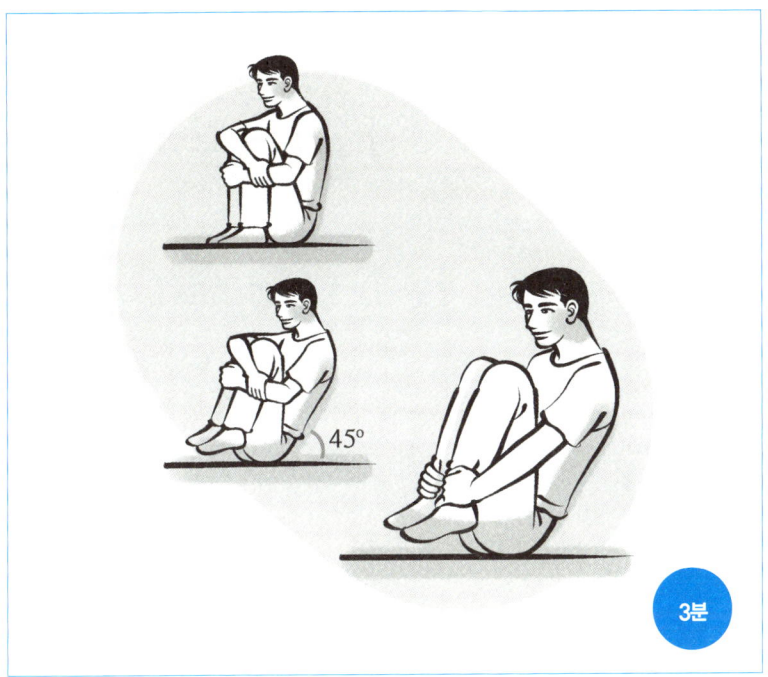

45°

3분

1. 앉아서 두 팔로 정강이를 안는다(가슴과 무릎은 붙일 것).

2. 발을 약간 들고 45도 위치에서 6초 동안 그대로 있는다.

3. 발목을 잡고 역시 6초 동안 가만히 있는다.

4. 다섯 번 되풀이해서 할 것.

* 무릎과 무릎은 밀착시킨다.

* 무릎을 안고 해도 같은 효과를 낼 수 있다.

11

테니스와 볼링에 강하게 만든다

'테니스를 잘 치고 싶으면 손목을 튼튼히 하면 된다'고 흔히 말한다. 평상시 테니스공을 포켓에 넣고 손가락으로 누르는 운동을 꾸준히 하는 선수들도 많다.

그러나 손목 자체에는 근육이 없고 힘줄(腱:건)로 되어 있다. 힘줄은 근육을 지탱하는 지지체(支持體)이며, 수축이나 늘이는 운동은 하지 않는다.

손목을 강화시키는 운동은 사실은 다섯 개 손가락의 악력을 단련하는 방법이며, 팔뚝의 여러 근육을 발달시키는 데 효과가 있다.

테니스나 볼링을 잘하고 싶으면 팔뚝뿐만 아니라 상완 삼두근과 이두근, 어깨의 삼각근, 대흉근을 함께 단련시키는 것이 필요하다.

각각의 근육을 발달시키는 트레이닝은 자신의 야심을 정복하는 데는 효과가 있으나 더 빨리 종합해서 강화시키려면 〈한 손으로 엎드려뻗치기〉가 좋다.

앞에서 설명한 각 근육 외에도 배 옆구리에 있는 외사복근, 내사복근, 복횡근(腹橫筋)이나 복직근, 다리의 대퇴 사두근, 대퇴 이두근까지 튼튼해지므로 전신에 스태미나가 길러진다.

또 반사 신경, 평형감각도 양성되므로 스포츠할 때의 민첩성을 단련시키는 데도 좋다.

3-⑪ 한 손으로 엎드려뻗치기

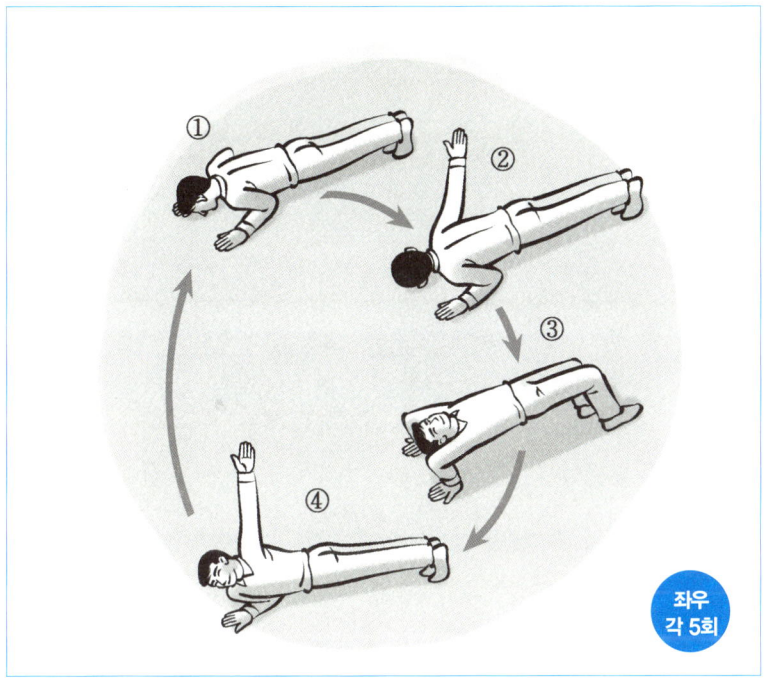

좌우
각 5회

1. 엎느려뻗치기 자세에서 옆으로 자세를 바꾸고 한 손으로(오른손) 엎드려뻗치기를
   한다.
2. 이어 등쪽을 밑으로 하는 자세를 취한다.
3. 다른 한 손으로(왼손) 엎드려뻗치기를 한다.
4. 다시 본래의 엎드려뻗치기. 이것을 반복한다.
* 방안을 돌면서 여러 번 한다.

수영에 강하게 만든다

수영할 때 아무리 해도 몸이 뜨지 않는 경우는 호흡 방법이 나쁘기 때문이다. 인체의 비중은 숨을 들이쉬지 않을 땐 1.04~1.05, 들이쉬면 0.97~0.98이다. 비중이 1보다 작은 물체는 반드시 물에 뜬다. 근육을 긴장시키지 말고 편하게 숨을 들이쉬고 체내에 공기를 많이 집어넣도록 한다.

더운 차 안에서 내려 갑자기 물에 뛰어들든가, 술을 마시고 수영하든가 하면 심장마비를 일으키는데, 이것은 급격한 온도의 변화가 심장에 쇼크를 주기 때문이다.

즉, 외부의 더위에 대응하기 위해 심장이 활발히 활동하고, 혈관을 확장시켜 몸의 열을 분산시키기 쉽게 하고 있는데, 찬 물속에 갑자기 들어갔을 때는 급히 혈관을 수축시키지 않으면 열을 너무 빼앗긴다.

차가운 감각이 전해지자마자 혈관 조절 중추가 작용하여 심장에 작업 변경을 명령하는데, 너무 성급한 나머지 심장의 기능이 따라가지 못해서 갑자기 쇼크로 마비되고 만다. 손과 발의 순서대로 물을 끼얹고 수영하라고 말하는 것도 이 때문이다.

수영에 필요한 근육은 물을 잡아당길 때의 대흉근과 삼각근, 상완 삼두근, 광배근. 발로 물을 찰 때의 복직근과 대퇴 사두근, 비복근. 물을 헤쳐 갈 때의 내전근 등 전신에 걸쳐 있다.

수영이 전신 운동으로서 체력을 기르는 데 좋다고 하는 것도 이 때문이다. 〈팔로 기어가기〉는 이런 근육들을 강화시키고 힘과 스태미나를 기르는 데 효과가 크다.

3-⑫ 팔로 기어가기

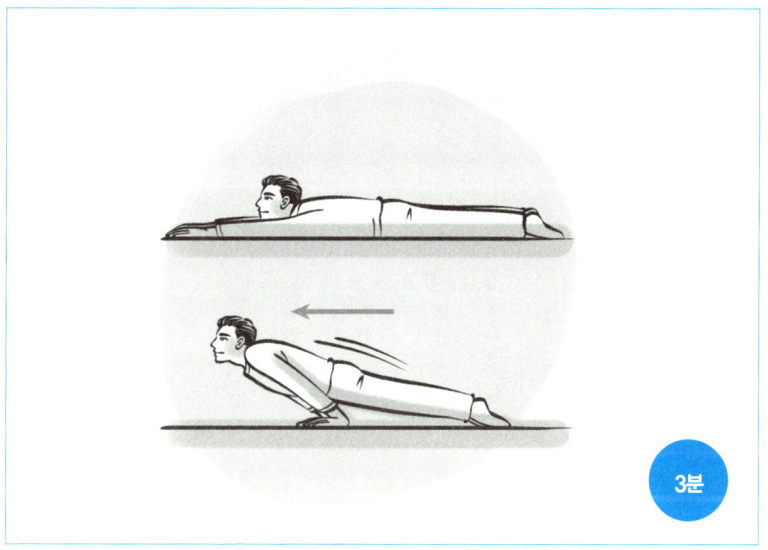

1. 방바닥에 엎드려 손을 앞으로 내민다.
2. 손끝에 힘을 주고 전신을 힘껏 잡아당긴다.
3. 계속 앞으로 나아간다.
* 팔 외의 힘은 빼둔다.
* 계단을 이런 식으로 오르면 더욱 효과적이다.

13

스키와 스케이트에 강하게 만든다

발을 삐었다면 스키를 연상할 만큼 스키는 발을 삐기 쉬운 스포츠다.

발을 삐는 것은 관절에 무리한 힘이 작용하여 생리적인 운동 범위를 넘어 강제로 움직였을 때 생긴다. 그러나 같은 충격을 받아도 발을 삐는 사람과 삐지 않는 사람이 있는데, 이것은 단련의 정도가 다르기 때문이다.

굴러서 다리가 무리하게 뒤틀려 강제로 힘이 작용했다고 하자. 트레이닝을 하고 관절의 유연성과 지지력을 단련시키고 있던 사람이라면 외력에 대응하여 어느 정도까지는 막아낼 수 있지만, 단련되지 않은 사람의 경우, 강제력에 대응하지 못해 관절의 구조가 흐트러지고 만다. 인대(靭帶)나 관절포(關節包)의 부분적인 단렬(斷裂)이 곧 삐는 현상이다.

삐는 것을 방지하려면 다리 전체의 근육과 관절을 단련시키는 〈다리 굽히기〉(8-⑨), 〈다리 굽혔다 펴기〉(8-⑲) 등이 좋다. 스키 타러 가기 며칠 전부터 〈다리 굽히기〉를 하면 스키장에서 근육통 때문에 고생하는 일은 없을 것이다.

여기서 소개하는 〈무릎 굽히기〉는 대퇴부의 내전근과 박근(薄筋), 대퇴 사두근, 대퇴 이두근, 하퇴부의 비복근, 전경골근(前脛骨筋), 종골건(踵骨腱)을 자극하며 무릎의 굴신, 제동, 체중 이동이 잘 되도록 조정한다.

스키장에 도착하면 대뜸 승강기를 타고 높은 데로 올라가지 말고 미리 이 운동을 하면 효과가 크다.

3-⑬ 무릎 굽히기

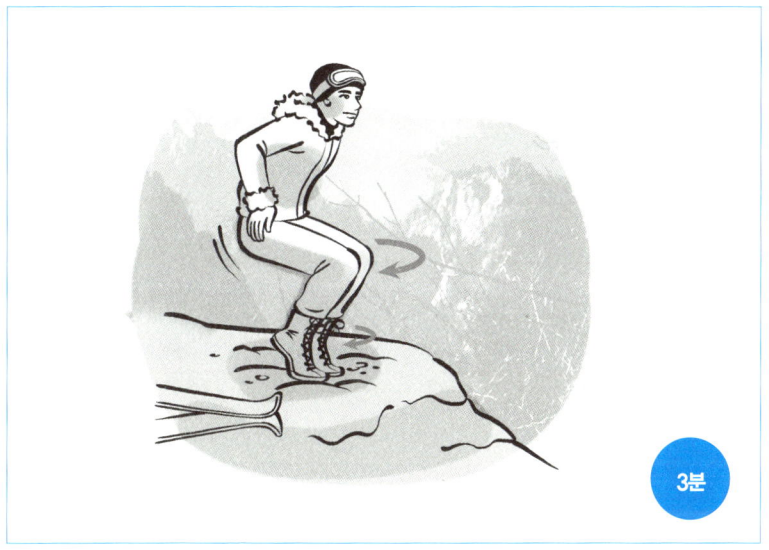

3분

1. 무릎의 굴신, 회전(몸을 굽히고 발끝으로 서서 하면 더욱 좋다).
2. 발목을 움직인다(두 손을 허리에 대고).
3. 몸을 앞뒤로 굽힌다(두 손을 허리에 얹는다).

14

레저에 강하게 만든다

'휴일이 많으면 여행이나 드라이브를 하고 싶다'는 사람들이 압도적으로 많다.

갑갑한 생활에서 벗어나 자연과 만남으로써 자기 본래의 인간성을 되찾는 일에는 큰 의미가 있지만, 모처럼 여행이나 드라이브를 하러 갔는데 기분이 나빠진다든가 돌아온 후의 심신이 모두 피로하여 요통이나 위장병에 걸리든가 해서는 아무 의미가 없다.

관광지의 사람들과 먼지, 밀려오는 차와 불친절 등 피로의 원인들이 많지만, 자신에게 체력(스태미나)이 부족한 것도 큰 원인이다.

체력의 개념에는 '어떤 신체적 곤란이나 정신적인 곤란, 또는 스트레스가 와도 그것들을 견디어 나가는 것'이라는 요소가 포함되어 있다. 이것을 방위체력이라고 부른다.

여기서 소개하는 〈뒤로 몸 젖히기〉는 흉쇄유돌근과 승모근(목의 피로, 어깨의 결림), 삼각근(어깨의 피로), 대흉근, 광배근, 척추기립근(자세의 피로), 대전근, 복직근(허리의 피로)을 강화시키는 것 외에도 간장이나 부신, 갑상선 등을 부드럽게 자극하여 몸의 컨디션을 조정하는 작용도 한다.

체육 전문가들은 바닥에서 턱까지의 높이가 50센티미터면 20대의 체력,

118

40센티미터 이하면 50대의 체력이라고 판정 기준을 제시하기도 한다.

3-⑭ 뒤로 몸 젖히기

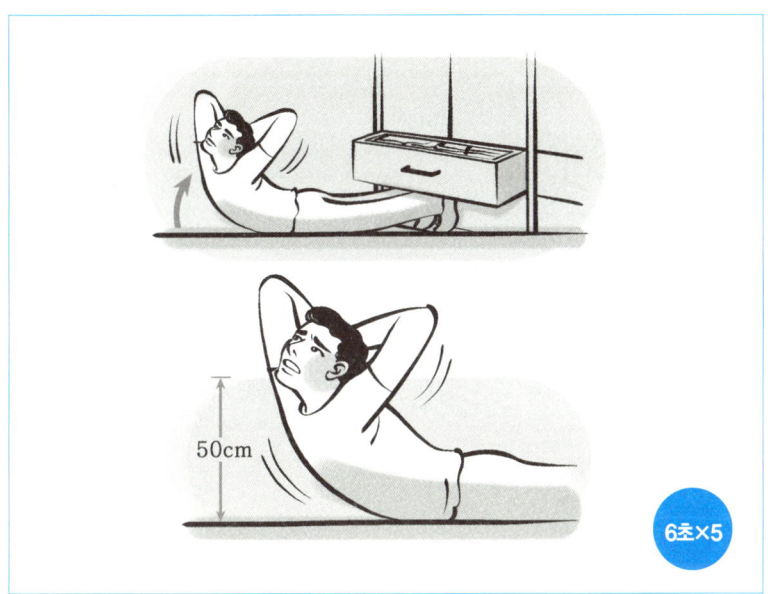

1. 엎드린다.
2. 발꿈치를 양복장의 서랍이나 책상 다리에 걸친다.
3. 팔을 머리(허리) 뒤에서 맞잡고 상체를 젖힌다.
4. 힘껏 젖힌 채 6초 동안 가만히 있는다.
5. 반복하여 5번 한다.
* 바닥에서 턱까지의 높이를 기록하고 50센티미터를 목표로 한다.

연회(宴會)에 강하게 만든다

몸의 컨디션이 좋지 않을 때 술대접을 받는 것은 괴롭다. 그러나 자기 자신이 환영회나 송별회의 주역일 때는 그대로 감수해야만 된다.

알코올은 다른 영양소나 물과 달라 입 안과 식도, 위 등에서 직접 체내에 침투한다. 취기가 돌기 쉽다는 점이나 목마른 데 맥주가 효과가 있는 것은 이 때문이다.

숙취를 막으려면 연회 전 수분을 많이 섭취하여 알코올을 희석시킬 것과, 연회 중 깊이 숨을 들이쉬어 재빨리 알코올을 산화시켜 체내에 생긴 탄산가스를 몸 밖으로 내보내는 것이 효과적이다.

술을 마시면서 견갑골을 맞닿게 하면 흉곽이 크게 확장되어 공기의 교환이 충분히 이루어진다.

또 자연히 흉부가 앞으로 나와 자세가 좋아지며 자율신경계의 이상을 조정하므로 기분이 좋다.

견갑골은 하루에 수만 번이나 되는 운동에 관여하여 피로물질이 축적되기 쉬운데, 이렇게 운동하면 혈액이나 임파액의 흐름이 좋아지고 피로가 싹 가셔서 기분이 좋아진다.

고원이나 해안을 걸으면 기분이 좋아지는 것은 공기가 오염되어 있지 않고 오존이 많은 탓인데, 도시에서도 조깅을 하면 다소 공기가 오염되어 있기는 해도 충분한 산소가 폐 속 깊숙이 스며들어서 고원이나 바다에 있을 때와 거의 같은 효과를 얻을 수 있다.

3-⑮ 가슴 펴기

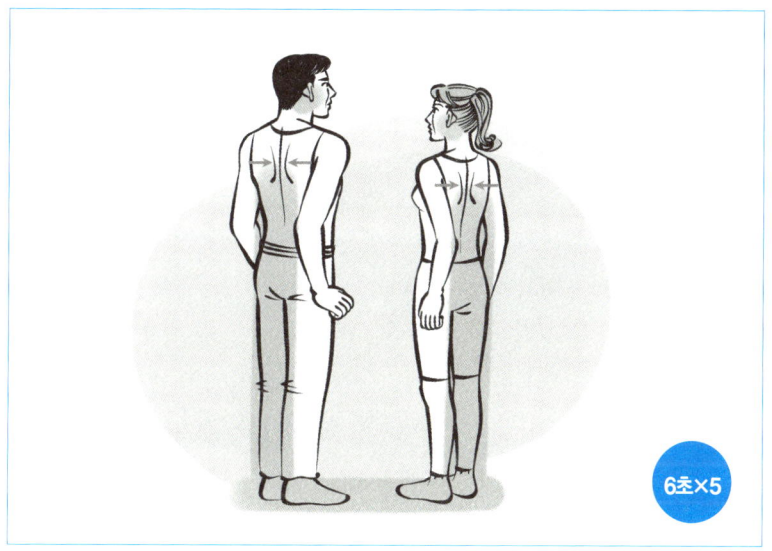

6초×5

1. 등 양쪽을 좁혀 견갑골을 붙이는 느낌으로 한다.
2. 6초 동안 가만히 있는다. 5번 반복한다.

신경의 지구력을 기른다

시험에 지친 경험은 누구나 가지고 있다. 몸이 가장 발달하고 근육의 힘이 증강되는 시기를 아깝게 놓치고 나중에 후회해야 소용없다.

아무리 머리가 좋고 기억을 많이 했다 하더라도 기초를 이루는 몸이 건강하지 않으면 재능을 발휘하지 못하고 불행하게 된다.

그러나 경쟁사회에서 끝까지 살아가기 위해서는 심신이 모두 강해야 한다. 얼마나 능률적으로 공부하고 건강을 유지할 수 있느냐가 성공의 비결이다.

공부에 집중할 수 있는 시간은 30분이 한도다. 대뇌피질의 자극의 반복은 뇌신경의 피로만을 초래할 뿐이다. 전신의 혈액이 뇌에 집중되어 목과 어깨가 결리거나 하품이 나오는 것은 피로한 상태를 알리는 신호다.

공부로 피로했을 때는 크게 기지개를 펴거나 손가락의 파악운동을 하면 좋다는 것은 누구나 다 알고 있지만 더 다이내믹하고 효과가 빠른 방법은 〈천장 보고 네 발 걷기〉이다. 다리에 힘을 줌으로써 혈액이 말초에 흘러 머릿속이 시원해진다. 또 등뼈가 곧장 펴지므로 폐에 신선한 공기가 들어가 피로회복을 시켜 준다.

그뿐만 아니라 손발에 자기 무게가 실리므로 사지, 어깨의 삼각근, 대전근, 광배근 등의 근육의 힘을 증강시킨다.

　이렇게 하면 공부 때문에 오는 피로를 해소시키는 동시에 적극적인 체력을 얻을 수 있으므로 일거양득이다.

3-⑯ 천장 보고 네 발 걷기

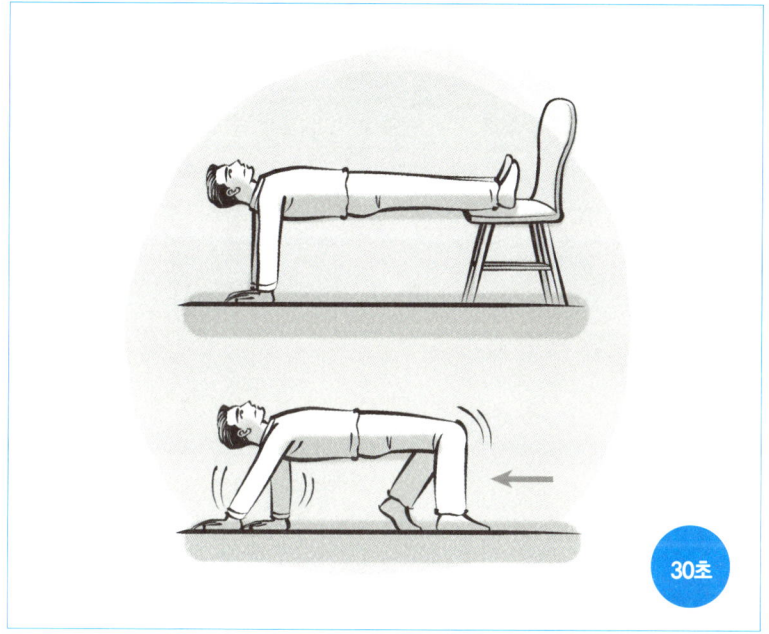

30초

1. 반듯이 누워 두 발을 의자에 얹는다.
2. 발에 힘을 준다. 6초 간격으로 5번 한다.
3. 발을 의자에서 내리고 머리 방향으로 걷는다(20초간).
* 등골을 곧게 편다. 의자 높이는 되도록 팔의 길이와 맞춘다.
* 눈은 천장을 보든가 뒷벽을 보든가 한다.

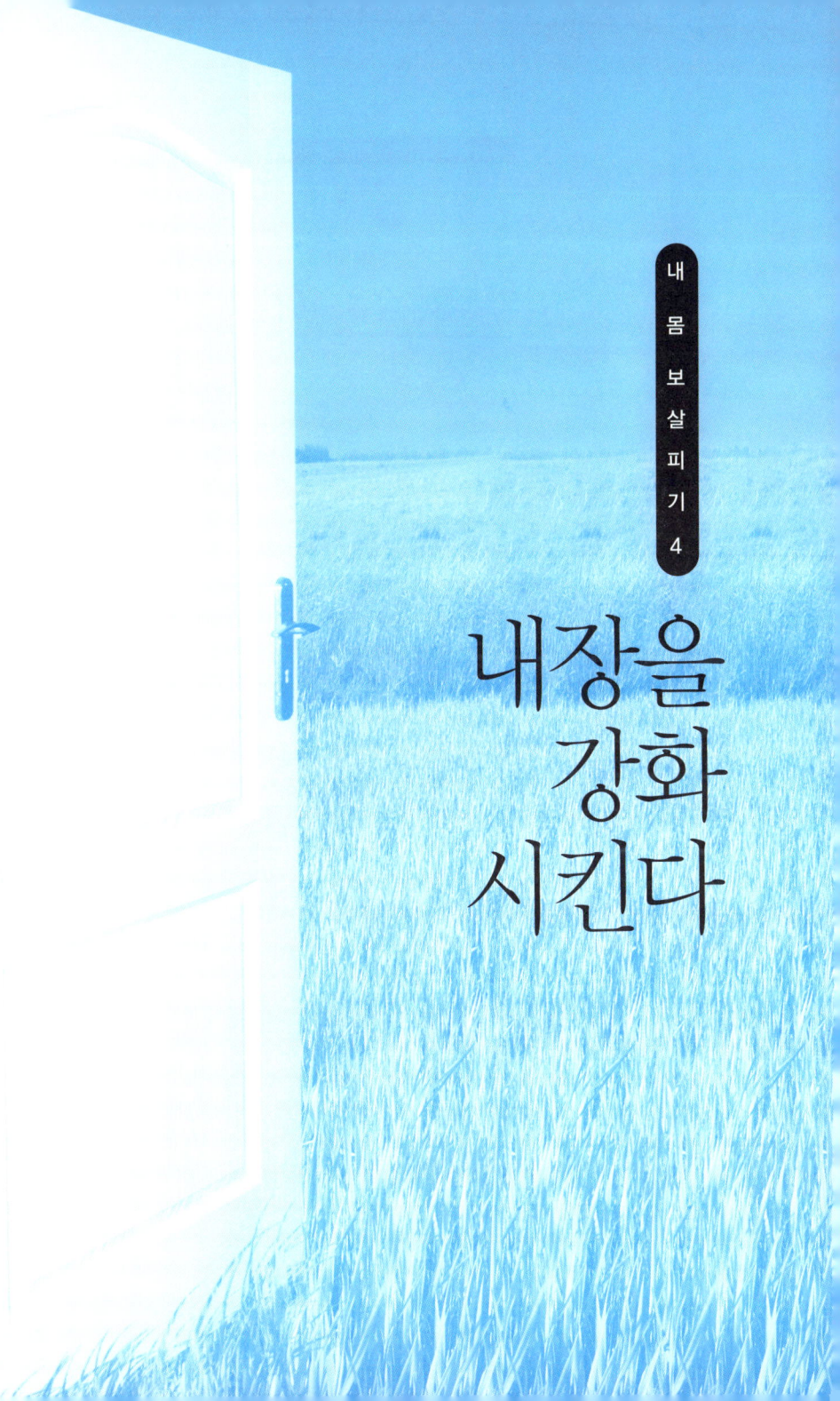

내
몸
보
살
피
기
4

내장을
강화
시킨다

위의 약해짐을 고친다

위하수라면 위가 축 늘어지고 그야말로 시원하지 않은 상태를 연상하는데 사실은 건강한 사람이라도 공복 때는 위가 축 늘어진다. 만성 위장병인 사람은 위를 자극하는 신경과 근육 활동이 약해서 충분한 분절운동(分節運動: 내용물을 소화액과 혼합시키는 운동)이나 연동운동(내용물을 장에 보내는 운동)을 하지 못하는 사람이다.

식사를 하면 늘 갑갑하고 구역질이 나는 것도 이 때문이다.

위의 자율신경은 가장 스트레스를 받기 쉽다. 정신적인 중노동과 불규칙한 생활, 불안과 불만 등의 이유로 그야말로 비즈니스맨의 50퍼센트가 위가 나쁘다는 만성 증세를 가지고 있고, 나머지 50퍼센트도 가끔 위의 컨디션이 나빠 쉬고 싶을 때가 있다고 호소하고 있음이 통계에도 나와 있다.

위를 자극하여 그 기능을 활발하게 하려면 〈다리 뻗쳐 올리기〉나 〈누웠다 일어나기〉(2-⑨) 운동법이 가장 효과적이다.

복근을 단련시키는 운동은 위에 대해 압박과 이완을 번갈아 주기 때문에 위의 신경과 근육이 기능을 회복한다.

위가 갑갑하다, 식욕이 없다, 가슴이 답답하다는 등의 증세를 고치고 건강체를 만드는 데 그 효과가 크다.

우리의 일상생활은 책상에 앉거나, 차를 운전하거나, 등을 굽혀 위를 약화시키는 일이 너무 많다. 매일 운동을 하느냐 하지 않느냐에 따라 같은 스트레스를 받아도 위에 미치는 영향은 크게 다르다.

4-① 다리 뻗쳐 올리기

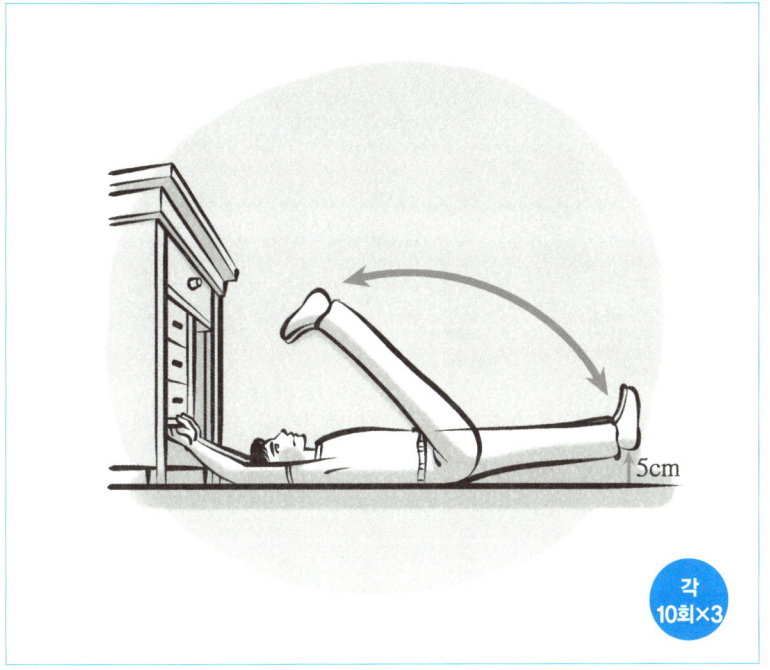

1. 방바닥에 눕는다. 두 팔을 머리 위에 얹고 양복장 끝이나 책상 다리 등을 붙잡고 있으면 좋다.
2. 두 다리를 붙이고 머리 위로 올린다.
3. 천천히 내리는데, 다리가 바닥에 닿으면 절대 안 된다. 5센티미터쯤 들고 있는 자세로 3초 동안 가만히 있는다.
* 다리를 내릴 때는 1센티미터, 1센티미터씩 천천히 의식하듯 내린다.

2

위가 쑤시는 것을 고친다

'3초와 15분의 차이'라는 말이 있다. 같은 양의 식사를 했을 때 몸의 컨디션이 좋거나 공복인 때는 겨우 3초로 소화시키고 마는 데 비해, 무슨 걱정거리가 있으면 소화액이 전혀 분비되지 않아 분해시키는 데 15분이나 걸린다는 실험이다.

특히 위는 예민하여 스트레스를 받기 쉽고, '음식물이 목에서 넘어가지 않는다', '위 속이 갑갑하고 아프다', '쿡쿡 쑤신다' 등의 통증을 일으키기 쉽다.

분주한 생활을 하거나 근심 걱정이 많은 사람, 또는 자기가 다하지 못한 책임을 빨리 완수하려고 스트레스를 받는 사람은 위궤양(위 속에 염증이 생기고 헌다)에 걸릴 확률이 아주 많다.

특히 최근에는 신경의 고민이 위의 신경을 자극하여, 위의 벽을 이루고 있는 불수의근(不隨意筋—平滑筋層)을 갑자기 수축시켜 경련을 일으켜 아플 때가 많다. 이것을 위경련(위신경증)이라고 한다.

아픈 것도 2, 3분간의 가벼운 경증에서부터 한두 시간이나 계속되기도 하여, 명치나 옆구리, 배꼽 위가 심하게 아프며, 더 심해지면 쇼크로 쓰러지는 일도 있다.

이러한 상태가 되면, 임파법으로 경련을 일으키고 있는 근육에 자극을 주어 발작을 멈추게 하고, 다음에는 위에 이어져 있는 손바닥, 등뼈, 양쪽의 근육을 차례차례로 마사지해 나가면 된다.

4-② 명치의 임파법

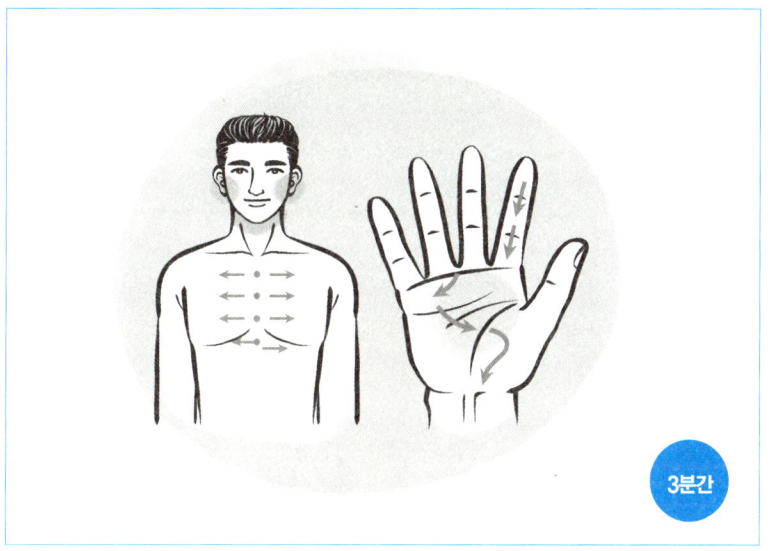

3분간

1. 명치에 오른손의 인지, 장지, 약지의 세 손가락을 대고 누른다.
2. 그대로 왼쪽으로 약 3센티미터쯤 근육을 쥐고 간다.
3. 반복해서 5번 한다.
4. 그 1센티미터 위를 같은 모양으로 5번 한다.
5. 역시 2센티미터, 3센티미터 위, 4센티미터 위를 5번 반복한다.
6. 왼손도 같은 방법으로 하면 된다.
7. 다 끝나면 손바닥으로 전체를 마사지한다.
* 대흉근을 손가락으로 꼭 쥘 것. 압통점은 정성들여 반복한다. 위의 그림같이 왼손의 엄지와 인지로 오른손을 마사지해도 좋다.

식욕부진을 고친다

식욕이 부진한 것을 고치는 방법은 많다.

여름을 타서 식사를 잘 못하는 사람은 레몬즙을 밥이나 두부, 야채, 생선 등에 쳐서 먹으면 좋다.

더울 때는 혈액의 대부분이 피부의 표면을 흘러 체열을 발산시키는 데 쓰이므로 위의 활동이 둔해진다.

만성 식욕부진은 복근운동을 하여 위장을 자극시키면 좋다. 몸을 트위스트시킴으로써 각도를 바꾼 진동이 위장에 전달되므로 위장의 근육운동이 활발해지고 또 소화효소의 분비가 촉진되므로 위장에 남아 있던 음식물이 빨리 소화된다.

등허리의 임파법도 효과가 있다. 뇌의 시상하부(視床下部)에 식욕 중추가 있고, 혈액 속의 영양소의 증감에 따라서 공복감이나 만복감을 느낀다.

식욕 중추는 흥분을 대뇌 가장자리에 전송하여 식행동(食行動)을 일으키는데, 이 중추는 복직근의 상부 등허리를 지배하는 신경과 관계하고 있으므로 이 근처에 근경직이 있을 때는 마비되기 쉽다.

과로나 수면 부족, 걱정거리나 불만 등 정신적으로 긴장했을 때는 흔히 식욕이 없어지는데, 이것은 식욕중추의 기능이 약화되어 있기 때문이다.

이럴 때는 〈트위스트 싯업〉과 같이 운동 범위가 큰 종목을 하여 신진대사를 촉진시키면 좋다. 기분전환, 스트레스의 해소 효과도 크므로 여러 가지로 좋다.

4-③ 트위스트 싯업

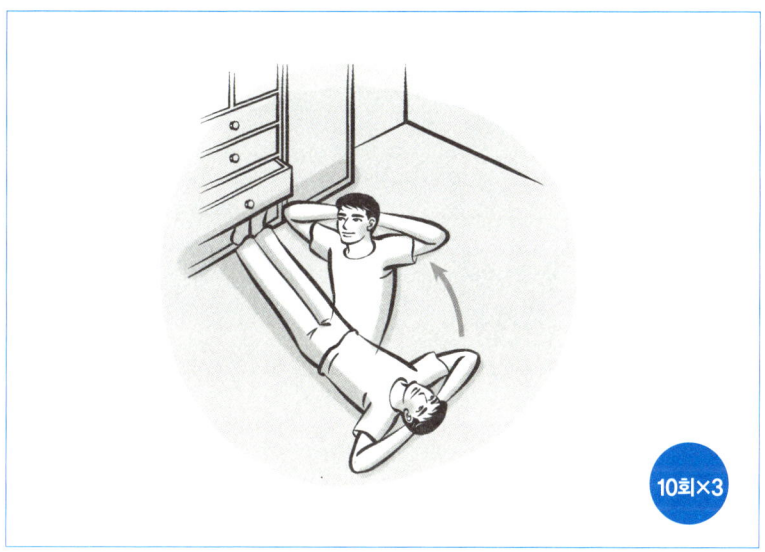

10회×3

1. 양복장 2단 째의 서랍을 약간 열고 발을 건다.
2. 머리 뒤에 손을 가져가 상체를 일으키는데, 이때 허리를 꼬며 옆으로 향해 일어선다.
3. 오른쪽으로 5번 한 후 같은 모양으로 왼쪽으로도 5번 비튼다.
4. 10번씩 세 번 반복한다.
* 몸을 본래의 자세로 돌릴 때는 천천히 1센티미터씩 의식하면서 한다.

간을 단련시킨다

간은 심장과 같이 뛰거나, 위와 같이 쿡쿡 쑤시거나 하지 않으므로 좀처럼 이상을 알 수 없다. 자각증세가 없으므로 의사가 진찰했을 때는 이미 병세가 악화되어 있는 일이 많다.

간의 작용은 유독물질의 분해, 알코올 분해에서 시작되어 담즙의 분비, 영양의 저장, 글리코겐의 생성과 처분, 요소, 요산의 생성, 혈구의 파괴 작용 등 대개 50종류 이상의 화학변화를 일으키고 있다.

따라서 간이 좋지 않으면 신체 전부가 뒤틀리는 결과를 초래하는 셈이다.

곧잘 콧등이 빨간 사람이나 손바닥이 복숭아 빛처럼 되어 있는 사람은 간이 망가져 있다고들 하는데, 자기 스스로 간단히 간의 상태를 조사하는 방법으로는 반듯이 누워 오른쪽 늑골 밑 부분을 손끝으로 눌러 보는 일이다.

이때 손끝에 자연스럽게 배가 눌리면 좋지만 아픔을 느끼든가 응어리가 있는 경우에는 간이 굳어져 있으므로 운동요법으로 유연성을 되찾도록 해주면 좋다.

이 요법은 상반신을 일으켜 주먹으로 두드리든가 쓰다듬으면 좋다. 그러나 이것보다 더 효과적인 방법에는 〈스트레이트 풀 오버〉가 있다.

이 운동은 횡격막을 움직임으로써 간의 신축성을 촉진시키고, 신선한 산소와 영양소를 보냄으로써 신진대사가 촉진되어 간 기능이 향상된다.

4-④ 스트레이트 풀 오버

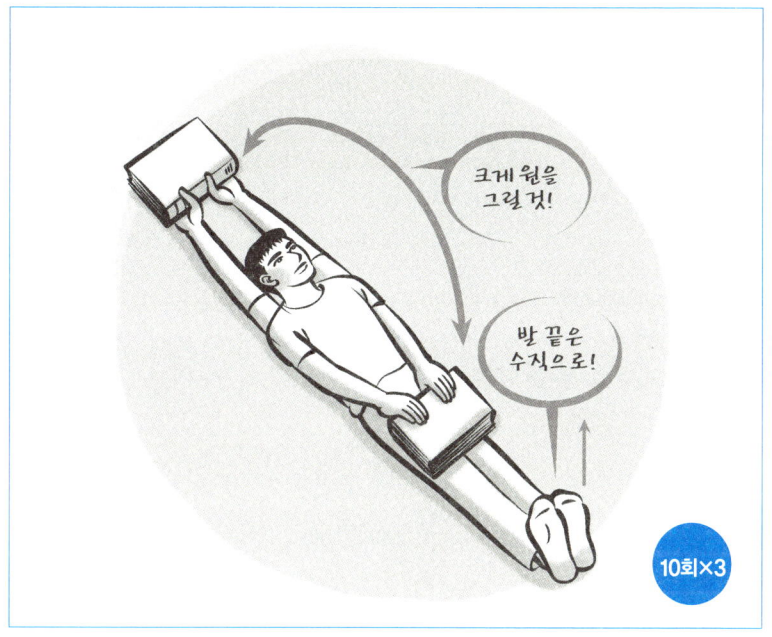

1. 방바닥에 일직선으로 눕는다(발바닥이 천정을 보는 기분으로 아킬레스건을 편다).
2. 약간 무거운 책을 두 손에 들고 되도록 큰 원을 그려 머리 위에서 배로 가져간다.
3. 숨은 위로 손이 갈 때 잔뜩 들이쉬고, 내릴 때 내쉰다.
* 손에 든 책은 방바닥이나 배 위에 놓지 말고 계속 들고 있는다. 손이 위로 갈 때,
  두 손등을 합치면 몸이 더욱 뻗어진다. 책상 위에 누워 머리에서 끝이 허공에 뜨면
  강도가 강해진다.

내장을 강화시킨다

심장병이나 신장병으로 고민하는 사람들이 많다.

이 장기(臟器)는 한 번 악해지면 치료가 힘들고, 장기 요양을 해야 하므로 가족의 부담도 매우 크다.

최근 미국에서 심장병 환자에게 자전거의 페달을 밟는 운동을 시켰더니 병세가 매우 좋아졌다는 보고가 있다. 이것은 적당한 발바닥의 자극이 내장에 좋은 영향을 준다는 하나의 좋은 예이다.

사람의 육체는 본래 자연적인 회복력을 갖고 있다.

그런데 현대 생활은 템포가 빨라 충분한 휴식 대신 주사와 약을 많이 써서 증세를 치료하려는 경향이 있다.

그러나 내장의 경우, 이 요법으로는 몸의 진정한 회복을 바랄 수 없다.

내장 기관은 평소에 자극을 주어 그 기능을 강화시켜 주는 것이 필요하다.

이 내장 강화의 트레이닝으로는 〈발뒤꿈치 올렸다 내리기〉가 아주 좋다.

이 운동은 자신의 발바닥을 자극할 수 있다는 것, 또 내장을 강화시키면서 아킬레스건을 강화시키고 다리를 날씬하게 만든다는 점에서 최고의 운동법이다.

4-⑤ 발뒤꿈치 올렸다 내리기

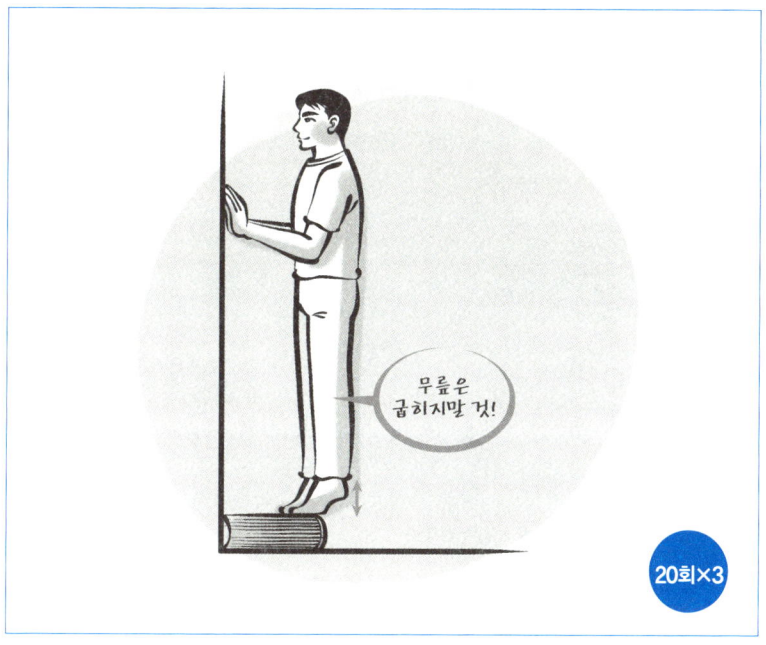

1. 벽 앞에 약간 높은 받침대(두께 3센티미터 정도의 책이라도 좋다)를 준비한다.
2. 두 손을 가볍게 벽에 대고 받침대 위에서 뒤꿈치를 올렸다 내렸다 한다.
3. 발끝만이 받침대에 걸리고 뒤꿈치와 함께 발의 절반은 밖으로 나간다.

* 무릎을 굽혀서는 안 된다.
* 되도록 발끝으로 꼿꼿이 선다.

장(臟)을 단련시킨다

"장이 과민한 탓인지 좀 찬 것을 마시든가 수영장에 가서 물에 들어가기 만 해도 컨디션이 나빠집니다."

그런가 하면 우유나 아이스크림은 물론 빵이나 케이크를 먹어도 설사를 하는 사람이 있다. 무슨 이유일까?

사람의 작은창자 내부는 미세한 주름 모양으로 되어 있어서 표면의 세포 하나하나에 20~30개의 솜털이 나 있다. 이들 요철(凹凸)의 겉면적을 합하 면 대강 200평방미터 가량 된다.

이만한 넓이가 있음으로써 아침, 낮, 저녁 때 먹은 식사를 소화시킬 수 있 는 것이다.

소화액 속의 효소는 작은창자를 통과하는 내용물에 의해 다시 더 가늘게 분해한다. 분해된 영양소는 거의 90퍼센트가 작은창자에서 흡수된다.

이 작용은 누구에게나 다 마찬가지다.

그러나 현실적으로는 장이 튼튼한 사람과 약한 사람과의 차이가 생긴다.

장이 약한 사람은 효소의 활동이 충분하지 않으며 내용물을 보내는 연동 운동이 약하다는 점에 그 원인이 있다.

이런 사람은 〈앞으로 발 뻗치기〉로 약화된 위와 장을 자극하여 복근을 강화시킴으로써 연동운동을 활발하게 하고 초조한 기분을 전환시켜 소화효소의 분비를 촉진시켜야 한다.

이것은 허리를 가늘게 하는 데도 도움이 된다.

4-⑥ 앞으로 발 뻗치기

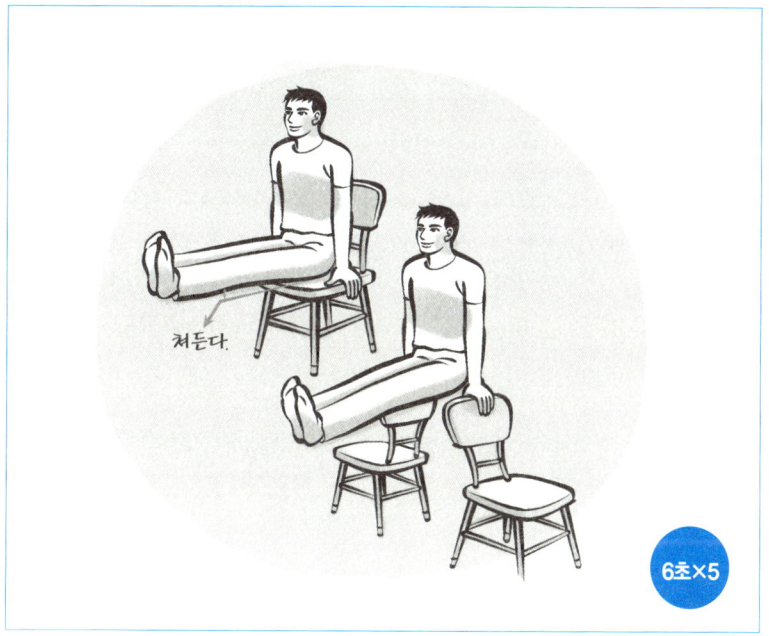

쳐든다.

6초×5

1. 두 개의 의자 사이에 서서 두 손으로 몸을 지탱한다.

2. 두 다리를 천천히 앞으로 올려 간다.

3. 직각이 되면 6초 동안 가만히 있는다.

4. 5번 반복한다.

* 두 팔을 펴고, 중심이 뒤로 가는 듯한 느낌이 좋다.

* 초심자는 의자에 앉아 다리를 뻗는 방법부터 시작하면 좋다.

변비를 고친다

자기가 먹은 것이 배출되기까지의 시간은 얼마나 걸릴까?

먹은 것에도 관계가 있겠지만, 그 시간은 평균 48시간이며, 설사할 때는 몇 시간밖에 안 걸리고 변비 때는 72시간, 즉 사흘 동안이나 머물러 있는다.

이렇게 되면 살갗에 부스럼이 생겨 배의 팽창감과 함께 기분이 상쾌해지지 않는다.

입부터 항문까지의 길이는 약 6m이다. 먹은 것은 식후 7, 8시간 내에 대장에 들어간다.

대장을 지나고 있는 동안 내용물에서 수분이 회수되어 더욱 굳어지는데, 변비는 배출되기까지의 시간이 너무 길어 횟수가 줄든가 너무 굳어서 배출이 곤란해진 것을 말한다.

변비의 원인으로는 빵, 버터, 생선, 두부, 감자 등 섬유질이 적은 것을 줄곧 먹어 생길 때와, 매일 제 시간에 배변하지 않든가 아니면 변을 참고 있음으로써 생기는 습관성 변비, 여행 등으로 환경이 바뀔 때 생기는 신경성 변비를 생각할 수 있다.

치질이나 위장이완, 자율신경 실조증 등의 병에 의해서 일어나는 경우도 있다.

변비를 막으려면 〈엎드려 두 발 올리기〉(9-⑫)로 복부를 자극하고 대장 근육의 연동작용을 도와주어야 하지만 직접 임파법으로 굳어진 배를 문질러 풀어 주면 좋다.

화장실에서 손가락을 등뼈 쪽으로 돌려 등의 중앙에서 미저골까지 자극하면 약 30초 사이로 변화를 느끼게 된다.

4-⑦ 하복부의 임파법

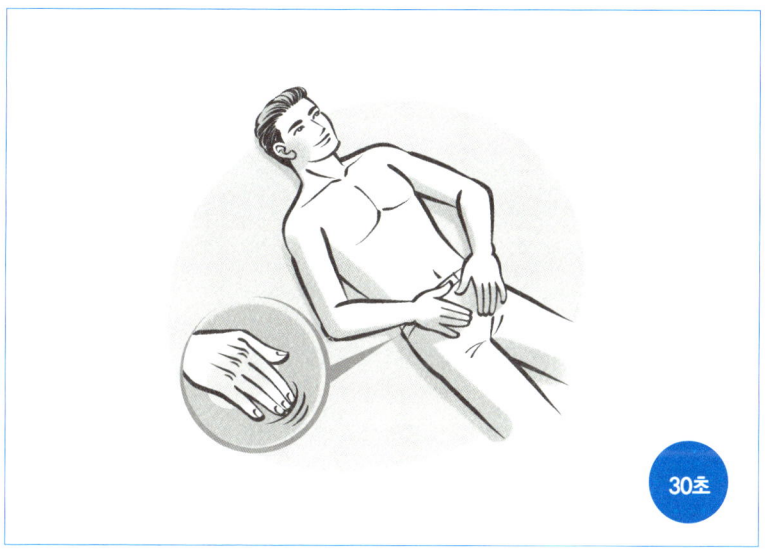

1. 손끝으로 경화부(硬化部)를 찾으면서 아래로 마사지한다.
2. 경화부는 손바닥으로 정성껏 잘 문질러 푼다.
* 손은 따스한 편이 좋다.
* 배 근육은 완전히 기운을 빼고 부드럽게 해 둔다.
* 무릎을 세워도 좋다.
* 선 채로 해도 좋다.

갑작스런 복통을 고친다

식사 후 곧바로 달리든가 하면 옆구리가 아파진다. 소화를 위해 쓰여져야 할 혈액이 근육 운동에 쓰여져 위장운동의 컨디션이 나빠지기 때문이다.

배꼽 주위가 아픈 것은 주로 소장에 원인이 있고, 하복부가 아픈 것은 대장에 그 원인이 있다.

아픔은 말초의 지각신경이 자극되어 뇌의 중추에 지각으로써 전달되었을 때 비로소 느껴지는데, 현장에서는 근육이 마비되어 있는 일이 많다. 위경련의 경우에도 위가 정말 경련을 일으키고 있는 것이 아니라 복직근이 경련하는 경우가 많다.

임파법 마사지는 경련의 원인으로 일어나는 복통에 모두 효과적이다. 복통을 일으키고 있는 사람은 누구나 옆으로 누워 아픈 부분에 손을 대지만, 이것은 본능적으로 근육의 긴장을 이완시키고 편하게 해주려는 동작이다.

변비나 설사도 장의 경련이 원인으로 생기는 일이 많으므로 임파법이 효과적이다.

'맹장이다' 하고 의사는 절개 수술을 곧잘 하지만, 실제로 맹장염을 일으키는 것은 50퍼센트 이하라고 한다.

맹장염인지 아닌지를 판정하는 기술이 발달됨에 따라 이 같은 경우는 없어졌지만, 임파법으로 아픔이 거짓말같이 사라지는 일이 많다.

그렇지만 정말 맹장염이나 식중독, 결석증, 복막염 등의 경우에는 그 원인을 규명하여 대책을 강구해야 한다.

4-⑧ 상복부의 임파법

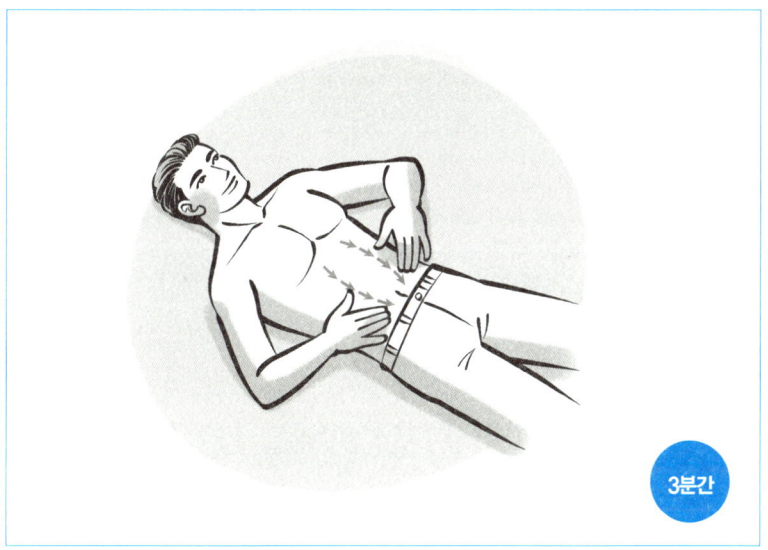

1. 몸을 눕히고 손으로 경화부를 찾으면서 마사지한다.
2. 경화부는 배꼽을 중심으로 상하 좌우에 분포돼 있어 산맥같이 솟아올라 단단한 경우가 있다.
3. 손끝으로 해서 아플 때는 손바닥으로 조금씩 푼다.
4. 이따금 배 전체를 손바닥으로 문지른다.

신장(腎臟)을 단련시킨다

신장은 횡격막 뒤의 등뼈를 중심으로 양쪽에 하나씩 콩 모양의 장기인데, 하루에 신장에서 처리되는 혈액은 어느 정도나 될까?

하루에 1.5톤의 혈액이 신장을 흘러 180리터(드럼통 하나)가 사구체(絲球體)로 여과된다.

체중보다 훨씬 많지 않나 하고 생각할지 모르나 혈액은 항상 돌고 있으므로 연 순환량을 계산하면 이런 숫자가 된다.

대단한 부담이 신장에 달려 있음을 알 수 있다.

혈액 속에서 필요한 혈장 성분을 회수하고, 불필요한 요소, 요산, 염류, 암모니아 등을 오줌으로 방출한다. 오줌의 양은 성인 남자가 약 1,500cc, 여과되는 양의 99퍼센트 이상이 체내에서 흡수된다.

신장기능이 나빠지면 오줌이 적어지고 단백질이나 적혈구가 오줌으로 나온다. 얼굴이 붓고 혈압이 높아지며, 피로해지는 등의 증세가 있다.

신장 기능을 지배하는 신경총(神經叢)이 허리의 선골부에 집합해 있기 때문에 요추를 교정하는 운동법이 신장 강화에 효과적이다.

〈다리 벌리기〉를 엎드려서 하면 하부 고유 배근의 선극근, 특히 요조근을 자극시킨다.

반듯이 누워서 하면 내전근과 박근을 자극시킨다. 어느 경우나 신장의 자율신경의 조정에 효과가 크다.

4-⑨ 다리 벌리기

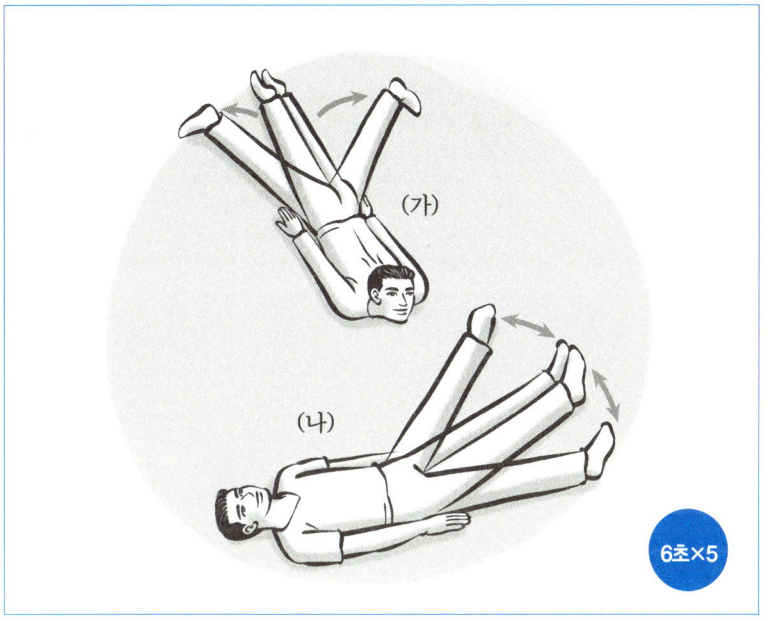

(가)

(나)

6초×5

가) 플론 레그 스플릿

1. 엎드려 누워서 발을 벌리며 위로 일으킨다.
2. 다리를 완전히 벌린 자세로 6초 동안 가만히 있는다.

나) 라잉 레그 스플릿

1. 반듯이 누워 두 다리를 든 상태로 두 넓적다리를 여닫는다.
2. 개폐를 10번 반복한다.

* 두 다리를 되도록 크게 벌릴 것.

당뇨병을 고친다

당뇨병 환자가 늘어나고 있다.

대부분의 당뇨병은 자칫 성불능이 되기 쉽다. 그래서 중년남성이 성불능을 호소하게 되면 일단 당뇨 검사를 해 보는 게 좋다고 의사들은 권한다.

이 당뇨병이 무서운 것은 일생을 두고 낫기 힘든 병이란 점과, 당이 중성지방으로 변화하여 혈관에 침전된 결과 합병증이라 하여 고혈압과 뇌졸중, 심근경색 등의 성인병을 만드는 데 있다.

당뇨병의 원인으로는 첫째로 운동 부족과 영양 과잉에 의해 일어나는 것, 둘째로 정신적인 과로나 스트레스에 의한 호르몬 분비의 이상에 의한 것, 셋째로 선천적으로 췌장에 결함이 있을 때를 생각할 수 있다.

그 증세로는 목이 마르다, 오줌이 자주 누고 싶다, 성관계가 전연 안 된다는 예가 압도적으로 많다.

어느 병원에서나 식사를 엄격하게 조절하는 것 외에도 운동요법을 권장하고 있다. 운동은 칼로리를 소모하고, 너무 살찐 체중을 줄이기 위해 좋으며, 때로는 약 등을 전혀 쓰지 않고 회복되는 것도 가능하기 때문이다.

우선 식사요법과 운동요법으로 표준체중을 유지해야 한다. 특히 〈가슴 밀기〉를 주로 하여 운동법을 즐기면서 하는 연구가 필요하다.

4-⑩ 가슴 밀기

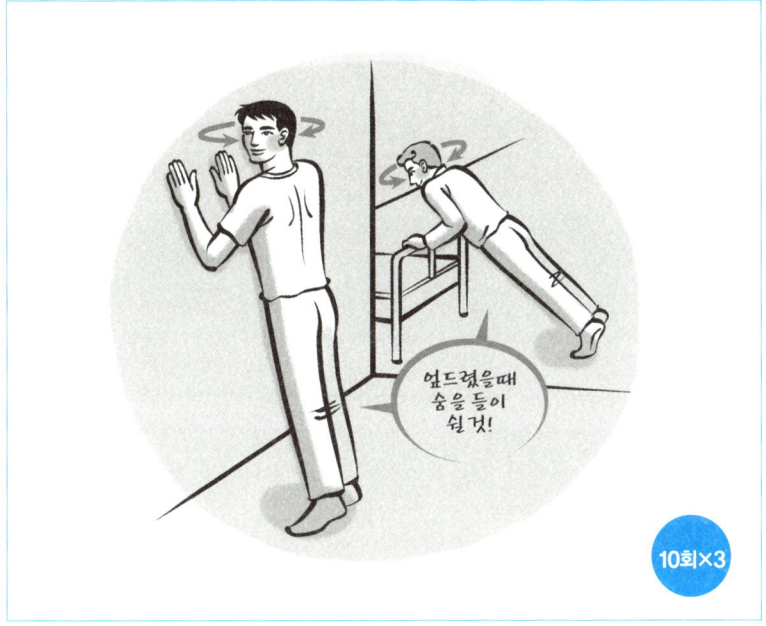

엎드렸을때
숨을 들이
쉴것!

10회×3

1. 벽이나 침대 끝에 손을 얹는다.

2. 50센티미터쯤 다리를 뒤로 내린다.

3. 팔을 굽히고 가슴을 벽이나 침대 끝에 댄다.

4. 얼굴은 처음 5번은 왼쪽으로, 그 다음 5번은 오른쪽으로 돌린다.

5. 잠깐 쉬고 30번 반복한다.

* 엎드렸을 때는 잔뜩 숨을 들이마신다. 방바닥에서 해도 좋고, 한쪽 다리를 들고 해
   도 좋다.

심장을 튼튼하게 만든다

만약 70년간 산다고 한다면 자신의 심장이 몇 번이나 박동하는지 상상해 봤는가? 사람이 70세까지 살면 자그마치 약 25억 회나 진동한다고 한다.

심장은 한 번의 수축에서 50~80cc, 1분간에 3~5리터, 심한 운동을 했을 때는 그 10배의 양이나 송혈(送血)할 수 있어 24시간에 900리터의 혈액을 순환시키고 있다.

'심장이 약하면 즐거움이 반감된다' 고들 말하는데, 확실히 그렇다고 생각한다.

복잡한 출퇴근 시간, 매일 계단을 오르내리기, 사고 때 일어나는 쇼크 등 잠깐 동안 생각하기만 해도 심장이 약한 사람의 고생은 말이 아니다. 더구나 지금까지 심장은 가장 단련하기 힘든 장기로 인정되어 왔다.

그렇다면 심장을 단련시키려면 어떤 운동이 효과적일까?

간단히 말하면, 산소를 많이 요구하는 운동, 즉 근육 부분으로는 대흉근, 광배근, 대퇴근 등 볼륨이 큰 근육을 발달시키는 운동이 좋다.

그 중에서도 〈턱걸이〉는 심장의 관동맥의 활동을 활발하게 하여 영양소와 산소의 순환을 좋게 하고 심장근육의 신진대사를 좋게 하는 최고의 운동법이다.

4-⑪ 턱걸이

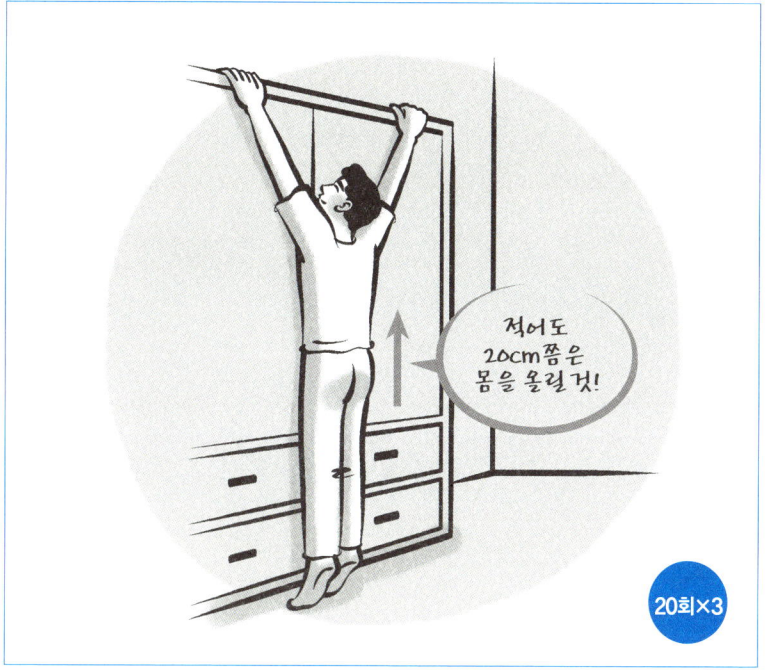

적어도 20cm쯤은 몸을 올릴 것!

20회×3

1. 장롱이나 철봉에 넓게 손을 댄다.

2. 매달릴 듯이 체중을 건다.

3. 팔에 힘을 주고 몸을 올린다.

4. 발은 바닥에 닿거나 닿지 않거나 상관없지만, 되도록 팔에 힘을 준다(발이 뜨면 더욱 좋다).

5. 몸을 약 50센티미터 위로 올리면 좋다.

* 발을 밑으로 내렸을 때 발에 힘을 주지 말고 축 늘어지듯이 할 것. 철봉이나 링에 의한 매달림도 같은 효과가 있다. 장롱에 대해 등을 돌리고 해도 좋다.

협심증(狹心症)을 고친다

협심증이나 심장판막증, 심장비대증, 부정맥(不整脈), 고혈압, 극도의 비만증, 혈당치가 변동하기 쉬운 당뇨병 환자나 폐질환이 있는 사람은 운동하는 것을 금지시키고 있다.

특히 협심증이 있는 사람은 철저히 못하게 한다. 그러나 이러한 사람들이야말로 적당한 운동으로 병을 회복시키도록 해야 한다.

협심증은 심장의 근육을 기르고 있는 관상동맥에 장애가 있기 때문에 심근에 산소나 영양 공급이 나빠져 심장에 발작적인 통증을 일으키는 것이다.

급격한 기온의 변화, 급격한 운동, 정신적인 쇼크, 과식, 지나친 흡연 등이 원인이 되어 일어나는데, 몸에 갑작스런 자극을 주지 않기 위해서도 서서히 트레이닝해 두는 것이 바람직하다.

심장병 환자가 특히 주의하지 않으면 안 될 것은 과식과 장시간의 전굴(前屈: 정상보다 많이 앞으로 굽은 상태) 자세이다. 과식은 내장 자체에 부담을 주고 그것이 원인으로 생기는 동맥경화나 변비가 악영향을 끼친다.

또 심장을 보호하기 위한 전굴 자세는 목과 어깨에 응어리를 만들어 이 압박감이 호흡을 어렵게 만드는 것이다.

이 응어리를 풀려면 목과 흉부의 임파법이 효과적이며, 경부(硬部)의 심장 지배 신경의 이상을 고치는 것이 협심증의 회복에 효과적이라고 한다.

4-⑫ 목의 임파법

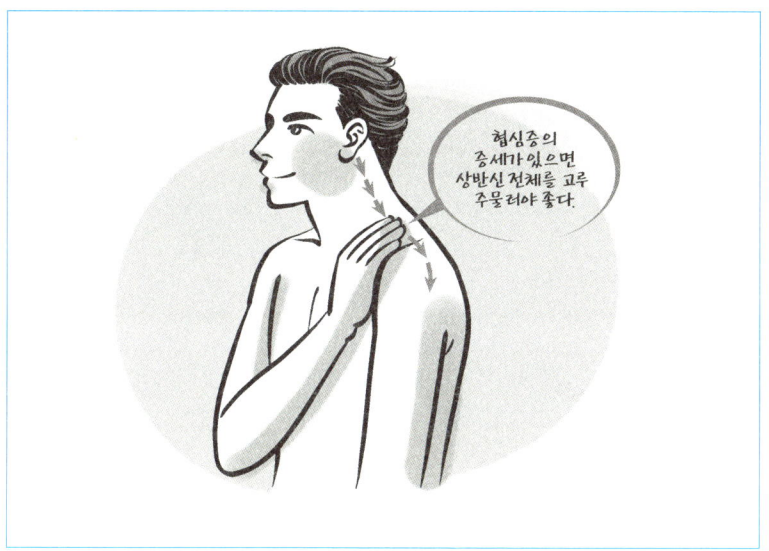

1. 후두부에서 목 밑을 향하여 엄지로 정성껏 마사지한다.
2. 특히 목 뒤쪽이 굳어져 있다.
3. 어깨, 가슴을 같은 모양으로 촉진시키면서 마사지한다.
4. 등에서 견갑골을 같은 방법으로 한다.
* 협심증이 있는 사람은 호흡이 곤란해지는 일이 많으므로 천식의 경우와 같이 상반
  신 전체를 풀어 간다.

고혈압을 고친다

미국의 조셉 마스트로 파울로 박사의 연구에 의하면, 가벼운 운동은 혈압을 내리는데 별 도움이 안 되지만, 활발한 트레이닝은 혈압을 저하시키고 안정된 혈압을 유지시킨다고 한다.

브루노 볼키 박사도 같은 보고를 하고 있다. 실험자는 53세의 남성, 최고 혈압 181, 최저 혈압 110이며, 약 3년간 치료했으나 효과가 없었다고 한다. 이 환자에게 3개월의 트레이닝 계획서를 주어 그 경과를 관찰했다. 그 결과 근작업 능력(筋作業能力)을 증가시키고 혈압은 140~90으로 내려간 것이다.

고혈압을 원인별로 보면 신장병이나 동맥경화증에 의한 경우와 정신적인 불안정에서 오는 본태성 고혈압의 경우가 있어 병세에 따라 신중한 판단이 필요하며, 미국의 두 박사의 보고와 같이 트레이너의 관리 아래 운동을 시작하면 좋은 결과를 얻을 수 있다.

우선, 손발의 말초를 임파법 마사지로 잘 풀고, 어깨의 트레이닝 〈뒤로 팔 내리기〉를 한다. 약간 무거운 책을 쥐고 목 뒤로 내린다. 10번씩 3번 반복하면 뭔가 좀 가벼워진 것 같은 느낌이 든다. 이어 〈팔 뻗치기〉, 〈구부리기〉 등 2장에서 설명한 운동을 한다. 적당한 운동은 혈관을 싱싱하게 하고 탄력을 다시 찾는 계기가 된다.

운동부족이 오히려 눈사람 모양으로 동맥경화를 만든다고 생각하면 될 것이다. 〈뒤로 팔 내리기〉를 하면 어깨 결림이 낫고 피로가 가시며 어깨가 넓어지기도 한다.

4-⑬ 뒤로 팔 내리기

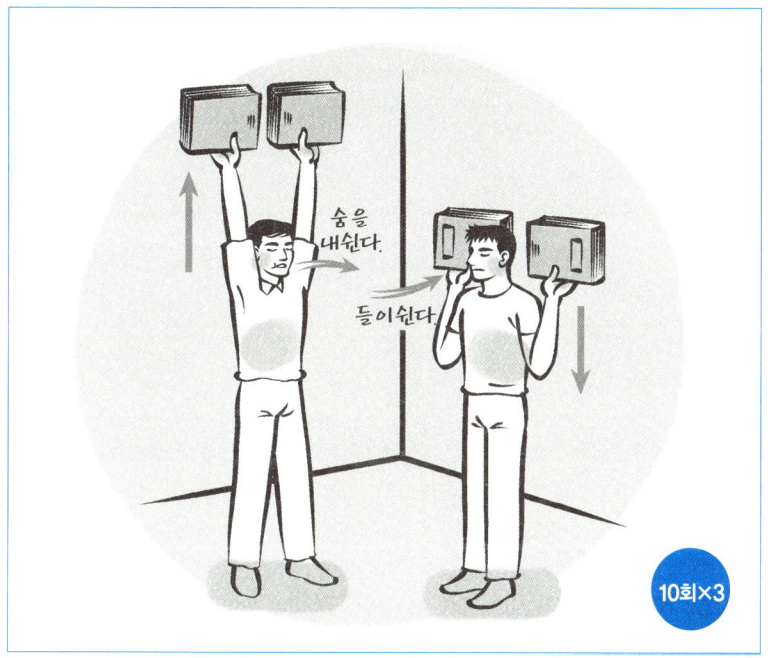

숨을 내쉰다.

들이쉰다.

10회×3

1. 어깨 넓이만큼 두 발을 벌리고 선다.

2. 약간 무거운 것(책 같은 것)을 양손에 들고 높이 들어 올린다.

3. 팔을 굽히고 목 뒤의 어깨의 위치로 책을 내려놓는다.

4. 내렸을 때 손바닥은 되도록 바깥쪽으로 돌린다.

* 팔을 올렸을 때 숨을 내쉬고, 내렸을 때 잔뜩 들이마신다.

빈혈을 고친다

빈혈증이 있는 사람은 감기에 걸리기 쉽고 곧 피로해지며 정력에도 약하다는 통계가 나와 있다.

혈액을 검사하여 적혈구 수가 1cc 중 500만 이하, 혈색소 100cc 중 13그램 이하라는 숫자가 나오면 빈혈로 판정되는데, 빈혈의 원인은 산소를 나르는 역할을 하는 적혈구나 혈색소가 부족한 진성 빈혈증과, 적혈구는 존재해도 혈액이 많이 돌지 않기 때문에 생기는 뇌빈혈의 두 가지를 생각할 수 있다.

어느 경우에나 몸이 요구하는 만큼의 산소가 공급되지 않기 때문에 피로하기 쉽고 스태미나가 떨어지는 것이다.

빈혈을 예방하려면 식사 때 적혈구의 성분과 단백질을 하루 70그램 이상 섭취하고, 혈색소를 만드는 철의 함유량이 높은 간, 굴, 당근, 잣, 생선 등을 먹을 것, 빈혈 방지 비타민인 비타민, 엽산(葉酸)이 많은 간, 효모, 시금치 등을 먹는 것이 중요하다.

빈혈이 무서운 것은 현기증이나 어지럼증, 귀가 윙윙거리는 현상이 일어나 위험한 장소에서도 쓰러지고 만다는 데 있다.

이것을 막기 위해서는 가벼운 운동으로 신진대사를 높이면 효과가 크다.

또 긴급할 때는 목 뒤를 마사지하면 혈액순환이 좋아지고, 머리에 신선한 혈액이 보내져서 빈혈이 회복될 수 있다.

4-⑭ 귀 뒤의 마사지

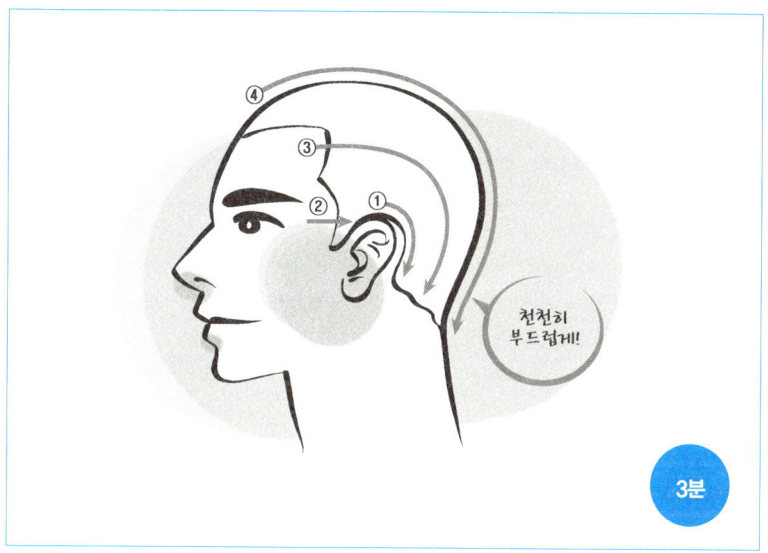

천천히
부드럽게!

3분

1. 귀 뒤에서 귓불 뒤까지 중지로 눌러 간다.

2. 눈 끝에서 관자놀이로 같은 모양으로 누른다.

3. 이마 중앙에서 뒷머리 끝까지 같은 모양으로 누른다.

4. 머리의 중심점을 같은 식으로 누른다.

5. 좌우 같은 식으로 반복한다.

6. 목을 마사지한다.

* 너무 세게 누르지 말 것. 각각 4, 5초씩 천천히 할 것.

* 압통점(壓痛點)이 있는 데는 마사지로 잘 푼다.

* 1~6의 순서로 임파법을 행해도 좋다.

튼튼한 폐를 만든다

아이들이 하품을 하면 부모나 선생님들 중에 화를 내는 사람이 있는데, 어린이가 하품을 하는 원인을 알면 야단치지 못할 것이다.

사람의 몸은 탄산가스의 농도가 어느 일정량 이상이 되면 턱의 근육에 있는 근방추(筋紡錘)라는 감각기가 자극되어 연수(延髓)의 호흡중추에 전달된다.

그래서 '하품을 하여 가스를 교환하라' 는 지시가 근육에 전해지게 되어 있다.

하품은 신선한 산소를 구하는 몸의 요구인데, 단번에 토해내는 공기의 양은 400~500cc이며, 아무리 깊은 호흡해도 일정량의 공기가 폐에 남는다. 이것을 잔기(殘氣)라고 부르는데 이 잔기가 적으면 적을수록 신선한 산소가 체내에 공급된다.

스포츠가 몸에 좋은 이유 중 한 가지는 이 잔기를 대량으로 토해 낼 수 있는 점에 있다. 그러나 운동을 하지 않더라도 대부분의 잔기를 완전히 토해내고 폐활량을 크게 하는 방법이 〈숨쉬기〉이다.

이 호흡법의 특징은 깊이 길게 숨을 내쉬는 데 있는데, 이 호흡법을 마스터하는 것만으로 폐활량이 4,000~5,000cc로 오르게 된다.

게다가 이 호흡은 내장 각부에 좋은 자극을 주며, 특히 위에는 효과적이므로 위가 약한 사람은 아침을 택해 신선한 공기를 마시는 이 호흡법을 계속하면 눈에 띄게 위가 튼튼해진다.

4-⑮ 숨쉬기

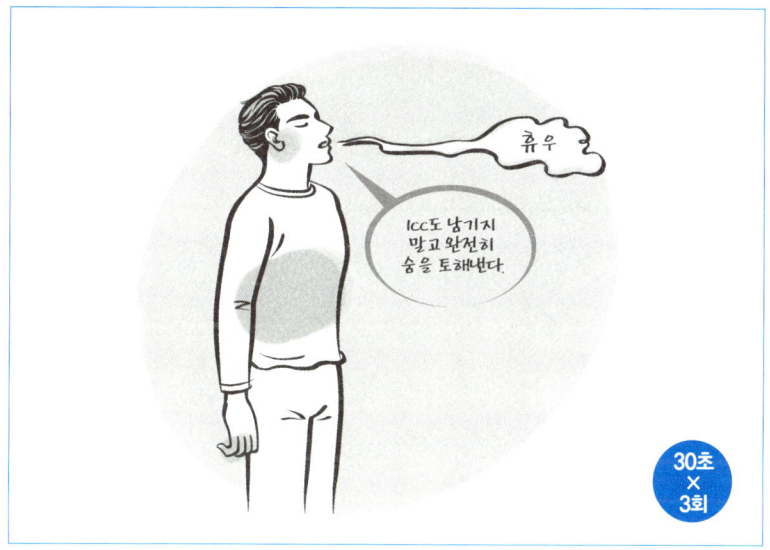

1. 가슴 가득히 공기를 들이마신다.
2. 전전히 내쉰다.
3. 15초가 지나면, 또 내쉰다. 배를 오므리고 등에 붙이는 느낌이 들도록 한다.
4. 다시 5초간 내쉰다. 5초 동안 들이마신다.
5. 반복해서 세 번 한다.
* 도중에서 내쉬는 것을 멈춰서는 안 된다.
* 1cc도 남김없이 완전히 내쉰다.

천식을 해소시킨다

천식은 고된 것이다. 가래가 나올 듯하면서 나오지 않고 숨이 막혀 버리는 것이 아닌가 여겨질 정도이다.

천식의 원인은 공기 속의 오염물질이나 꽃가루, 털, 식품, 약품 등 뭔가 특별한 물질에 대한 과민증이 있어 그것이 몸에 작용하면 히스타민이라는 물질이 생겨 기관지로 가는 부교감신경을 자극하여 그 결과 기관지의 근육이 경련하고 발작을 일으킨다.

천식도 며칠 내로 끝나는 경우도 있고, 심하면 한 달 이상 계속될 때도 있다.

낮에는 아무렇지도 않지만 밤이 되면 괴로워하는 사람이 많다. 이것은 부교감신경이 밤에 많이 활동하기 때문이다.

천식의 예방으로는 감기가 원인이므로 감기에 걸리지 않도록 하고, 심신의 과로를 피하고 체력을 길러야 한다.

또 동물을 기르는 사람은 동물의 털, 취기(臭氣) 등으로도 일어날 수 있으므로 주의해야 한다.

천식의 발작이 일어났을 때는 근육이 굳어지고, 호흡을 해도 충분히 근육이 이동하지 않으며 호흡의 차가 적어진다. 그래서 괴롭고 가쁘게 숨을 쉬게 된다.

또한 반복으로 호흡중추와 그에 이어지는 신경이 마비된다. 이에 대한 요법으로는 〈기관지의 임파법〉을 취해 근육의 경화를 제거해 주는 것이 좋다. 그렇게 함으로써 호흡이 편해지고 기분이 안정된다.

4-⑯ 기관지의 임파법

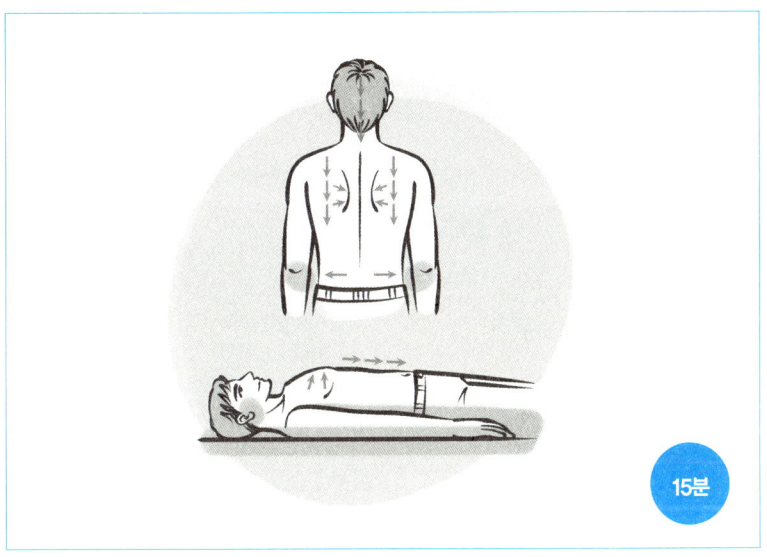

15분

1. 후두부에서 목에 길친 경화 부분을 풀어 준다.
2. 어깨에서 등까지의 경화를 풀어 주며, 특히 견갑골 부분을 정성껏 마사지한다.
3. 허리의 경화를 풀어 준다.
4. 반듯이 누워 가슴의 경화를 풀어 준다.
5. 명치에서 배까지의 경화를 풀어 준다.
* 손바닥으로 부드럽게 한다.
* 가볍게 마찰한다.

감기를 몰아낸다

최근의 감기는 신형 바이러스가 많다. 그런 만큼 이미 있는 감기약을 먹어도 별로 효과가 없는 경우가 많다. 몸의 컨디션이 좋으면 감기에 걸려도 하루만 누워 있으면 나아지지만, 체력도 떨어지고 몹시 피로해 있는 현대인에게는 감기가 큰 적이다.

왜 감기에 걸리는가? 그것은 외기의 사소한 추위나 냉기, 습기 등에 몸이 적응하지 못하고 스트레스 증세를 일으키기 때문이다. 흔히 감기에 걸리면 목욕이나 트레이닝으로 땀을 흘리면 낫는다고들 하지만 경우에 따라 다르다.

감기가 심할 때는 트레이닝 중에도 땀이 나지 않고 몸이 피로해지기만 할 뿐이다.

이 바이러스가 처음에 들어오는 것이 기관지 위쪽이다. 기침이 나오는 것은 이물(異物)을 내쫓는 배설작용이며, 열이 나는 것은 침입한 세균에 대항하기 위해 체내의 화학반응이 촉진되는 결과이다.

〈대흉근의 임파법〉은 기관지로부터 폐에 걸쳐서의 혈액과 임파액의 흐름을 촉진시키고 신진대사를 활발하게 한다.

이 때문에 폐의 기능이 높아지고 스트레스에 대항하는 기능이 왕성해지며, 그 외에도 직접적인 진동이 기관지에 흡착한 이물을 배제하는 데 효과가 있다.

4-⑰ 대흉근의 임파법

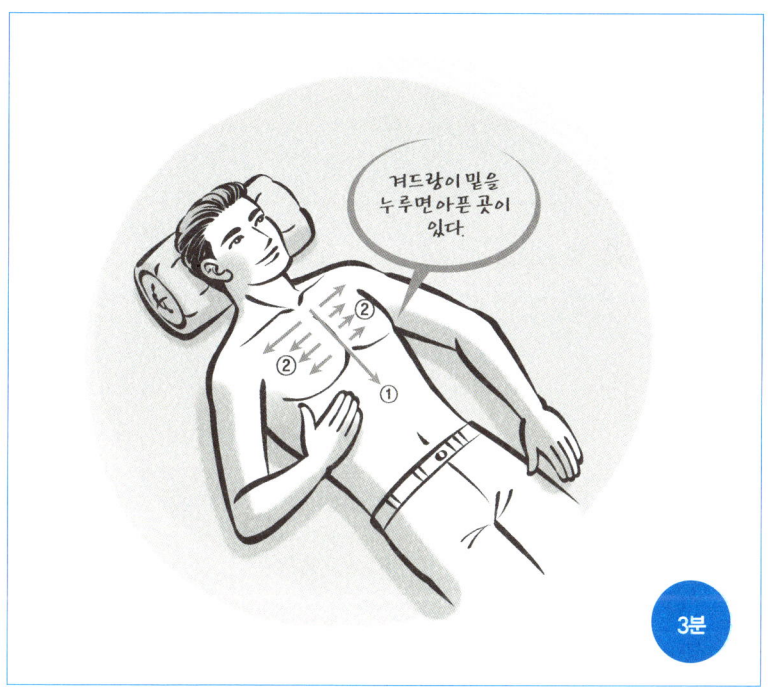

1. 누워서 대흉근에 힘을 꾹 준다. 6초 동안 두 번 반복한다.
2. ①의 방향으로 오른손 중지, 약지, 인지로 마사지해 간다.
3. ②의 방향으로 같은 방법으로 마사지한다.
4. 대흉근 위쪽을 마사지한다. 이 부분에 압통점이 있으므로 충분히 풀어 준다.
5. 대흉근을 안쪽에서 바깥쪽으로 마사지한다.
* 근육을 손가락으로 꽉 쥘 것
* 마사지가 끝나면 가볍게 손바닥으로 문질러 준다.

코막힘을 고친다

코가 막혔을 때는 답답하고 머리가 무겁고 아무 일도 하고 싶은 생각이 나지 않는다. 기억력이 나빠지는 수도 있다.

그것은 사람이 생활하는 데 필요한 산소가 부족하기 때문이다.

코의 구조는 의외로 복잡하여 몇 가지 뼈가 연결되어 기관지와 입, 눈, 귀로 서로 통로를 이루고 있다.

뼈의 여기저기에 굴이 있어 염증을 일으켰을 때는 고름이 차기 쉽다. 콧구멍은 두 개가 있어 내부에도 세로로 된 칸막이에 의해 좌우 두 개의 유통경로가 있는 것은 자연의 조화라고는 해도 교묘한 안전장치라고 할 수 있다.

코의 역할은 공기를 따뜻하게 하고, 알맞은 온도와 습도로 만들어 폐로 보내는 일, 공기 속의 먼지나 세균류를 섬모(纖毛)나 점액으로 포획하여 코딱지나 코와 함께 체외로 배출시키는 데 있다. 하루에 코에서 증발되는 수분은 약 1,000cc라고 한다.

코가 막힐 때는 코 주위를 압박하는 것 외에 머리 뒤쪽의 임파법이 효과가 있다.

발의 바깥 복사뼈나 정강이의 근경직(筋硬直)도 관계가 깊다. 코를 지배하는 신경과 동위(同位)에 있기 때문이다.

감기가 원인인 경우에는 대흉근과 명치의 임파법이 잘 듣는다. 코의 점막이 민감해져서 코가 흐르기 쉽게 된 것을 고치기 때문이다.

4-⑱ 후두부의 임파법

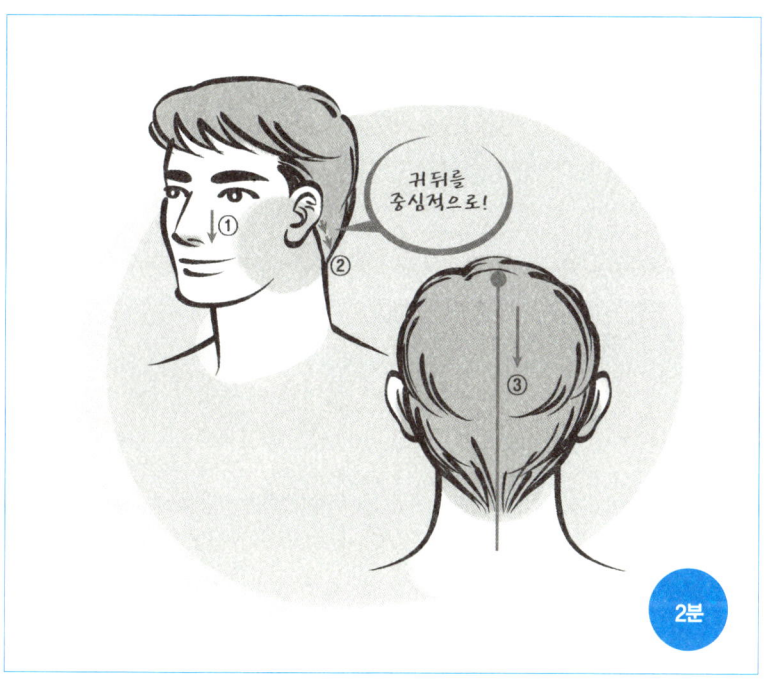

1. 양손의 인지와 중지로 코의 양측을 위로부터 밑으로 밀어낸다.
2. 귀 뒤를 머리털이 난 자리를 따라 마사지한다.
3. 뇌천(腦天)으로부터 똑바로 목덜미 쪽으로 마사지한다.
* 귀 뒤를 중점적으로 할 것.

치질의 통증을 없앤다

치질에 걸리면 매우 아프며, 특히 배변 시에는 찢어질 듯이 아프다. 치질은 항문 주변 정맥의 흐름이 나빠지는 데 그 원인이 있다.

정맥에는 역류 방지판이 붙어 있어, 이를테면 팔뚝의 혈관을 손가락으로 누르면 여기저기 부풀어 오른다. 이것을 정맥류라고 하는데, 항문에 정맥류가 생기면 염증이나 탈항을 일으키기 쉽다.

염증을 일으켜 부어오르는 것을 치핵, 항문 안쪽 피부가 밖으로 튀어나온 것을 탈항, 항문 주위에 파열 현상이 생겨 여기서 분비물이나 고름이 줄줄 흘러나오는 것을 치루하고 말한다.

치핵과 탈항은 어렵지 않게 고칠 수 있지만 치루는 의사와 의논하는 편이 좋다. 치질은 여성에게 많은데, 임신했을 때 하복부에 힘을 주어 나오기 때문이다.

운전사나 비즈니스맨 등 계속 앉아서 일하는 사람은 일하다가 이따금 일어서서 둔부의 혈액 흐름을 원활히 해야 한다.

다음과 같은 주의는 치질을 예방하는 데 효과가 있다. 운동 후 땀을 잘 닦아 내고 젖은 채 오랫동안 있지 말 것, 변비를 피할 것, 과음은 정맥이 되돌아오는 간장에 부담을 주므로 조심할 것, 목욕을 자주 하여 항문 주위를 깨끗이 할 것 등이다.

　치질에 걸렸을 때는 머리 맨 위에서부터 항문에 걸쳐서의 마사지가 아픔을 완화시킨다. 신맥선(腎脈線)이라 해서 정맥의 흐름을 지배하는 신강계의 작용을 강화시키기 때문이다.

4-⑲ 항문의 임파법

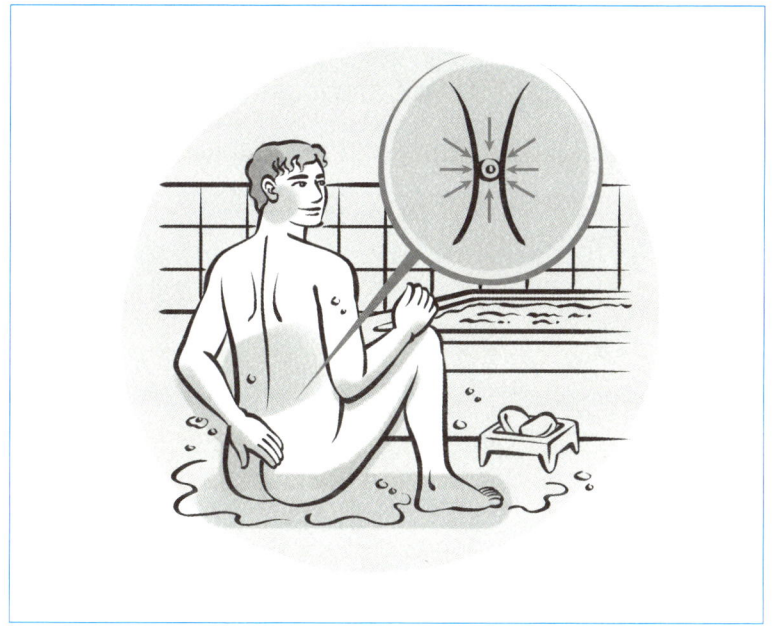

1. 머리의 뇌천으로부터 항문으로 이어지는 일직선을 등을 따라 마사지한다.
2. 특히 뇌천과 항문 주위를 열심히 한다.
* 항문은 바깥쪽으로부터 안쪽으로 향해 마사지한다.

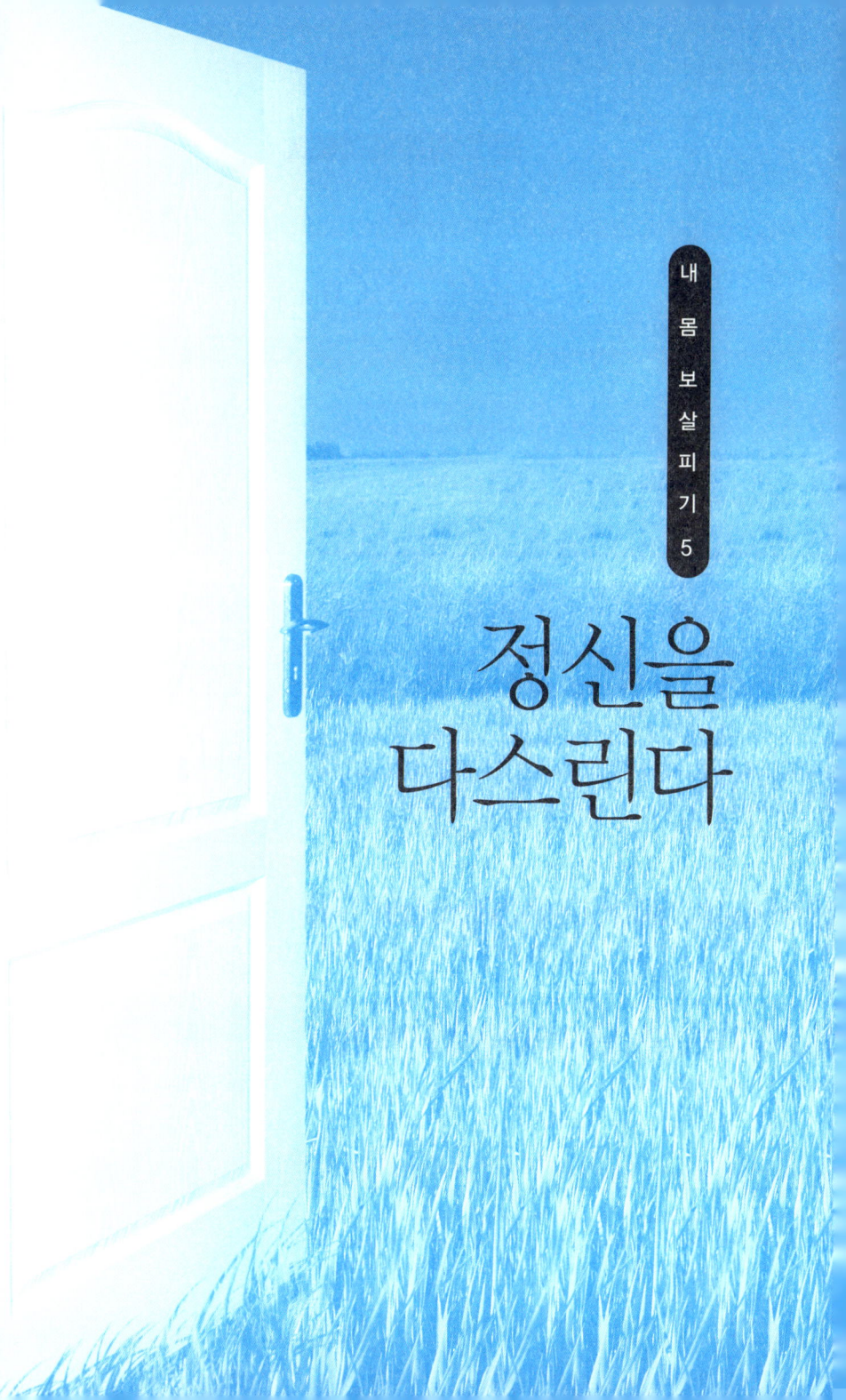

내
몸
보
살
피
기
5

정신을
다스린다

기력을 솟게 한다

어쩐지 기분이 나지 않는다거나 아무리 해보아도 의욕이 나지 않는다, 책상에 마주 앉아도 맥이 빠지듯 멍해진다 등은 샐러리맨이라면 한 번쯤 겪어본 일이다.

정신과 육체가 밀접한 관련이 있는 것은 당연하지만, 기분이 나지 않는다든가 맥이 풀린다든가 하는 것은 몸의 컨디션이 좋지 않을 때이다. 그때는 마음도 산란해지고 목소리도 작아진다.

사물에 대해 적극적이 될 수 없는 원인은 체력의 쇠퇴에 있으므로 체력의 쇠퇴를 극복하는 방법을 취하면 되는 것이다. 그러나 쇠퇴한 체력을 회복시키는 데만 급급한 운동은 악순환만 가져올 뿐이다.

기운이 없을 때를 잘 관찰해 보면 고개를 숙이고 자세가 앞으로 굳어져 있다. 이 때문에 공기가 잘 순환되지 않고 호흡량도 적어진다. 신선한 공기가 순조롭게 교환되지 않을 때는 몸에 더 부담을 주는 셈이다.

언제 어디서라도 간단히 할 수 있는 〈앞으로 팔 벌리기〉는 신선한 공기를 들이마시도록 흉곽을 크게 벌리고 척추의 기립근을 펴게 하고, 자율신경의 활동을 조절하고 혈액순환을 촉진시키는 효능이 있다. 이 때문에 흐리멍덩한 기분을 그 반대로 전환시켜 상쾌한 기분으로 만드는 것이다.

또 이 운동의 특징은 정신을 한 곳에 집중시킴으로써 중추신경이 긴장되어 대뇌의 조절작용이 강화되고 전신에 활력이 넘치게 된다.

5-① 앞으로 팔 벌리기

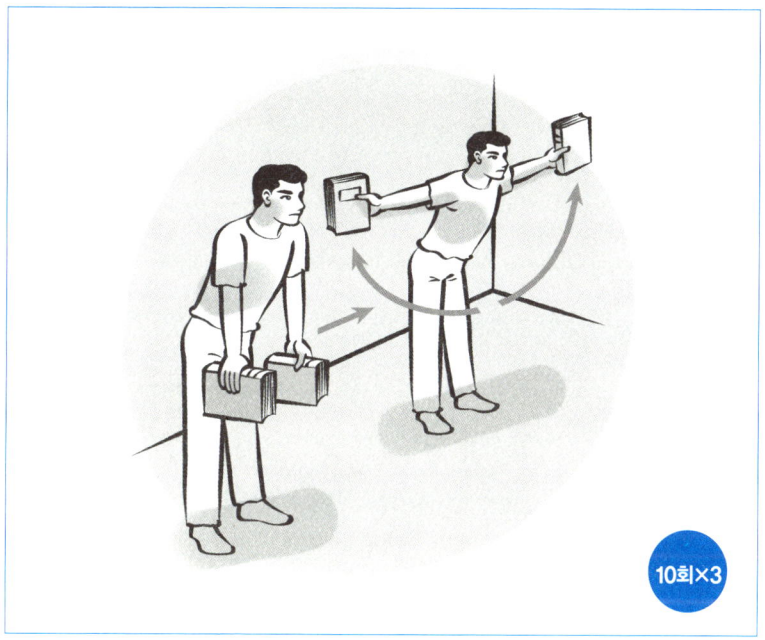

10회×3

1. 상체를 앞으로 약간 기울게 하고 선다.
2. 양 손에 좀 무거운 책 등을 들고 앞으로 벌린다.
* 등뼈는 똑바로 젖혀져 있어야 한다.
* 팔을 나란히 앞으로 내미는 방법도 있다.

강한 의지를 기른다

사람에게 있어 의지력은 자기를 가치 있게 규제하는 불가결의 요소이며, 보통 때의 언동 자체에도 커다란 영향을 준다.

'어떻게 하면 의지력이 강화될 수 있나' 하고 심리학자도 여러 가지 방법을 고안하고 있지만 그 성과는 미약하다.

'뭔가 운동으로 의지를 강하게 하는 것은 없을까' 하는 질문을 종종 받는데, 애석하게도 그런 것은 없다.

그러나 운동선수는 대부분 의지력이 강하다는 것을 알 수 있다.

그것은 누구의 도움도 빌리지 않고 오로지 자기 힘만을 의지하여 어려움을 극복해 나가기 때문일 것이다.

운동은 하면 반드시 보답이 있기 마련이다. 끈기가 없는 것이 자기 성질인 것처럼 여기는 사람이 많은데, 사실은 체력이 약하기 때문에 계속할 수 없는 게 압도적으로 많다.

지능이 낮은 어린이의 상당수가 체력이 약하다는 것이 증명되고 있다.

운동은 그 자체가 의지의 힘을 요구하는데, 의지 강화를 위한 효과적인 운동을 하나 선택한다면 〈의자 들어올리기〉이다.

팔의 이두근은 볼륨이 작기 때문에 노력에 비해 발달하기가 쉽지 않다.

따라서 꾸준한 트레이닝이 필요하며, 성공했을 때는 강한 의지가 생기게 된다.

5-② 의자 들어올리기

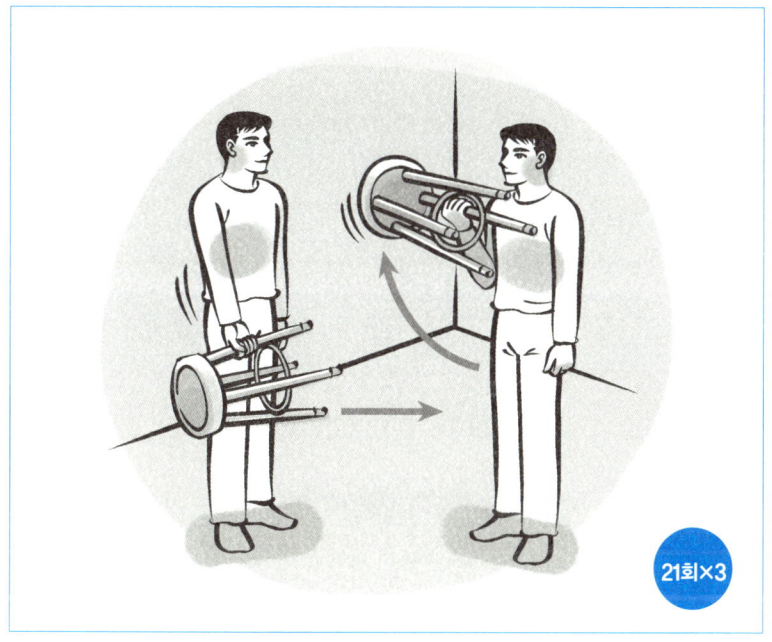

1. 의자의 다리를 쥔다. 처음 7번은 팔이 직각이 될 때까지 들어올린다.
2. 그 다음 7번은 팔이 45도가 될 때까지 들어올린다.
3. 마지막 7번은 완전히 팔을 어깨까지 들어올린다.
4. 팔을 바꾸어 마찬가지로 7번씩 반복한다.
* 팔에 신경을 집중시킬 것.
* 지금까지와는 반대로, 즉 처음엔 어깨까지, 그 다음 45도, 끝으로 직각으로 하는 방법도 효과적이다.

스트레스를 해소시킨다

실생활에서 가장 골치 아픈 일은 인간관계가 아닐까?

동료와의 경쟁의식, 동료 사이에 나쁜 평판, 거래처와의 복잡한 관계 등에서 스트레스 증세를 일으키게 된다. 하루 종일 녹초가 되어 스트레스를 그대로 집으로 가지고 가서는 안 된다. 잠깐만 몸을 움직이면 놀랄 만큼 기분이 상쾌해진다.

발끈해진다는 표현이 있듯이 마음이 짜증스러울 때는 몸의 혈액이 대부분은 뇌에 집중된다. 이것은 몸 전체의 혈액의 흐름을 지배하는 혈관운동중추가 작용해서 뇌로 가는 혈관을 굵게 하여 영양분이나 산소를 보내기 때문이다.

동시에 머리라는 높은 위치에 혈액을 나르기 때문에 심장의 펌프가 계속 가동하게 된다.

이 상태가 계속되면 그만 스트레스 증세가 되어 노이로제와 위장장해, 심장병 등을 유발하게 된다.

운동은 손발 등 근육을 움직임으로써 혈액의 흐름을 바꾸고, 뇌의 흥분을 진정시키는 데 큰 효과가 있다.

0.5초 동안 주먹을 쥐는 운동을 1초 간격으로 4분간 계속하는 것만으로도

팔로 가는 혈액의 양이 아무 일도 하지 않았을 때에 비해 30배나 증가한다.

〈앞뒤로 굽히기〉는 동체(胴體) 운동 계통에 속한다. 흉곽이 크게 확장되어 혈액의 흐름을 좋게 하는 데도 효과가 크다. 또한 동작이 크므로 기분도 쾌활해진다.

5-③ 앞뒤로 굽히기

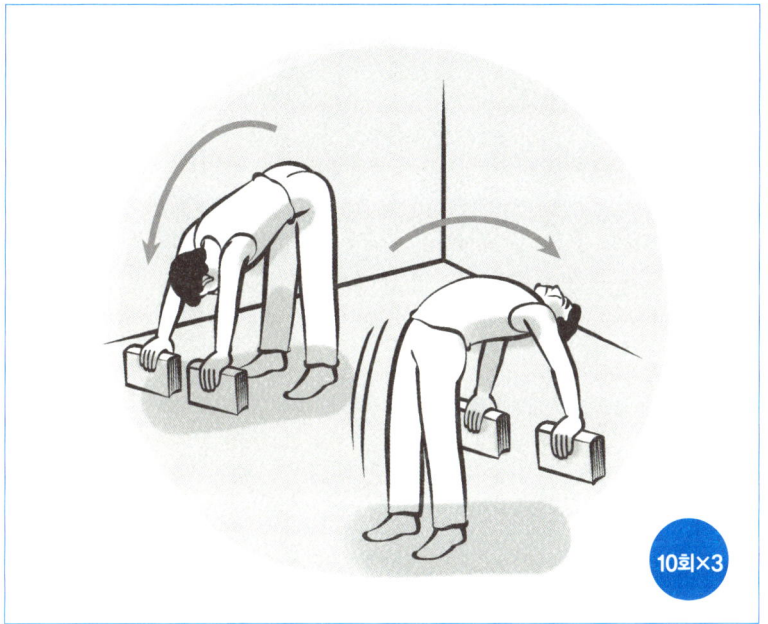

10회×3

1. 두 손에 약간 무거운 책을 든다.
2. 두 손을 벌리고 앞뒤로 굽힌다.
* 동체를 충분히 굽힐 것
* 책을 꽉 잡을 것

4

충실감을 얻는다

운동은 얻기 힘든 삶의 충실감을 즉석에서 채워 준다. 건강한 몸은 하나의 재산이다.

젊어서 길러 놓은 체력은 나이가 들어 금은보화와도 바꿀 수 없는 큰 재산이 된다.

아무리 훌륭한 일을 하려 해도 체력이 뒷받침되지 않으면 결코 계속해 나갈 수 없는 것이다.

노인들 중에서도 기력이 좋은 사람은 반드시 근력이 있으며 정력적으로 활동하는 사람이다.

그런데 왜 운동이 정신의 충실성에 효과가 클까? 그것은 다음 네 가지 결론으로 알 수 있다.

1. 하면 반드시 보답이 있다.
2. 어려움을 극복하는 기개가 양성된다.
3. 노력하면 길이 열린다는 철학이 몸에 밴다.
4. 체력의 여유가 매일의 인생에 여유를 가지게 한다.

〈팔 밀어내기〉 운동은 근력을 기르는 데 아주 좋은 운동이다.

5-④ 팔 밀어내기

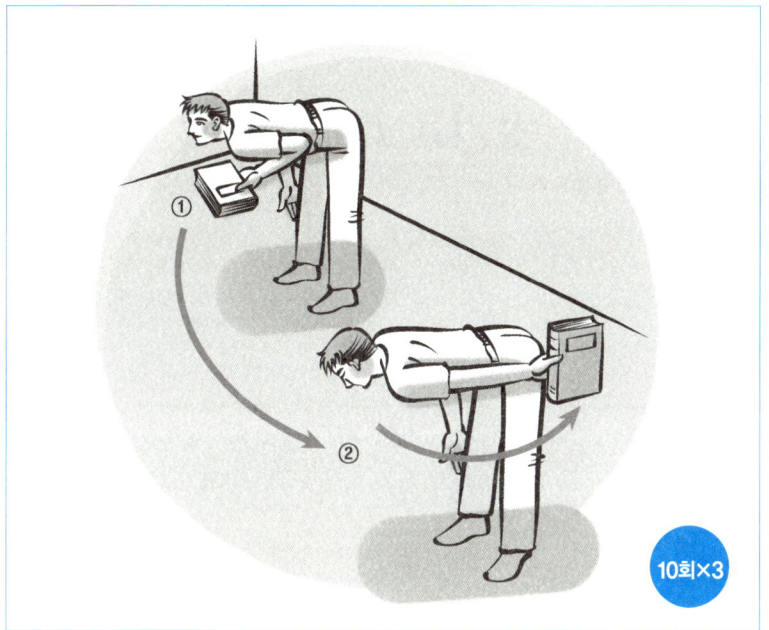

1. 상체를 직각으로 굽힌다.

2. 약간 무거운 책을 한 손에 쥐고 뒤로 팔을 뻗친다.

3. 손바닥이 바깥으로 향하도록 한다.

* 팔죽지를 움직이지 않도록 고정시킨다.

* 팔뚝만을 뻗쳐 힘껏 비튼다.

5

용기를 솟게 한다

용기란 남자에게는 하나의 동경의 대상이다.

버스 속에서 건달 같은 남자가 젊은 여성을 괴롭히고 있을 때 그것을 막을 수 있는가.

눈앞에서 여성이 핸드백을 강탈당했을 때 당신은 쫓아갈 수 있나? 못하는 이유를 대부분의 사람들은 이렇게 말한다.

'나와는 관계가 없는 일이니까, 쓸데없는 일에 말려들기 싫다'라고.

그러나 과연 그럴까? 그것은 거짓말이다.

사실은 자기가 이길 자신이 없기 때문이다. 사람은 누구나 뛰어난 존재가 되고 싶다는 꿈을 가지고 있다. 그러나 현실은 그것을 좀처럼 허용하지 않는다.

역시 건달은 무섭고, 불량배를 보고도 못 본 체하고 만다. 체력 부족이 용기를 잃게 만들고 있는 것이다.

마음은 상냥하고 힘은 장사라는 말은 결국 힘이 세니까 마음이 부드러워지는 것이다.

자기에게 자신이 없는 사람일수록 무력을 쓰든가 남을 공갈하든가 하는 것이다.

때리는 힘이나 차는 힘이 효과적이라고 생각하기 쉽지만, 여기 소개하는 〈몸 굽혀 뛰기〉는 그 이상의 효력을 발휘한다.

하반신 전체의 강화와 뛰는 힘을 기르는 것이 주 목적이지만, 배짱이 두둑해지며 전에 없던 담력도 생기게 된다. 아울러 전신의 스태미나가 길러지며 순발력이 강화되기도 한다.

5-⑤ 몸 굽혀 뛰기

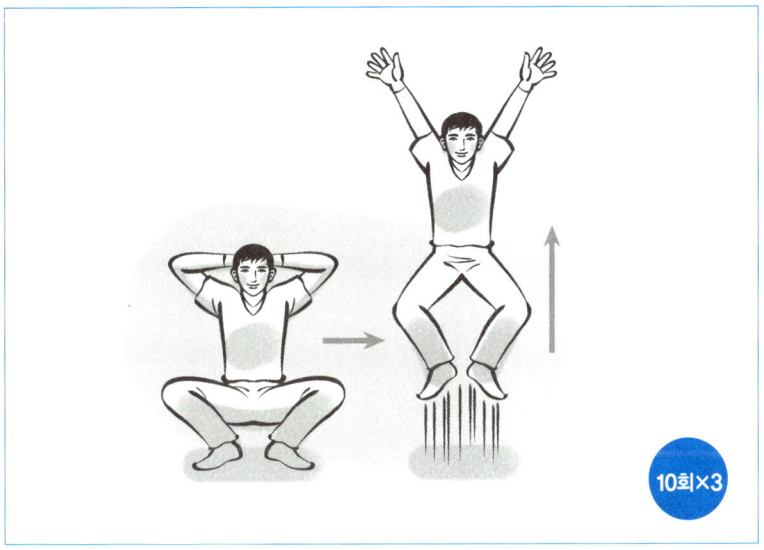

1. 머리 뒤에서 손을 맞쥐고 다리를 앉은 자세로 굽힌다.
2. 손을 쫙 벌리고 높이 뛰어오른다.
3. 되풀이해서 10번씩 3번 반복한다.
* 숨이 찰 때는 가슴운동을 한다.
* 속도를 되도록 빨리 한다.
* 역기 같은 무거운 것을 들어도 좋다.

머리를 상쾌하게 만든다

머리가 멍해지면 판단력이나 회전력에 커다란 지장을 초래한다. 이것은 피로나 수면 부족이나 몸의 일부분의 결함에서 일어나지만, 그것들은 모두 대뇌피질 전중심회(前中心回)의 정체로 인해 나타난다.

이런 얘기가 있다. 피로하면 손끝에 힘이 빠져 글씨를 써도 잘 써지지 않는다. 필적 감정가는 씌어진 글씨로 그 사람의 기력의 정도를 안다고 한다.

여기서 소개하는 〈손가락 펴기〉는 대뇌피질을 교묘하게 자극하기 위해 고안된 것이다. 머리가 멍해져서 피로했을 때 즉효성을 발휘하는 운동이다.

손끝의 빠르기는 손목에 8개, 손바닥에 5개, 손가락에 14개씩 작은 뼈가 꽉 차서 서로 강한 인대로 결부되어 움직이는 데 있다. 펜을 쥐고 글씨를 쓰는 동작 한 가지에도 30개 이상의 관절과 50개 이상의 근육이 관계한다. 꼬집든가, 쥐든가, 짜든가, 피아노 건반을 두드리든가, 주판을 놓든가 아주 복잡한 운동을 하고 있다.

또 손끝에는 층상소체라는 감압장치가 있어 마작패 뒤쪽의 미묘한 요철을 분간할 수 있는 세밀한 작업을 할 수 있다.

'손에 땀을 쥐게 한다'는 표현이 있듯이 평소에 우리는 그다지 신경을 쓰지 않지만 손가락과 대뇌는 밀접하게 관련되어 있다. 이 운동은 아울러 손끝이 재게 되고, 기력이 충실해지기도 한다.

5-⑥ 손가락 펴기

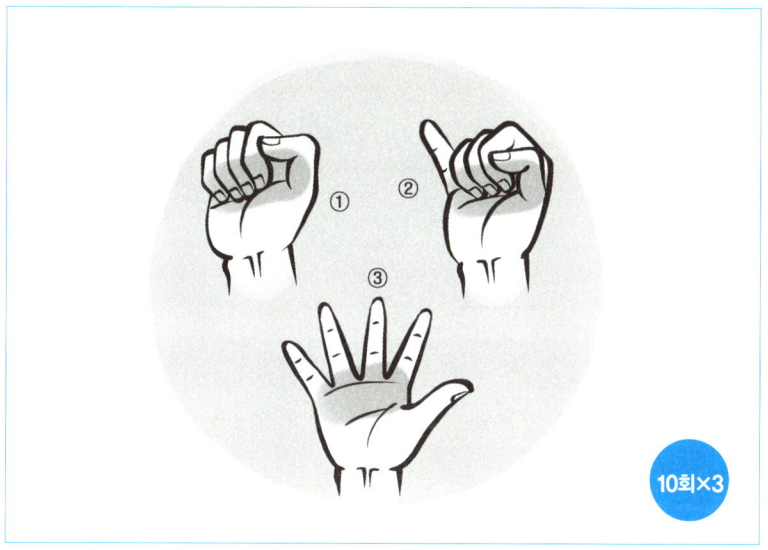

1. 좌우, 두 주먹을 꼭 쥔다.
2. 새끼손가락부터 순서적으로 손가락을 펴 간다. 바깥쪽을 향해 되도록 세고, 빠르게
   한다.
3. 5개 다 펴고 손가락을 잔뜩 벌린다.
4. 다시 꼭 쥔다.
* 반드시 새끼손가락부터 시작할 것.

집중력과 침착성을 기른다

집중력이 산만해지는 것은 정신의 분산을 뜻한다.

이것은 간단한 테스트로 알 수 있다.

제트 여객기의 파일럿을 양성하는 항공대학의 적성검사에도 채택되고 있는 방법인데, 눈을 감고 제자리걸음을 50번 반복하는 단순한 테스트이며, 정신이 분산되어 있을 때는 제자리에 비해 놀랄 만큼 멀리 떨어져 있다고 한다.

또 한 가지는 같은 방법으로 눈을 감고, 이번에는 일직선 위를 곧장 10미터 가량 걷게 하는 테스트다.

사람에 따라서 오른쪽으로 가든가 왼쪽으로 가든가 그 자세는 여러 가지이다.

여기서 소개하는 〈눈 감고 제자리걸음하기〉는 이 실험을 바탕으로 한 운동법이다.

눈을 감고 제자리걸음만 하는 것인데, 그 효과는 아주 크다. 그것은 눈을 감음으로써 주위의 상황과 완전히 차단되어 발에만 신경이 집중되기 때문이다. 단지 눈을 감기만 해서는 안 된다.

눈을 감아도 귀에서 들려오는 소리에 정신이 분산된다. 발을 움직인다는 기분은 한 가지 일에 집중시키는 효과를 갖게 된다.

　이 운동은 집중력을 강화시키는 것 외에 평형감각과 육감을 양성한다. 이 운동의 요령을 습득하게 되면 한 가지 일에 정신을 몰입시키는 기술을 터득할 수 있다.

5-⑦ 눈 감고 제자리걸음하기

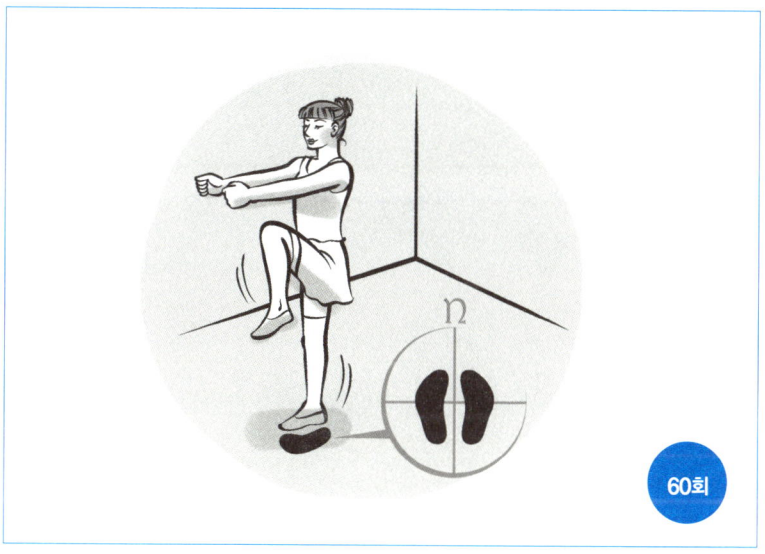

1. 자기 발의 위치를 표시한다.
2. 팔을 앞으로 내밀고 눈을 감는다.
3. 그 자리에서 제자리걸음을 50번 한다.
4. 50번을 마치면 원위치와 비교해 보고, 어떤가 확인한다.
* 넓적다리를 높이 올린다(무릎이 직각이 되도록).
* 선을 긋고 그 위를 눈을 감은 채 걸어가는 방법도 있다.

8

사소한 일에 마음이 쓰이지 않게 한다

사람은 눈이나 귀로 느낀 자극은 감각신경 경로를 지나 뇌수의 중심부에 있는 망상체에 보내진다. 망상에서 시상으로 중계되어 대뇌피질에 도달한다.

대뇌피질에는 과거의 기억이 프린트되어 있어 새로운 자극을 선택하고 판단하는데, 그것이 사람에 따라서 사소한 일에도 마음이 꺼린다든가, 전혀 개의치 않아 배짱이 두둑하다든가 하는 차이로 나타나게 된다.

그 상태는 개인에 따라 다르다. 신경질적인 사람은 아무렇지도 않은 일에 민감하게 반응하여 신경을 흥분시킨다. 초조해지기 쉬운 것은 이 때문이다.

호르몬 분비의 조절이나 자율신경의 지배는 대뇌 주변 신경에 의해 행해진다. 우울한 마음을 푸는 데 알코올이 효과적인 것은 자극을 단절시키기 때문이다.

이것이 심해지면 알코올 중독이 되어 술이 없으면 강박관념에 쫓기는 상태가 된다.

여기서 소개하는 〈깊이 숨쉬기〉는 공기의 압력에 의해 복강 하부에 있는 자율신경의 지각부를 자극시키고, 교감신경, 부교감신경의 균형을 조절하는 효과가 있다. 아울러 폐장과 심장 및 위장을 튼튼히 한다.

서있을 때, 의자에 앉아 있을 때, 방바닥에 책상다리를 하고 앉아 있을 때, 누워 있을 때, 언제 어디서나 할 수 있으므로 습관화하면 좋다. 한 달만 해도 딴사람같이 침착하게 된다.

5-⑧ 깊이 숨쉬기

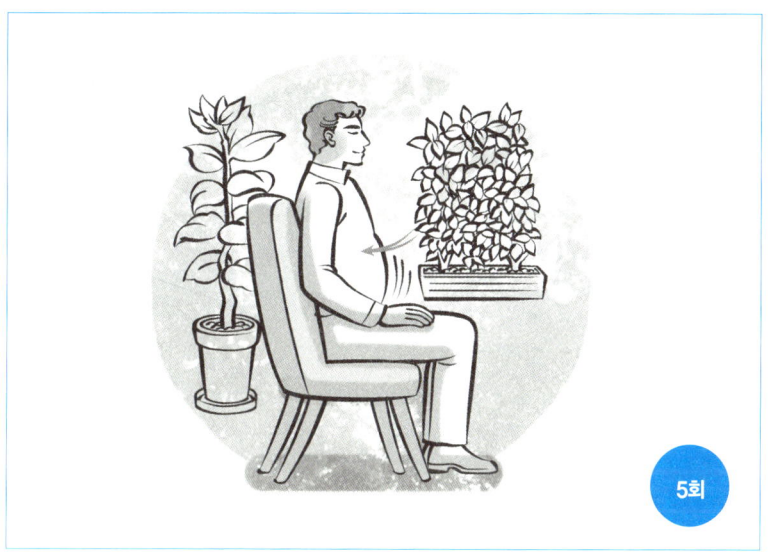

1. 배 가득히 공기를 들이마신다.
2. 그대로 배를 진뜩 오므리고 등에 뱃가죽이 닿도록 한다.
3. 숨을 '휴우!' 하고 내쉰다.
* 두 번째 동작은 빼도 좋다.

초조감을 없앤다

초조할 때 공연히 다리를 흔든다든가 괜히 앉아서 무릎을 떠는 사람이 있다. 이것은 머리로 가는 혈액을 무의식적으로 제한하고 균형을 취하려는 작용이다.

이렇게 무릎을 떠는 것을 옆에서 보고 있으면 초조해 하고 있는 것처럼 생각되는데, 본인은 그와 반대로 정신이 가장 안정되어 있을 때인 것이다.

초조해지는 것은 자기 뜻대로 되지 않으므로 대뇌 주변 신경계의 정동(情動)에 관계하고 있는 영역이 흥분되어, 그 결과 연수(延髓)의 뇌발사중추(腦發射中樞), 자율중추를 자극하여 불쾌한 감정을 일으킨다.

이 반응은 간뇌의 시상 하부를 통해 전신의 기능에 영향을 미친다.

초조감이 호르몬이나 신경에 좋지 않은 것은 이 때문이다.

발 운동이 좋은 것은 머리와 정반대의 위치에 있어 혈액의 흐름을 조장하기 좋기 때문이다.

울컥 화가 치밀 때 두 발의 엄지에 힘을 주든가 그 밖에 복근에 힘을 주면 좋다.

5-⑨ 발 움직이기

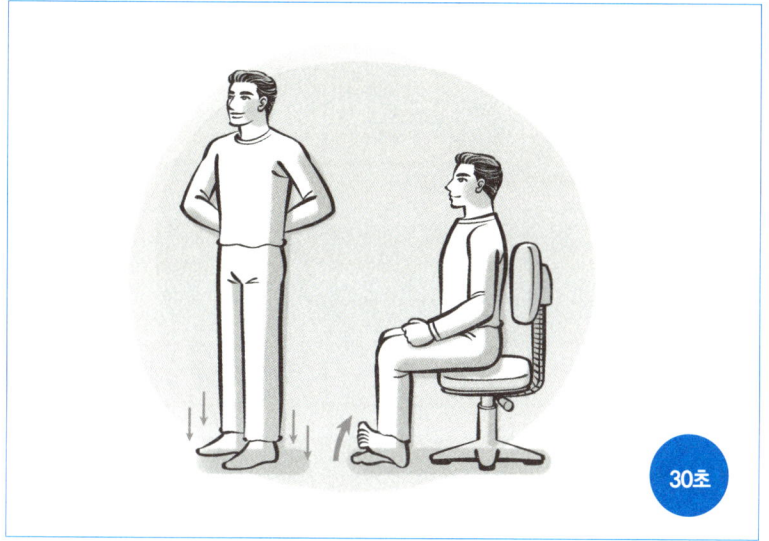

1. 다리 전체에 힘을 넣는다.
2. 앉아 있을 때 발목을 힘껏 위로 꼬부려도 좋다.
* 발가락 끝에 힘을 주면 효과적이다.
* 종아리에 힘을 넣어도 좋다.
* 복근(腹筋)에 힘을 주면 더욱 효과적이다.

직감력을 기른다

직감력을 기른다는 것은 무의식중에 판단을 바르게 할 수 있다는 것이다.

직감력이 잘 움직일 때는 대뇌의 기억 분야에 전기적(電氣的)인 자극이 잇따라 재빨리 전달되고 대답을 올바르게 하는 데 비해, 직감력이 나쁠 때는 신경회로가 흩어져 전달이 분산되고 만다.

'연마된 직감력'이라는 말이 있는데, 정신이 집중되어 있을 때는 자극이 정확하고 빨리 필요한 부분에 전달된다.

앞으로 걷는 것은 습관화되어 있어 본능적으로 할 수 있다.

이에 비해 팔짱을 끼는 손을 바꾸든가, 깍지를 끼는 방법을 바꾸든가 하는 습관화되어 있지 않은 동작은 신경에 긴장감을 일으킨다.

뒤로 걷는 것은 신경에 고도의 집중을 요구한다. 미리 대뇌에서 거리를 판단하고 운동신경이 어느 정도의 힘으로 어느 정도의 높이까지 다리를 들면 좋은지 추측하기 때문이다.

눈을 감고 걷는 옆걸음질 때도 정보가 차단되어 정신을 집중시키기 쉽게 한다. 하루 한 번의 운동으로도 국소(局所)에 있는 흐름이 나빠진 혈액과 임파액이 이동하여 피로가 풀리는 것이다.

5-⑩ 뒤로 걷기

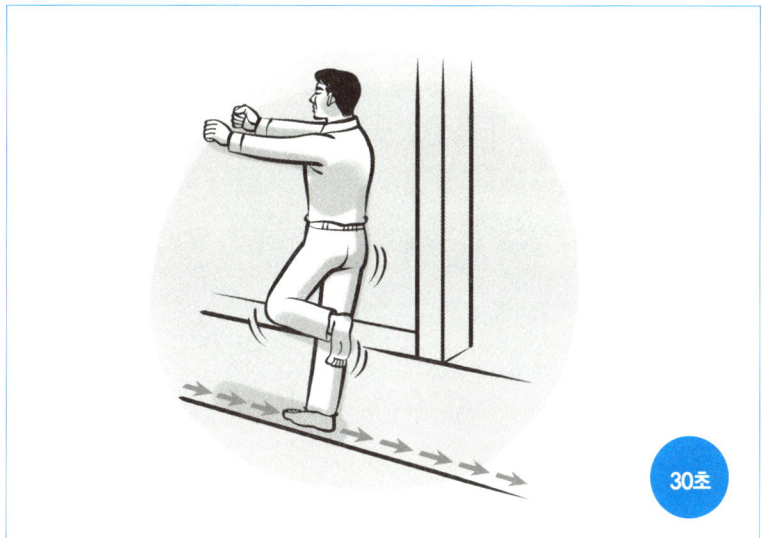

1. 눈을 감고 팔을 앞으로 내민다.

2. 그대로 뒷걸음질한다.

* 되도록 다리를 들고 일직선으로 내린다.

* 눈을 감고 옆으로 걸으면 좋다.

의욕이 솟구친다

의욕이 솟지 않는다든가, 피로하지 않은데도 어쩐지 컨디션이 안 좋다는 말을 흔히 한다.

투쟁이나 의지력을 관할하는 것은 대뇌피질의 전두엽(前頭葉)이다. 이 부분의 감응이 마비되면 의욕이 나지 않는다.

그 감응을 마비시키는 요인은 어깨 결림으로 대부분 나타난다. 더구나 어깨 결림은 자기 스스로는 알아차리지 못하는 경우가 많다.

어깨 결림은 근육 속에 찬 피로물질이나 혈액, 임파액의 정체 때문에 생기며, 특히 엎드린 자세로 오랫동안 일을 하는 회사원이나 디자이너, 주부 등에게 많이 나타난다.

어깨 결림을 손으로 두드리면 기분이 좋은 것은 침체된 혈액과 임파액의 흐름을 촉진시키고 신경을 진정시키기 때문이다.

여기에 소개하는 〈시러그〉는 승모근(僧帽筋)의 운동이다. 승모근은 어깨에서 목에 걸쳐 퍼져 있어 목을 바른 자세로 고정시키는 작용을 한다.

원래 인간은 네발짐승에 가장 적합한 몸의 구조를 하고 있었으나 뇌수가 발달하여 무거워져서 기어 다니는 것이 불가능하게 되었다. 그리고 서는 것으로 상지(上肢)가 드리워져서 무거운 머리가 상반신을 지탱하지 않으면 안

되어 목이나 어깨에 무리가 가게 되었다.

적당한 운동으로 이러한 무리를 제거하면 목 언저리의 혈액의 흐름이 좋아지고, 대뇌에 산소와 영양소가 보내지게 된다.

5-⑪ 시러그

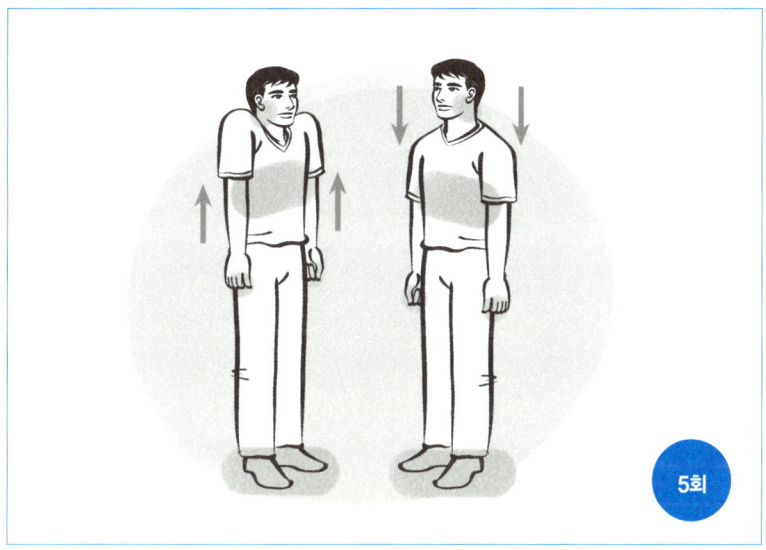

1. 두 팔을 몸의 양쪽에 대고 목을 움츠린다. 목에 힘을 주고 6초 동안 그대로 있는다.
2. 어깨를 내리고 두 손끝을 되도록이면 아래까지 가져간다. 다 내린 위치에서 6초 동안 가만히 있는다.
3. 5번 반복한다.
* 가슴을 펼 것.

노이로제를 고친다

당신은 사람의 눈을 똑바로 쳐다볼 수 있는가. 심기가 약해진 사람, 노이로제에 걸려 있는 사람은 자기가 아무에게서나 비난 받고 있는 것처럼 생각한다.

그러므로 똑바로 눈을 계속 쳐다볼 수 없어 자기도 모르게 눈을 돌리고만다.

이런 간단한 방법으로 테스트할 수 있으므로 직장의 윗사람은 한 사람 한 사람의 눈을 보아 그를 판단할 수 있다.

사람 이외의 동물은 머리나 꼬리가 거의 같은 높이에 있다.

그리고 정맥이 흐르는 방식에도 차이가 있지만, 인간의 경우에는 머리로부터의 흐름은 좋아도 하반신으로부터의 흐름은 아무래도 나빠진다. 이러한 장애를 없애는 것이 〈물구나무서기〉이다.

〈물구나무서기〉는 갑상선이나 연수를 자극하여 비만증이나 정력 강화에 좋은 작용을 한다. 또 골수의 조혈 기능이 높아지므로 내장 전반에도 좋다. 또한 어깨 결림, 불면증, 축농증, 콧병, 귓병, 복통 등 모든 병을 치유하는 건강 증진에도 효과가 있다.

노이로제 환자는 한 가지 강박관념에 얽매여 고생하는데, 체위를 반대로 함으로써 신경과 호르몬, 형태의 흐름 중 모든 것이 변화하기 때문에 기분 전환에 큰 효과가 있다.

물구나무서기가 힘들면 벽에 발을 걸친 채 그대로 높여 가는 방법이 효과적이다.

5-⑫ 물구나무서기

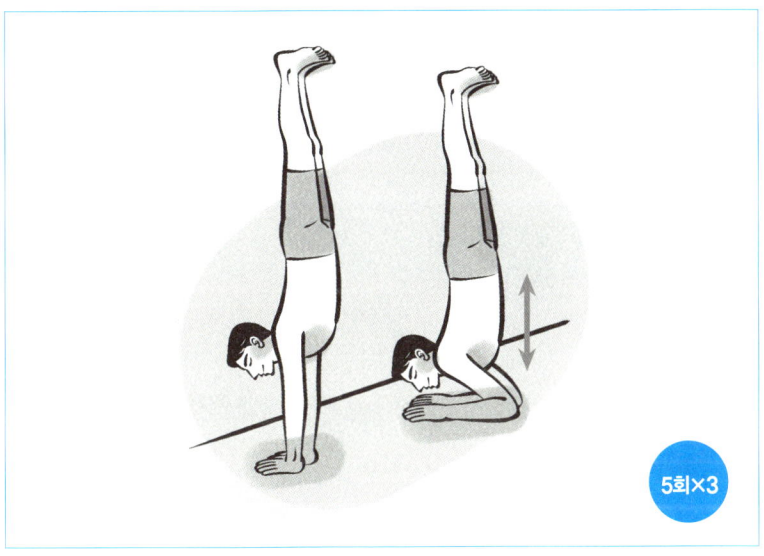

5회×3

1. 벽으로 향하여 거꾸로 선다.
2. 체력에 자신 있는 사람은 엎드려뻗쳐의 요령으로 몸을 떨어뜨린다. 반복해서 5회 한다.
* 머리는 뒤로 젖히면 좋다.
* 힘이 없는 사람은 벽을 따라 다리를 차츰 올려 가면 효과적이다.

생기를 되찾게 한다

'발랄한 생기의 원천은 성 호르몬이다'고 어느 의학박사가 말했다.

우리의 몸을 도는 호르몬은 그 전체가 약 30종류인데, 그 양은 전체를 합쳐도 우표 정도의 무게밖에 안 된다.

이들 호르몬이 서로 연관되면서 어떤 것은 촉진적으로, 어떤 것은 억제하는 작용으로 균형을 유지한다.

균형이 무너지면 바세도우씨 병이나 말단비대증 등 이상한 병이 된다.

남성다운 기개를 가진 인생을 보내기 위해서는 반드시 남성 호르몬이 필요하다.

골격이나 근육을 발달시키는 작용, 몸에 지방이 붙지 않도록 하는 작용, 수염을 많이 나게 하고 정력적인 살갗을 만드는 작용(여드름은 남성호르몬의 작용), 목젖을 발달시키고 음성을 굵게 하는 작용, 피부 색깔을 검게 하는 작용, 이 모두가 남성 호르몬의 작용이다.

남성 호르몬은 고환에서 만들어져 혈액에 섞여 체내를 돈다.

호르몬을 분비하는 장기에 직접 압박 자극을 가하여 기능의 활동을 좋게 한다. 〈그리핑〉이 효과적이다.

호르몬이 정말로 많아졌는지는 그 양이 너무 적기 때문에 정밀 정량법이 없는 현재로서는 증명할 수 없지만, 호르몬과 자율신경은 깊은 관계가 있어 정신 작용에 커다란 영향을 준다는 것은 확실하다.

5-⑬ 그리핑

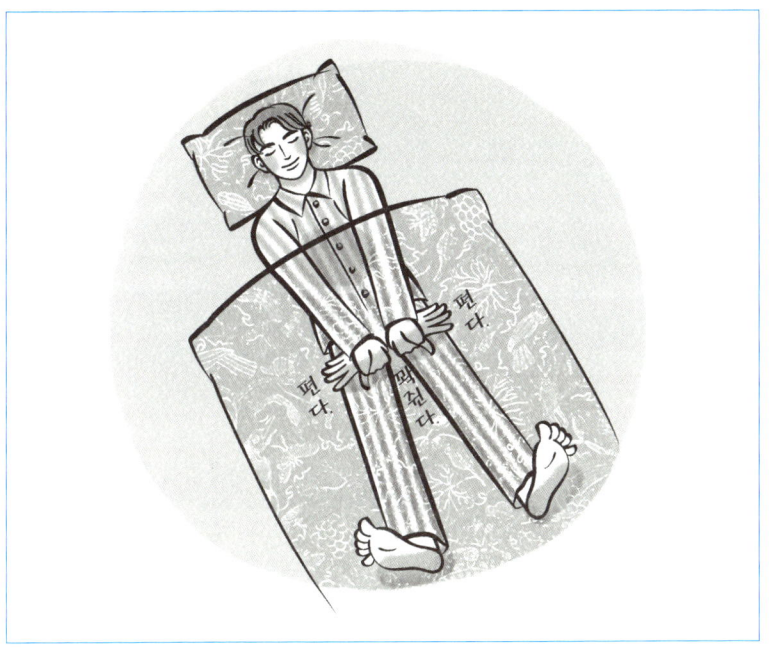

1. 이불 속에서 고환을 꽉 쥔다. 6초 동안 가만히 있는나.
2. 손을 탁 뗀다. 이것을 5번 반복한다. 즉, 쥐었다 놓았다 하는 것이다.

14

사람 앞에서 빨개지지 않게 한다

'빨개진다'는 현상은 생리학적으로 보면 교감신경이 너무 작용하여 몸의 기능을 전투상태로 가져오기 때문이다.

심장이 두근거리고 얼굴이 붉어지는 것은 혈액을 전신의 근육에 보내려고 심장이 완전히 활동하기 때문이다.

얼굴이 새파랗게 되는 것은 대뇌에 보내져야 할 혈액마저 근육으로 향하기 때문이다. 몸이 덜덜 떨리는 것은 근육에 필요 이상의 힘이 가해지기 때문이며, 딱딱하게 굳어지는 것은 '상반신경 지배'라 하여 굴근과 신근이 동시에 작용하기 때문이다.

빨개지는 현상은 자기를 조금이라도 돋보이게 하기 위해 정신이 긴장해 있는 탓으로 생기는 것으로, 그 자체는 조금도 나쁘지 않지만 마음을 가라앉히고 긴장을 풀고 싶으면 〈두 번 몰아 숨쉬기〉처럼 왼손 새끼손가락과 약지를 꽉 잡고 숨을 2단식으로 토해 내면 좋다. 이상하리만큼 호흡은 가라앉고 심장의 박동도 편해진다. 새끼손가락은 심장과 호흡기에, 약지는 혈관에 경락(經絡)이 있기 때문이다.

호흡중추는 연수와 제4 뇌실저(腦室底)가 접하는 곳에 있다. 열이 있을 때는 온도가 높은 혈액이 직접 자극되어 호흡을 촉진시킨다. 흐느껴 울 때의 호흡, 하하하 하고 웃을 때의 호흡, 잠들어 있을 때의 호흡은 저마다 조금씩 다르지만, 건강을 지배하는 간뇌가 호흡중추에 지시를 내리기 때문이라고 생각해도 좋다. 정신 상태와 호흡은 이처럼 서로 밀접한 영향을 미친다. 기력에 넘쳐 있을 때는 토해 내는 숨의 속도가 빠르다.

5-⑭ 두 번 몰아 숨쉬기

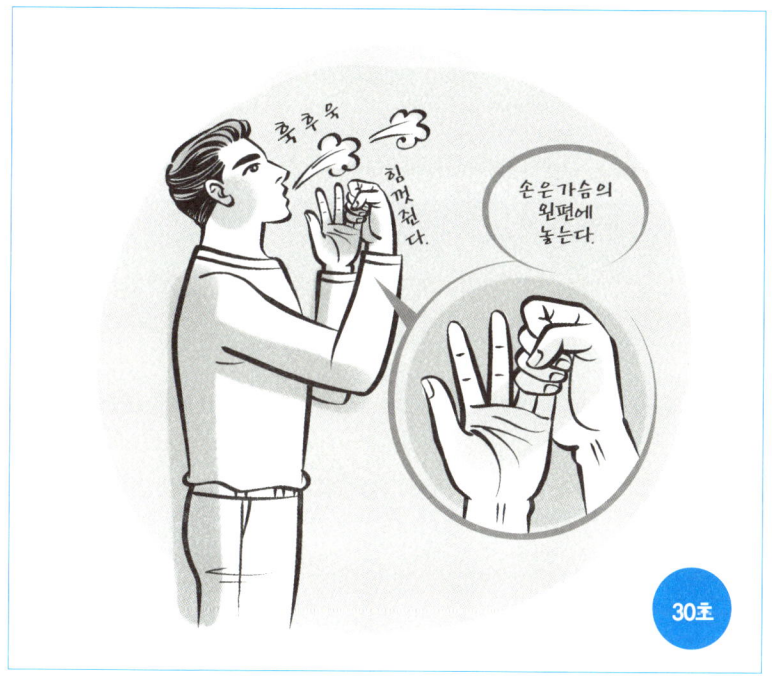

1. 왼손 새끼손가락과 약지를 오른손으로 꽉 쥔다. 그대로 가만히 있는다.
2. 숨을 잔뜩 들이마시고, 훗, 후웃 하고 두 번으로 나누어 내쉰다.
* 손을 가슴 왼쪽에 두면 더욱 좋다.

자신감이 솟게 한다

자기 자신은 주관적이다. 수영을 한다든가 자전거를 타는 것은 많은 사람에게는 아무렇지도 않은 일이지만, 연습을 해서 겨우 할 수 있게 된 사람은 그 기쁨도 크고 자신감도 생기게 된다. 이 같은 체험을 쌓은 사람은 자신감을 갖고 인생을 살아가게 된다.

이 예로 알 수 있듯이 자신감은 열등감을 정복했을 때 붙는다. 열등감은 크면 클수록 좋다. 그것을 정복했을 때는 기쁨과 자신감이 커지기 때문이다. 또 도중에 과정이 힘들면 힘들수록 좋다. 즉, 시련을 극복했다는 실감이 더욱 자신감을 갖게 해주기 때문이다.

체력 양성 트레이닝으로 자신감을 기르는 사람이 많다. 그러나 운동 자체가 직접 자신감을 솟아나게 했다기보다는 그 과정이 자신감을 주었다고 하는 편이 옳다.

몸이 약한 사람이 몰라볼 정도의 건강체로 변해 '좋은 몸이 되었다' 는 칭찬 한 마디가 앞으로의 인생을 사는 데 많은 도움을 준다. 자신감을 갖기만 해도 인생을 적극적으로 바꿔 주기 때문이다.

단시일에 몸을 개조하고 자신감을 갖게 하고 싶으면 여기서 소개하는 〈무거운 것 들어올리기〉가 그만이다. 대흉근을 비롯해 상반신의 근육근을 발달시켜 누구의 눈에도 확실히 좋게 보이기 때문이다.

1주일에 3번, 1달 동안 트레이닝을 계속하면 가슴둘레 2센티미터, 팔죽지 둘레 1.5센티미터, 배근력이 14킬로그램이나 증가되는 것을 알 수 있다.

5-⑮ 무거운 것 들어올리기

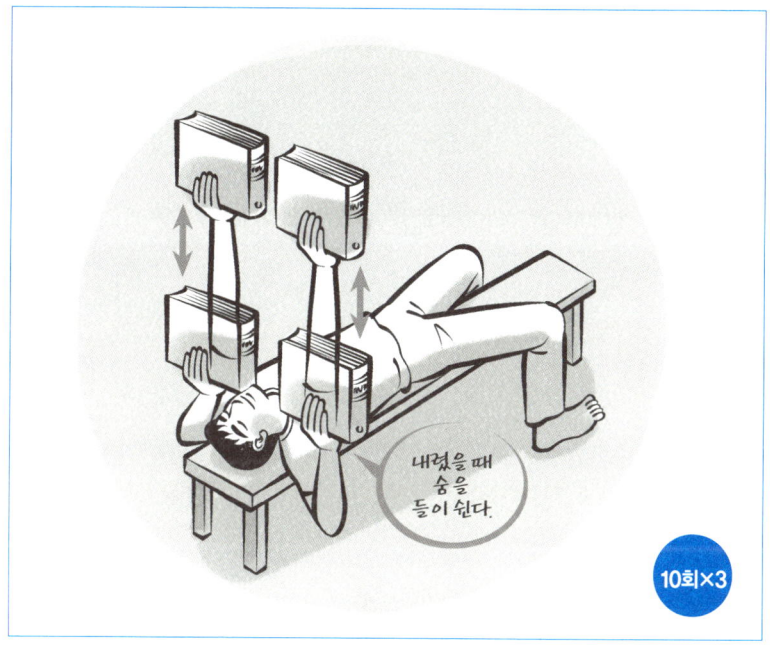

내렸을 때 숨을 들이쉰다.

10회×3

1. 의자에 누워 무거운 책을 들고 두 팔을 올렸다 내린다.
2. 숨은 팔을 내렸을 때 잔뜩 들이마신다.
3. 반복해서 10번씩 3번 반복한다.
* 팔꿈치는 되도록 아래까지 내려서 가슴에 주먹이 닿도록 한다.
* 방바닥에서 해도 좋다.
* 역기를 사용해서 하면 효과적이다.

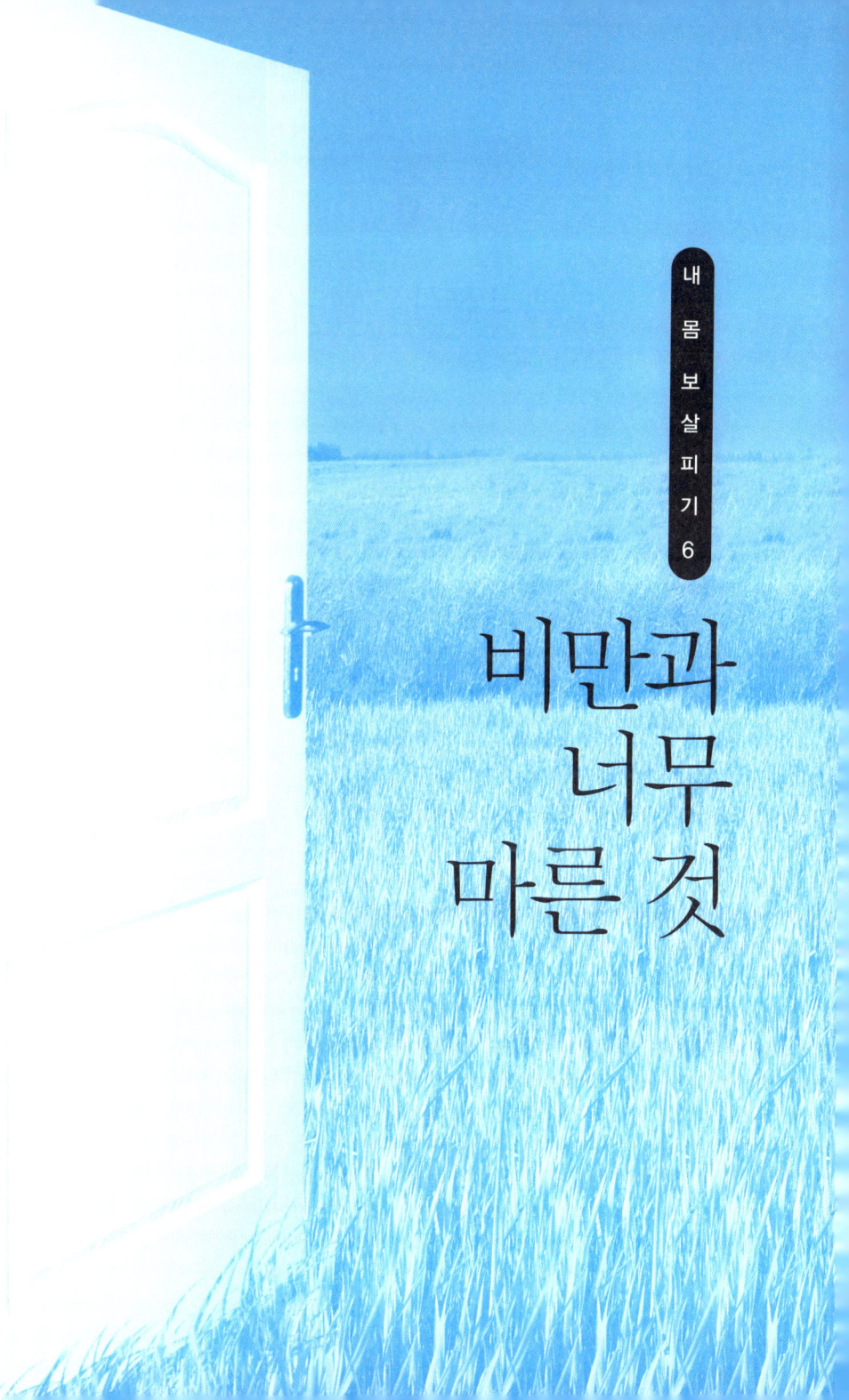

비만과
너무
마른 것

배의 군살을 뺀다(1)

　최근 비만아에 대한 문제가 곧잘 화제에 오르는데, 피하지방의 두께를 나이별로 측정하면 17~19세에서 약 15밀리미터, 그 이후가 되면 조금씩 늘어 26세에서 20밀리미터, 30세에서는 23밀리미터가 된다.

　'겨우 두께가 몇 밀리미터 늘었군' 하는 사람이 있는데, 체표면적 전체에 1밀리의 지방층이 는다는 것은 그 면적을 합치면 대단한 양의 지방이 되는 것이다.

　이런 일은 없을까? 계단을 오르면 숨이 차다든가, 가끔 가슴이 꽉 조이는 듯이 아프다든가 하는 상태는 심장의 위험 신호라고 생각해도 틀림없다.

　비만이 무서운 것은 지방이 체(體)표면에 붙을 뿐 아니라 혈관과 대장, 근육과 근육 사이에 붙기 때문이다.

　그 결과 혈관을 유(類)지방물질(콜레스테롤 등)이 점령하여 혈액순환을 나쁘게 한다.

　이런 상태가 되어 병원에 가도 의사는 '식사와 적당한 운동을 하시오' 라고만 말하는데, 그렇다면 어떤 운동을 해야 좋단 것인가.

　달리기와 계단 오르기, 줄넘기를 하면 왜 몸이 터지는 듯 아파오는지 도무지 알 수 없다. '그다지 힘들지도 않고 효과적인 방법이 있었으면 좋겠는

데' 하는 말이 절로 나오게 된다.

여기서 소개하는 〈다리 들기〉는 그러한 사람을 위한 운동이다. 이 운동은
배가 들어가고 위장에도 좋으며 또 자율신경의 균형을 잡는 데도 좋다.

6-① 다리 들기

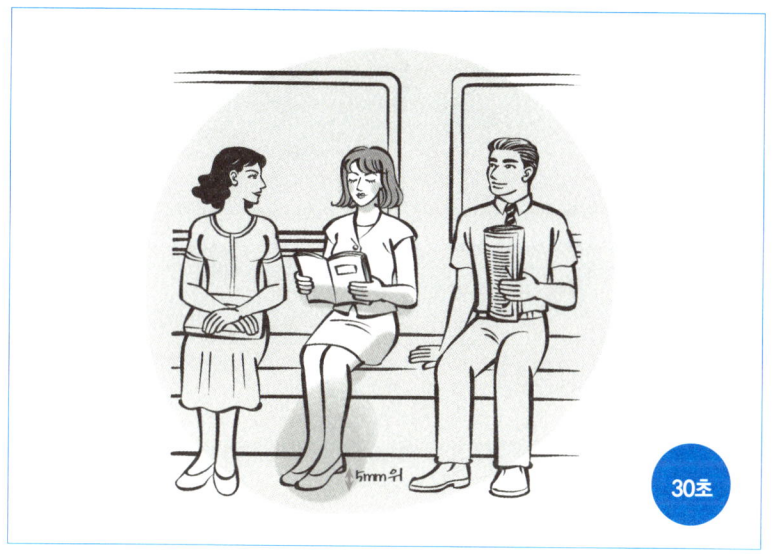

1. 발바닥 전체를 5밀리미터쯤 들고 앉는다.
2. 배에 힘을 준다.
* 신문이나 책을 보면서 해도 좋다.

2

배의 군살을 뺀다(2)

살이 찌게 된 것은 확실한데, 어느 정도 자기 건강에 영향을 미치고 있는지를 모른다는 사람이 많다.

그런 사람에게는 자기 스스로 간단히 테스트할 수 있는 방법이 있다.

1. 양말을 선 채 신는다.

2. 구두끈을 앉지 않고 맨다.

이것을 하지 못하는 사람은 배가 많이 나온 사람이다.

왜 복부에 지방이 생기는 걸까?

하나는 내부의 장기를 자발적으로 쇼크로부터 지키기 위해서이다. 흉곽 같은 뼈가 없으므로 내부는 불안정하다.

특히 여성의 경우에는 소중한 태아를 보호하기 위해서 지방층이 두껍게 붙어 있다.

또 하나는 온도 차이에서 위장을 지키기 위해서이다. 위장은 섬세한 장기이므로 조금만 차게 하여도 설사를 하든가, 조금만 더워도 식욕을 잃든가 한다.

지방은 비열(比熱)이 크기 때문에 열에 대해서 안정성이 있으므로 배에 붙기 쉬운 것이다.

지방을 제거하기 위해서는 〈누워서 다리 뻗쳐 올리기〉가 좋다.

사람의 몸은 잘 만들어져 있어서 섭취 칼로리가 부족했을 경우에는 저축해 둔 지방질을 파괴하여 에너지로 바꾸어 준다. 복부에는 여분의 지방이 저장되기도 쉬운 반면 소모되기도 쉽다.

6-② 누워서 다리 뻗쳐 올리기

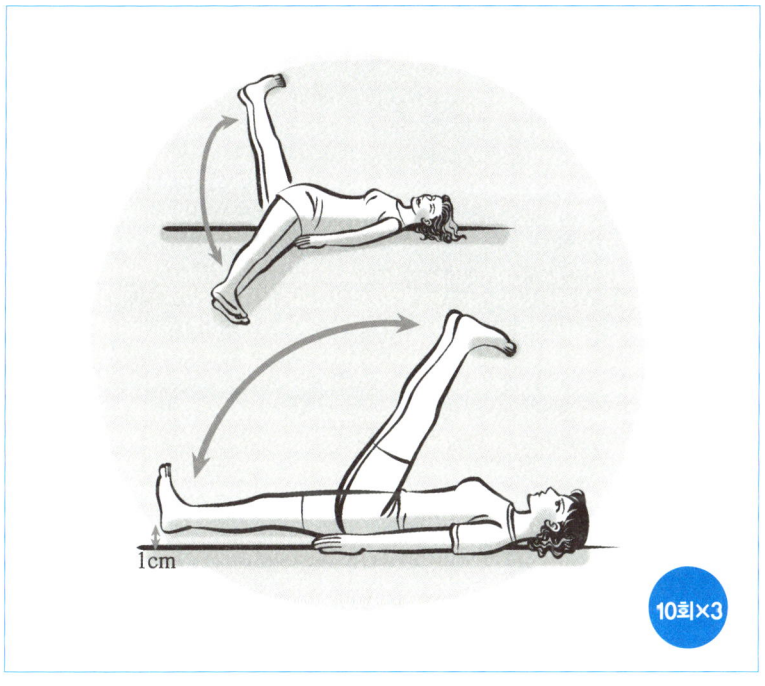

1. 방바닥에 누워 두 발을 가지런히 머리 위로 가져간다.
2. 조용히 1센티미터씩 의식하면서 내린다.
3. 내렸을 때 쉬지 말고 1센티미터쯤 떨어진 위치에서 멈춘다. 반복해서 10번씩 한다.
4. 그 다음 다리를 왼쪽으로 비틀어 내린다. 10번 반복한다.
5. 오른쪽으로 비틀어 10번 반복한다.

배의 군살을 뺀다(3)

학생 때는 날씬했던 남자가 3, 40대가 되면 갑자기 살이 찌게 된다.

자기만 그런 줄 알았더니 동창회 등에서 만나 본 친구들 대부분이 한결같이 뚱뚱해진 것을 보는 것은 흔한 일이다.

왜 중년이 되면 갑자기 지방이 생기게 되는가. 그 이유는 네 가지쯤 들 수 있다.

1. 호르몬의 변화 ─ 성장 호르몬과 남성 호르몬 등 단백질을 만드는 호르몬의 작용이 감소되어 조직이 지방질이 된다.

2. 신진대사 기능의 저하 ─ 나이와 함께 조직 세포의 증식이 감소된다. 그만큼 에너지가 과잉된다.

3. 운동부족 ─ 몸을 움직이는 기회가 줄고 칼로리가 과잉이 된다. 게다가 태양의 자외선을 쬐는 기회가 거의 없으므로 지방분해를 못하게 된다.

4. 지나친 미식(美食) ─ 지위가 높아지고 수입이 늘어감에 따라 맛있는 음식을 먹는 비율이 많아진다.

이 네 가지 중 자기 스스로 생각나는 것은 없을까?

스스로 그렇게 느껴지는 사람은 〈V자로 눕기〉를 본격적으로 하면 좋다. 복직근 위아래 양쪽에 효과가 있는데다가 등허리 둔부의 근육을 자극시켜 늘씬한 체격을 만들어 준다.

또 이 운동은 밸런스를 잡기가 힘들기 때문에 좀처럼 단련하기 어려운 평형감각을 훈련하는 데도 아주 좋다.

6-③ V자로 눕기

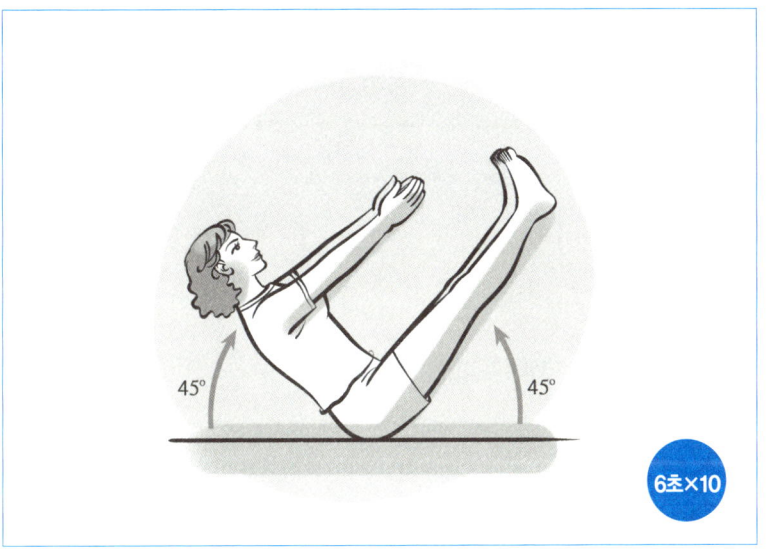

6초×10

1. 방바닥에서 상체와 두 다리를 동시에 든다.
2. 6초 동안 가만히 있는다. 10번 반복한다.
* 각도는 45도가 그 중심 각도인데, 여러 가지로 바꾸면 효과가 나는 곳이 달라져 재미있다.
* 의자에 옆으로 앉아 하는 방법도 있다.

4

옆구리의 군살을 뺀다

우리는 매일 식사에서 2,000~4,000 칼로리를 섭취하고 있는데, 이것은 대단한 숫자이다.

1칼로리를 에너지로 환산하면 426킬로그램의 물체를 1미터의 높이로 들어 올리는 힘에 해당하기 때문이다. 한 공기의 밥도 약 160칼로리가 들어 있다.

'이까짓 것' 하지 말고 식사의 양을 줄여야 한다.

그 다음은 운동인데, 가만히 앉아 있기만 해서는 1시간에 60칼로리밖에 소모되지 않지만, 걸으면 216칼로리, 골프는 300칼로리, 테니스는 426칼로리로 움직이면 움직일수록 칼로리가 많이 소모된다.

이 사실을 잘 기억하기 바란다.

그리고 미용체조에 열중인 여성들의 가장 큰 고민이 옆구리에 붙은 살을 빼는 거라는 데, 남성도 마찬가지다.

이것은 배 앞쪽에 붙은 살을 빼는 운동이 많은 데 비해 옆쪽은 적절한 운동이 없는 탓으로 좀처럼 늘씬하게 만들 수 없다.

그러나 〈옆으로 누워 다리 뻗치기〉를 하면 평소에 거의 사용하지 않는 외복사근과 내복사근을 효과적으로 자극하므로 옆구리의 살도 쉽게 뺄 수 있다.

이 운동은 또한 처진 배를 교정하고, 허리와 둔부를 강화시키는 만큼 히프가 올라가 정력에도 강해진다.

6-④ 옆으로 누워 다리 뻗치기

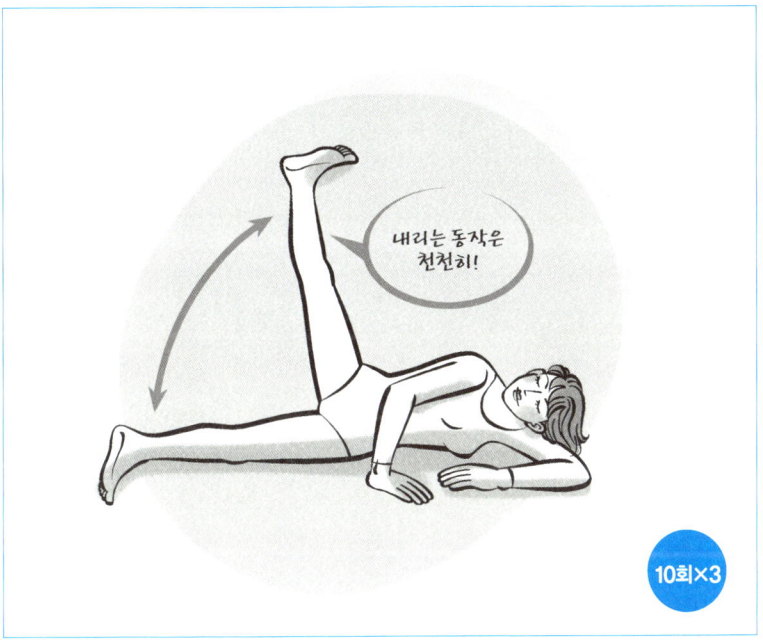

1. 방바닥에 눕는다(왼쪽을 밑으로 하고).
2. 오른쪽 다리를 직각으로 들었다가 천천히 내린다. 10번 반복한다.
3. 몸의 방향을 바꾸어 왼발로 10번 한다.
* 내릴 때 천천히 내린다.
* 서서 똑같이 한다. 벽을 이용해서 몸을 받치면 좋다.

가는 허리를 만든다

'허리가 단단히 죄어져 있느냐에 따라 남자의 양복 맵시가 결정된다.'

이것은 어느 디자이너의 말이지만 허리를 가늘고 날씬하게 하고 싶은 것은 여성만이 아니라 남성의 소원이기도 하다.

'배가 나왔구나' 하는 징후는 옆구리가 가장 나오기 쉽다는 것이다. 글래머를 내세워 데뷔한 여배우가 스크린에 자주 출현함에 따라 몸의 선이 균형을 잃어 가는 것을 흔히 볼 수 있는데, 이것은 역시 배와 허리 부분이 균형을 잃어 가기 때문이다.

복부의 근육은 전굴(前屈)과 측굴(側屈), 회전운동을 하는 것 외에 복압을 강화시켜 배변이나 분만 등 중요한 역할을 한다.

팔근육은 그 장소에 따라 신근과 굴근이 구별되어 있는 데 비해 배 주위 근육은 1인 2역이다. 왼쪽이 늘어나면 오른쪽은 줄어들고, 오른쪽이 늘어나면 왼쪽이 줄어드는 구조로 되어 있다.

'기지개'를 켜면 기분이 좋은 것은 쭉 뻗은 근육세포가 크게 늘어나 구성성분이 움직여서 연소하여 타다 남은 찌꺼기의 젖산성 물질이 조직에서 분리되어 세포 안에서 세포 밖으로 배출되기 때문이다.

이 배 근처의 근육의 원리를 응용하여 생긴 것이 〈옆으로 구부리기〉 운동이다. 〈다리 뻗쳐 올리기〉(4-①)가 근육에 수축동작을 일으키는 데 비해, 〈옆으로 구부리기〉는 늘여서 펴주는(伸展) 동작이므로 아무리 운동이 질색인 사람이라도 무리 없이 살을 뺄 수 있다.

6-⑤ 옆으로 구부리기

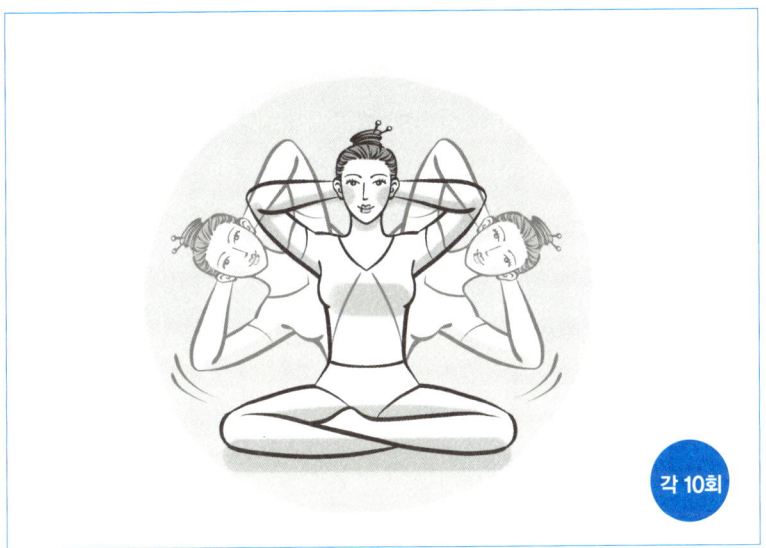

각 10회

1. 책상다리를 하고 앉는다. 손은 머리 뒤에서 맞잡는다.
2. 그대로 오른쪽으로 넘어진다. 6초 동안 가만히 있는다.
3. 왼쪽으로 몸을 넘어지게 한다. 6초 동안 가만히 있는다.
4. 반복해서 10번 한다.
* 되도록 복측부(腹側部)를 편다.
* 서서 하거나 손에 무거운 책 같은 것을 쥐고 해도 좋다.

6

궁둥이가 처진 것을 고친다

'히프를 올리고 날씬해지고 싶다'는 소망은 남녀를 막론하고 희망사항이다. 늘어난 히프는 균형을 잃게 한다.

젊었을 때는 팽팽했던 히프가 나이와 함께 지방이 많아지고 축 처지게된다.

이것은 친수성(親水性) 콜로이드가 수분을 당겨서 팽팽해져 있었는데, 나이와 함께 수분이 없어져서 생기는 현상이다.

히프가 팽팽해진다는 이점은 균형에만 머물지 않는다. 히프 부분이 두꺼운 것은 압박과 충격에서 성기를 지키는 중요한 역할을 다하기 위해서다.

히프가 올라가면 옆에서 보았을 때의 균형이 잘 조화되고, 동양인 특유의허리가 길고 다리가 짧은 상태에서 벗어날 수 있다.

여성들이 흔히 아파트 방에서 다리를 들고 후당탕거리는 광경을 보는데, 그것은 피로하기만 하고 별다른 효과가 없다. 게다가 남성에게는 멋쩍은 운동이다.

여기서 소개하는 〈뒤로 다리 올리기〉는 누구든지 쉽게 할 수 있고, 게다가허리 부분의 혈액 순환을 좋게 하고 부신 호르몬의 분비를 높여서 변비와정력, 위장 강화, 폐장 강화에 종합적인 작용을 한다.

히프는 큰 편이 좋은가, 작은 편이 좋은가 논의가 분분하지만, 좌우지간 처지지 않은 탄력 있는 히프가 제일 좋다고 생각된다.

6-⑥ 뒤로 다리 올리기

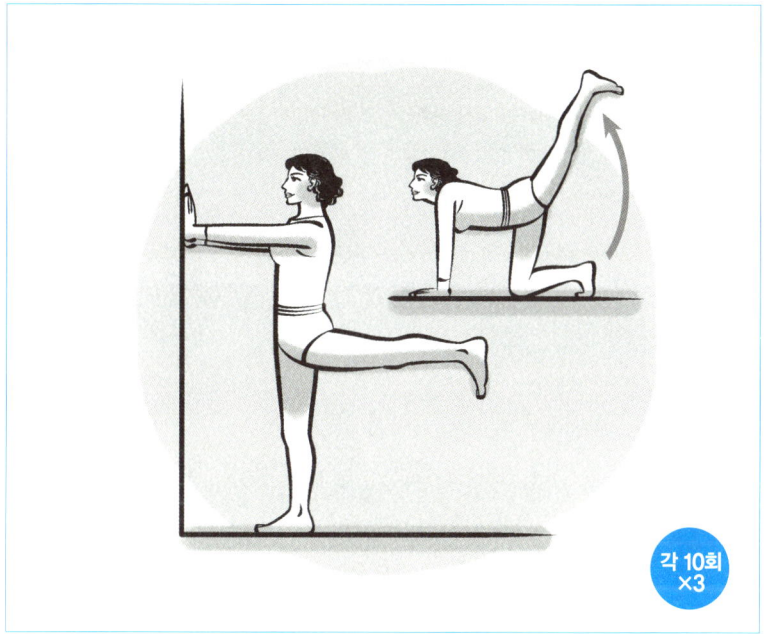

각10회
×3

1. 벽에 손을 내고 한쪽 발씩 뒤로 올린다.
2. 오른발 10번, 왼발 10번씩.
3. 각각 3번 한다.
* 운동할 때마다 둔부를 꽉 조인다. 항문에 힘을 주는 기분으로 한다.
  방바닥을 기면서 한쪽 발씩 교대로 올리는 방법도 있다.

단단한 허벅지를 만든다

여성들에게서 '다리만 가늘게 하고 싶은데요' 라는 희망을 자주 듣는다.

미니스커트나 핫팬츠가 유행인 요즘, 여성들의 다리 고민은 심각할 정도다.

다리가 굵다고 해도 근육질로 굵어져 있는지 지방이 많아서 처져 있는지를 구별할 필요가 있다. 방법은 간단하다. 손가락으로 집어 보아 피하지방이 많은지 적은지를 조사하면 된다.

근육이 발달하여 굵어진 다리는 다리에 부하(負荷)를 주는 운동을 피하고, 〈다리 벌리기〉 운동 등 근육을 뻗치는 체조를 하면 좋다.

대부분의 경우가 지방질로 살찐 것이다. 젊었을 때 운동을 하여 다리가 굵게 발달한 사람이라도 2년쯤 안하고 있으면 내부에서 근육을 통해 지방의 변화가 생겨 느슨해진 감이 들게 되어 있다.

장거리 육상 선수가 연습이 심한 데 비해 다리가 가는 것은 자기 체중만을 짐의 대상으로 하고 있기 때문이다. 이런 원리를 응용한 것이 '시시이 스'이다.

즉, 몸의 무게를 이용하여 회수를 작게 하기보다는 빨리 하여 시시이 스처럼 무게를 주지 않고 횟수를 많게 하는 편이 날씬하고 가는 다리를 만드는 비결이다.

　대개 한 달쯤 하면 양쪽 다 3센티미터, 6개월에는 8센티미터쯤 가늘어지
는 경우가 많다.

6-⑦ 허리를 잡고 앉았다 서기

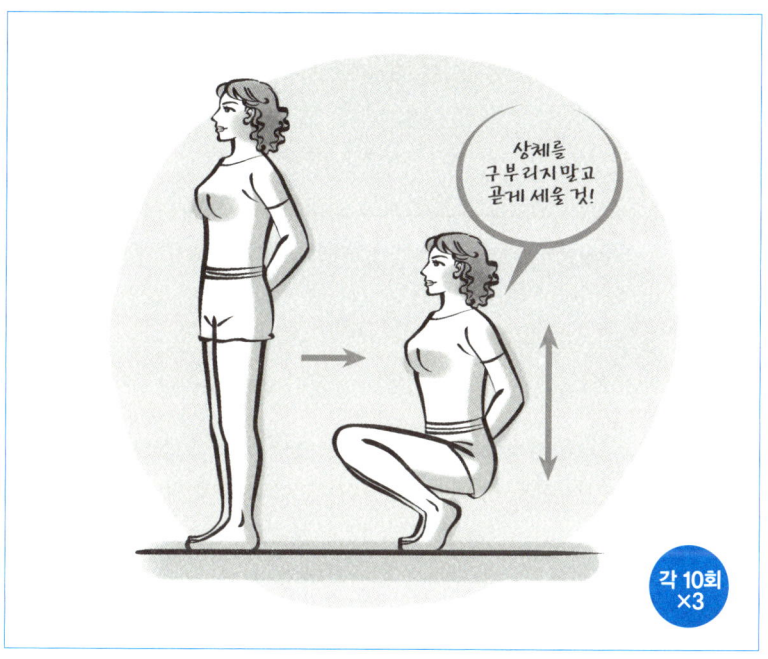

1. 두 손을 허리에 대고, 두 무릎을 앞으로 밀어낸 모습으로 다리를 굽혀 맞는 자세를
　취한다.
2. 그대로의 자세로 일어선다. 반복해서 50번 한다.
* 상체를 되도록 뒤로 젖혀 앉든가 서든가 한다.
* 속도를 빠르게 한다.

8

발목과 종아리를 단단하게 한다

'허벅지가 굵은 것은 참을 수 있지만 발목과 종아리가 굵은 것은 못 참겠어' 하고 말하는 직장 여성들이 많다.

확실히 발목이 굵은 다리는 지성미가 없어 보인다.

흔히 영양(羚羊) 같은 다리라는 표현이 있듯이 좋은 다리란 종아리의 근육이 단단하고 발목이 가는 다리를 말한다.

반대로 나쁜 다리란 운동 부족으로 종아리나 발목이 모두 살찌고 굵은 다리를 말한다.

지방층에는 모세혈관이 발달하기 힘들기 때문에 신진대사가 이루어지기 어렵고, 임파액도 정체되기 쉽다. 따라서 다리가 붓기 쉽고 피로하기 쉬운 법이다.

흔히 거들을 감고 가늘게 하려고 애쓰는 사람이 있는데, 그것은 효과가 없다. 일시적으로 압박할 뿐 임파액의 흐름이 정지되어 더 피로해지기 쉽다. 거들을 떼면 지방이 느슨해져서 다시 그대로 되는 것은 당연하다.

종아리와 발목을 단단하게 하는 운동으로는 줄넘기 같은 것도 효과적이지만 빠른 시간 내에 효과가 있는 운동으로는 〈발목 들어올리기〉가 좋다.

이 운동은 다리 전체에 붙은 지방을 연소시키고, 신진대사를 촉진시키고 발목과 종아리를 가늘게 하는 데는 가장 좋은 운동이다. 또한 다리가 피로했을 때 이 운동을 하면 임파액의 흐름이 좋아져 피로가 회복되며 아울러 신장도 강화된다.

6-⑧ 발목 들어올리기

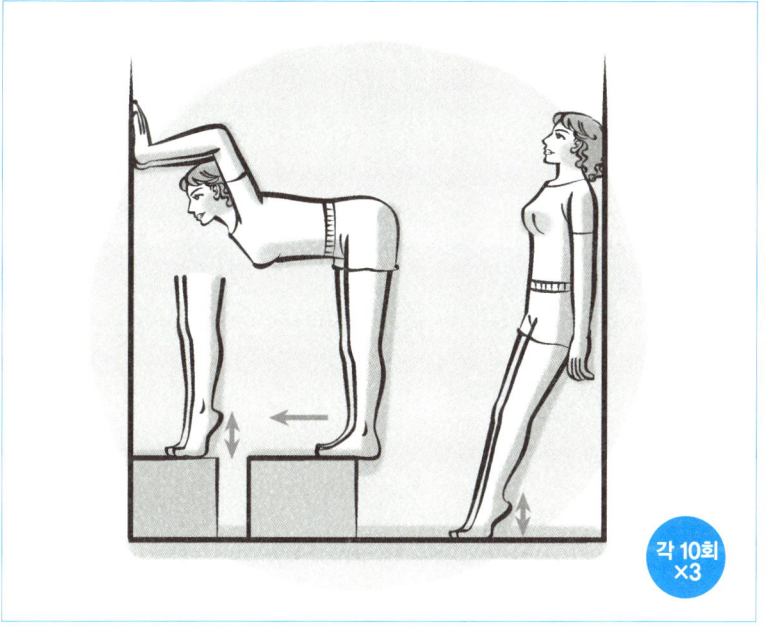

각 10회
×3

1. 벽에 손을 대고 상체를 굽혀 뒤꿈치를 위아래로 움직인다.
2. 받침대 같은 것 위에 올라타는 것도 좋다.
* 아킬레스건을 되도록 편다.
* 발뒤꿈치의 들었다 올리기(4-⑤)도 효과적이다.

9

아름다운 뒷모습을 만든다

자기 자신은 전혀 볼 수 없지만 남에게 보여주는 뒷모습에 대한 인상은 예상 이상으로 크다.

뒷모습에 그 사람의 인품이 나타난다고 말하듯이 어쩐지 쓸쓸함을 느끼게 하거나 듬직한 신뢰감을 느끼게도 하며, 인생의 피로를 느끼게 하는 등 그야말로 천차만별이다.

뒷모습을 지배하는 요소로는 목의 굵기, 넓은 어깨, 삼각근, 광배근의 발달, 등뼈의 꼿꼿함, 허리의 단단함 등을 들 수 있다.

이들 여러 근육을 부분별로 트레이닝하고 싶으면 〈몸 펴기〉 운동을 매일 3분간 하는 것만으로도 크고 듬직한 등을 갖게 된다.

이것은 한 번의 동작으로 등 전체의 근육에 자극을 주기 때문이다. 또 이 운동은 〈뒤로 뻗치기〉(3-⑪)와 〈엎드려 다리 올리기〉(8-⑫)를 한꺼번에 하는 셈이며, 내장, 특히 간을 자극하여 비뇨기 계통을 강화시킨다.

또 허리 부분의 부신 호르몬, 서혜부의 성 호르몬, 목의 갑상선 호르몬을 자극하여 스태미나를 조정하는 데 효과적이다.

또 현대인은 엎드려 하는 일이 많으므로 이 자세를 취함으로써 잠들고 있던 신경을 자극시켜 변비와 소화불량, 굽어진 등의 교정에 효과적이다.

6-⑨ 몸 펴기

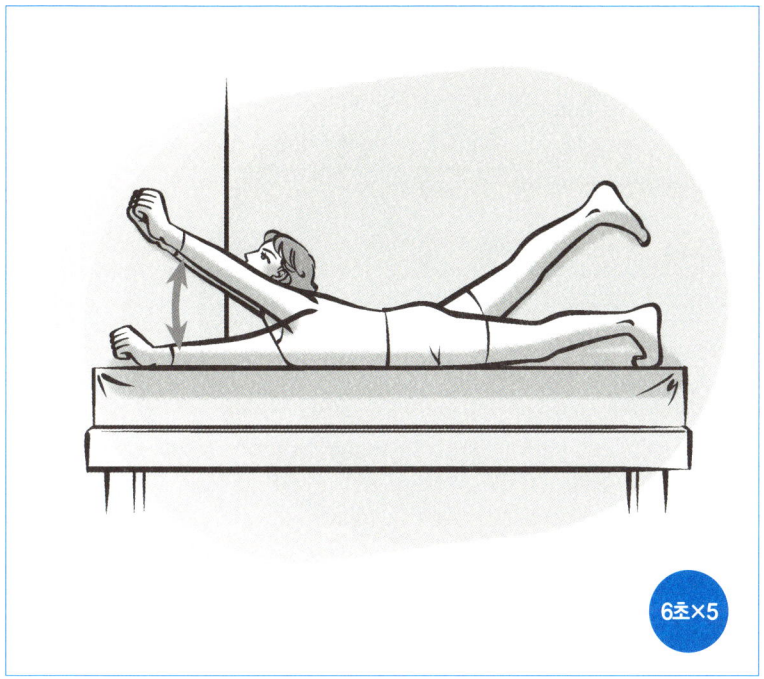

6초×5

1. 방바닥에 배를 대고 누워 두 손과 두 발을 동시에 올린다.

2. 손끝, 발끝 다 30센티미터 가량 올라가면 6초 동안 가만히 있는다.

3. 5번 반복한다.

* 넓적다리가 방바닥에 닿지 않도록 노력한다.

뺨과 턱의 처짐을 막는다

'저 사람은 스물 대여섯 살쯤 되어 보인다', '저 사람은 30대의 중반쯤이다' 하는 말을 흔히 듣는다. 그리고 그 대답이 꼭 맞을 때가 많다.

무슨 이유일까?

젊어서 신진대사가 왕성하면 근육 세포 속의 단백질 성분이 크게 발달하여 세포가 팽팽해져 있지만, 대사가 늦어지면 단백질 성분이 줄어들고 지방분이 그 속을 차지한다.

이 지방의 비중이 커지므로 근육이 처지는 것이다. 따라서 얼굴이 처지는 현상 때문에 대체적인 나이를 알아맞히는 것이다.

처지는 원인으로는 수분의 감소를 들 수 있다.

세포 속의 성분은 미세한 과립으로 되어 있으며, 저마다의 알맹이는 주위에 수분을 끌어당기는 친수성 콜로이드라고 부른다.

갓난아기의 피부가 생기 있는 것은 콜로이드의 친수력이 강하기 때문이며, 노인들은 나이를 먹음에 따라 이 친수력이 약해지므로 메마른 피부가 되는 것이다.

볼이나 턱의 노화를 막는 방법으로는 아아, 오오 하는 발성운동과 임파법을 병용하는 것이 좋다.

6-⑩ 뺨과 턱의 임파법

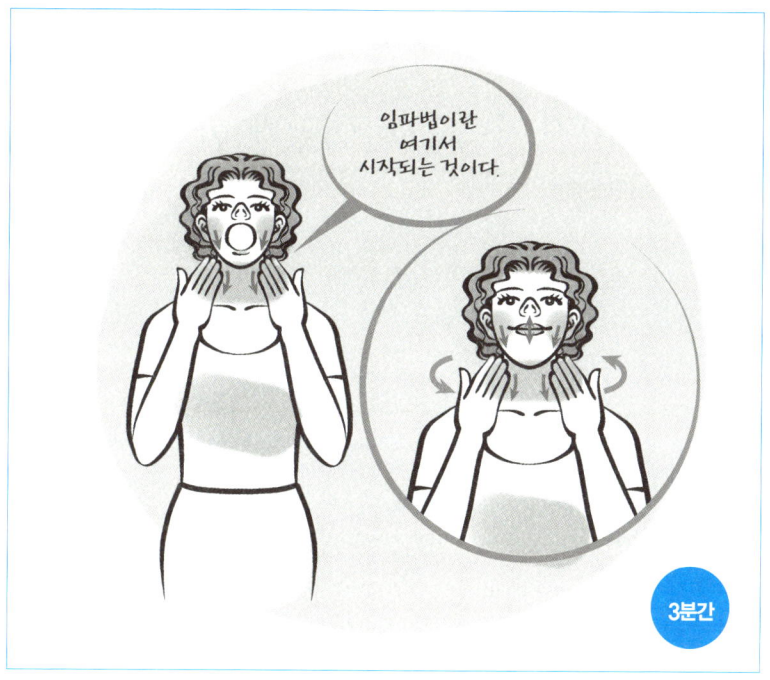

1. 크게 입을 벌리고, 뺨과 턱의 근육을 목줄기 방향으로 마사지한다.

2. 천정을 향해 목줄기를 마사지한다.

* 입의 여닫이 운동이나 목의 회전운동을 병행하면 더욱 좋다.

* 등허리나 서혜부에 마사지를 하면 더욱 효과적이다.

처진 가슴을 탄력있게 한다

가슴 주위가 밑으로 처진 모습은 보기 흉할 뿐만 아니라 생명에 관계되는 문제를 내포하고 있다.

비만한 사람은 마른 사람에 비해 3배 이상 고혈압에 걸리기 쉽고, 4배 이상 당뇨병에 걸리기 쉽다. 또 2, 3배나 심장병에 걸리기 쉽다.

한 마디로 말해 건강체의 사람이라면 앞으로 20년을 더 살 수 있다고 한다면, 비만증인 사람은 그 확률이 30퍼센트로 줄어든다.

전체 몸무게의 절반이 지방인 사람도 많다.

곰이 동면하는 것과 비교해서 한 달 반쯤 단식해도 살 수 있다고 하는 학자가 있는데 갑작스런 단식이나 감식을 해서는 안 된다.

차츰차츰 줄여서 몸에 익히는 것이 중요하다. 운동을 병행하면서 하는 감식이 좋다.

체조의 좋은 점은 단지 칼로리를 소비시키는 것만이 아니라 신진대사를 촉진시키고, 지방을 연소시키며, 호르몬, 신경계의 균형을 회복시키는 등의 효과가 큰 데 있다.

〈팔 굽히기〉는 대흉근을 다각적으로 자극하고, 군살의 지방을 빼주는 데 효과가 있다.

근육이 수축, 긴장할 때마다 근육과 근육 사이에 있는 지방이 에너지로서 소비되기 때문이다.

6-⑪ 팔 굽히기

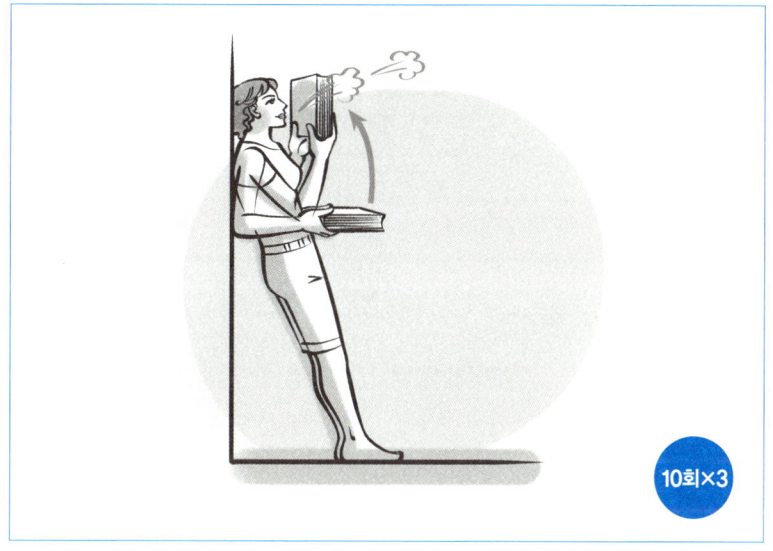

1. 벽에 기대어 가슴을 편다.
2. 두 손에 무거운 책 같은 것을 들고, 팔위에서 올리고 내리는 것을 반복한다.
3. 팔을 내렸을 때 숨을 가득 들이쉬고 올리면서 내쉰다.
* 팔꿈치를 깊이 내릴 것.
* 머리를 아래로 발을 위로 하고 하는 방법도 있다.

아름다운 목을 만든다

목이 단련되어 있는 사람은 근육을 방어하는 힘이 강하다고 한다. 그래서 다치는 정도도 훨씬 적다.

흔히 자동차가 뒤에서 부딪쳤을 때 잔뜩 힘을 주면 좋다고 하는 것은 목의 근육에 힘이 들어가 충격에 대응할 수 있기 때문이다.

편타증의 예로서, 뼈를 다쳤다 하여 견인(牽引)이나 수술을 하는 병원이 많은데, 뼈보다도 목의 근육이 늘어나 결렬되든가 뒤틀리고 마는 경우가 훨씬 많다.

목의 운동법이라고 하면 지금까지는 레슬러 브리지밖에 없었다. 그러나 레슬러 브리지는 운동에 흥미가 없는 사람에게는 귀찮은 운동이므로 일반인은 그냥 지나치는 경우가 많다.

여기서 소개하는 〈리버스 브리지〉는 해보면 알겠지만, 아주 간단하고 효과가 좋은 방법이다.

'목을 더 굵게 하고 싶다'는 사람이 있는가 하면, '목을 가늘게 하고 싶다'는 사람도 있다. 목 주위에 지방이 붙어 있는 사람은 지방이 깨끗이 제거되고, 목이 가는 사람은 차츰 굵어지는 등 어느 경우에나 이 방법으로 해결이 가능하다.

또 이 운동을 하면 목의 근육이 강해지고 머리가 상쾌해지며 두통이 없어진다. 게다가 신경도 안정되고 스태미나도 길러진다.

6-⑫ 리버스 브리지

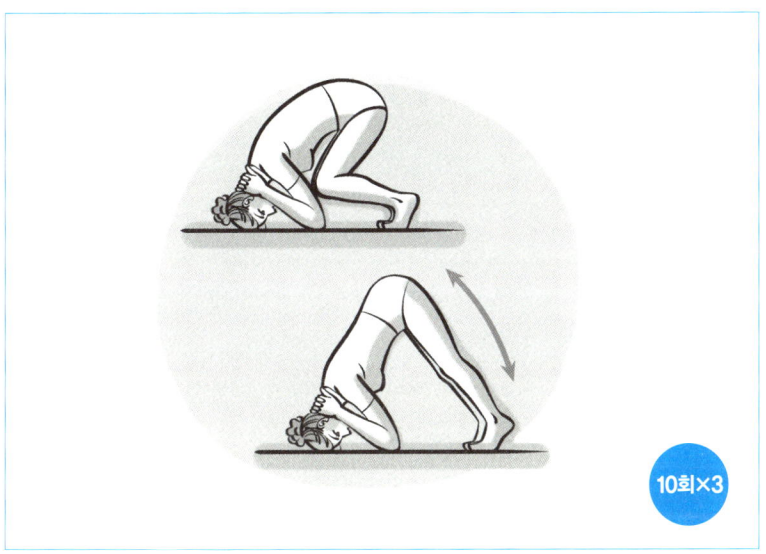

1. 방바닥에 엎드려 다리를 굽힌다. 손은 머리 뒤에서 붙잡는다.
2. 이마와 양 발바닥만으로 전신을 지탱한다.
3. 이 지세로 히리를 높이 들고 움직인다.
* 머리의 앞부분이 그 지점이 된다.

굽어진 등을 고친다

전철이나 버스를 타든가, 길을 걸으면서 느끼는 것은 등이 휘어져 있는 사람이나 자세가 나쁜 사람이 매우 많다는 사실이다.

자세는 그 사람의 습관이다. 자세가 나쁜 사람들에게 공통적인 것은 목에 힘이 없다는 점이다.

목에 힘이 없는 사람은 아무래도 머리가 앞으로 나오는 느낌이 든다. 머리가 앞으로 나오면 물리학적으로 등뼈가 휘어져 들어오는 힘을 완화시키려고 등의 고유 배근(背筋)이 긴장한다.

고유 배근이 탄력성을 갖고 있는 동안에는 괜찮지만 나이를 먹음에 따라 고유 배근이 약해지면 자기 몸을 본래대로 펼 수 없다. 노인의 허리가 굽은 것도 이 때문이다.

굽어진 자세가 습관이 되면, 폐장을 압박하고 산소 공급이 불충분해져 위의 소화 활동이 방해를 받는다. 또 갑상선 호르몬, 부갑상선 호르몬의 분비가 나빠지므로 몸에 좋지 않은 결과가 연쇄적으로 일어나서 스태미나를 잃게 되는 원인이 된다.

척추를 펴는 간단한 방법은 〈수직으로 서기〉이다. 이것은 수직 벽이나 기둥 등에 등뼈를 대는 것만으로 충분하다.

지하철 플랫폼에서 열차를 기다리고 있을 때, 좌석에 앉아 있을 때, 엘리베이터를 타고 있을 때, 하루 중에 언제라도 좋다. 의식할 때마다 등을 펴는 습관을 들이는 것이다.

또한 이것은 임파의 흐름이 좋아지고 피로를 푸는 방법 중 하나이다.

6-⑬ 수직으로 서기

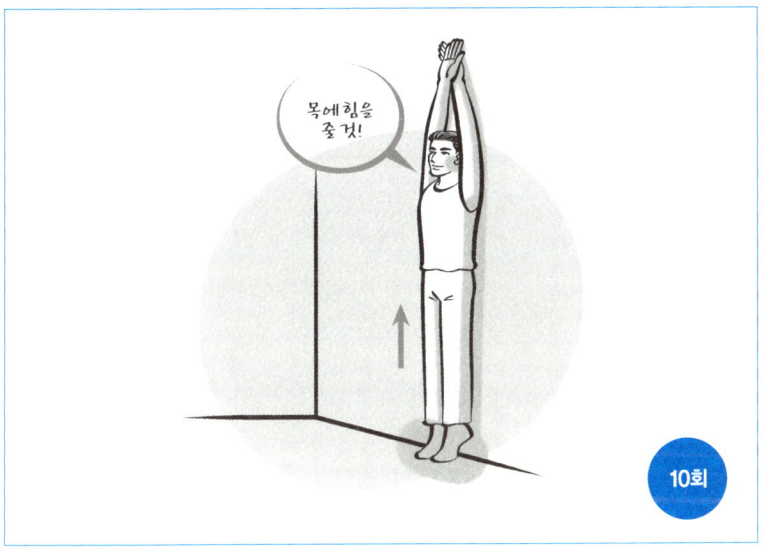

1. 벽이나 기둥 앞에 수직으로 선다.
2. 턱을 당기고, 두 손을 힘껏 높이 올리고 몸을 쭉 뻗는다.
3. 두 손을 겹친다. 10번 반복한다.
* 목에 힘을 준다.
* 자리에 누워서 해도 좋다. 등에 베개를 넣으면 효과적이다.

키를 크게 한다

요즘 젊은 사람들의 키는 예전에 비해 몰라보게 커졌다.

최근에는 서양인과도 그다지 차이가 나지 않을 정도인데, 앞으로 20년 후에는 젊은이들의 평균 신장이 178센티미터가 되고 서양 어느 나라와 비교해도 뒤지지 않을 것으로 예상된다.

뼈는 단백질과 칼슘, 인, 수분 등으로 구성되어 있고, 성장기에는 골단선(骨端線)이라는 해면상의 조직이 있어서 아래위로 뼈를 늘여 간다.

여기서 소개하는 〈뛰어오르기〉는 다리의 근육을 발달시키는 동시에 뼈의 길이를 늘이는 운동이다.

또 〈뛰어오르기〉는 목에서 등에 걸쳐 척추를 늘이는 효과도 있고, 활처럼 아주 굽어진 자세를 교정하는 작용도 한다.

질이 높은 단백질로는 달걀과 두부, 생선, 우유를 권한다. 양으로는 체중 1킬로그램에 대해서 2그램의 순단백질을 먹는 것이 좋다.

옛날에는 남자도 20세를 넘으면 성장 호르몬의 분비가 멈추고 골단선이 사라지므로 그 이상 키가 자라지 않는다고 했는데, 최근 미국에서 발표된 통계에 의하면 26세까지는 키가 자란다고 한다.

〈뛰어오르기〉를 하면, 이처럼 발육기에 있는 사람은 다리가 길어지고 날씬해지며 성인의 경우에는 등줄기와 목이 늘어나 키가 커지며 순발력이 길러진다.

6-⑭ 뛰어오르기

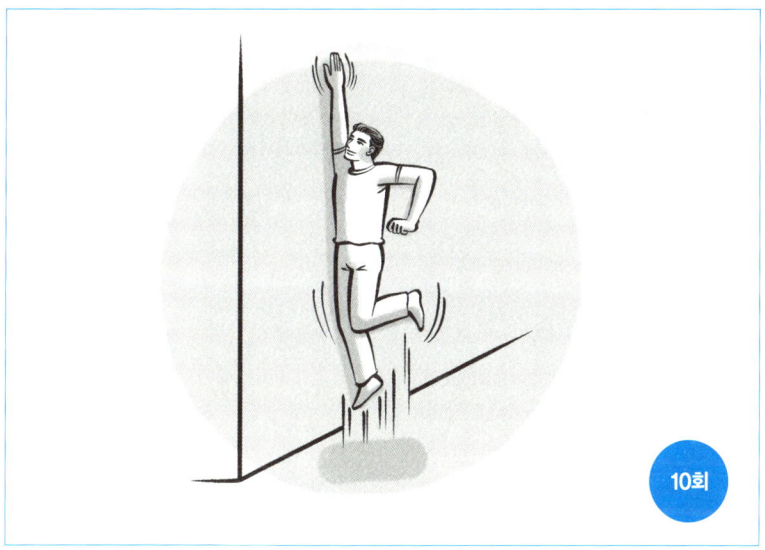

10회

1. 방바닥에 다리를 굽혔다가 힘껏 뛰어오른다.
2. 되도록 높은 데까지 손을 뻗는다. 반복해서 10번 한다.
* 오른손과 왼손을 번갈아 가며 힌다.

아름다운 팔을 만든다

'가늘고 날씬한 팔을 갖고 싶다'는 여성이 많다. 그다지 굵은 것도 아니면서 좀 더 아름다워지고 싶은 모양이다.

최근에는 남성중에도 살쪄서 둥그레진 팔을 근육형으로 만들고 싶어 하는 사람이 늘고 있다.

의학적으로도 너무 굵고 지방이 잔뜩 붙어 있는 팔은 혈액 임파액의 흐름이 나빠져서 마비되기 쉽고 관절 류머티즘에 걸리기 쉽다.

또한 정맥 주사를 놓을 때 혈관이 어디에 있는지 찾기가 힘들고 더군다나 아픈 고역을 치르기도 한다.

팔을 가늘게 하고 싶으면 어깨나 팔꿈치, 손목 등의 관절을 움직이는 운동이 좋다.

일상생활에서 관절을 너무 쓰지 않으면 관절에 젖산성의 피로물질이 차기 쉽고, 신진대사가 원활하게 이루어지지 않는다.

여기서 소개하는 〈팔 틀기〉는 어깨의 구상관절, 팔꿈치의 경첩관절, 손목의 타원관절을 넓은 각도에서 자극하여 팔에 붙은 지방을 없애는데 효과가 크다.

흔히 40대 어깨니 50대 어깨니 하며 호소하는 사람이 있는데, 이것은 관절의 노화현상이다.

〈팔 틀기〉는 40대 어깨의 방지나 치료에도 효과가 있다.

운동이나 체조는 몸의 기능으로 볼 때 일종의 마사지이다. 운동에 의해 근육이나 관절이 자극되고, 신진대사가 활발해지고 피로물질이 제거되므로 기분이 상쾌해진다.

6–⑮ 팔 틀기

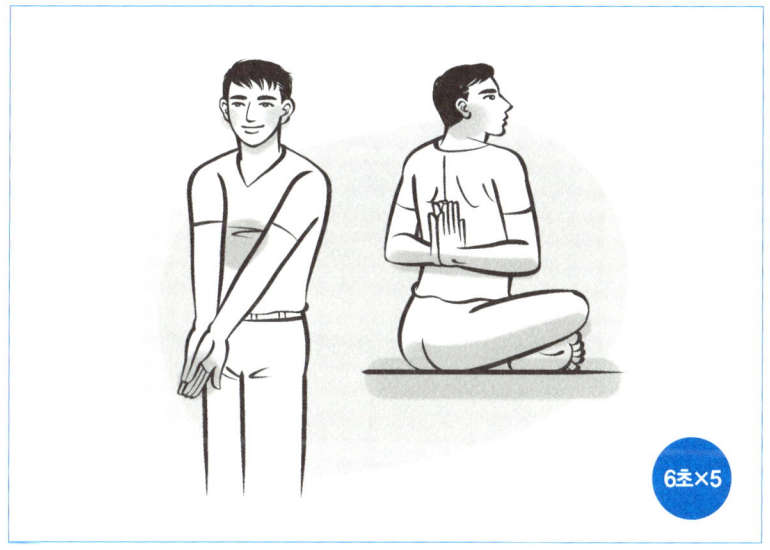

6초×5

1. 팔뚝을 앞으로 내밀고 팔꿈치와 팔꿈치를 모은다.
2. 손을 뒤집어 손등을 모은다.
3. 등쪽으로 가져가서 손바닥을 합친다. 6초 동안 가만히 있는다.
4. 이 방법을 5번 반복한다.
* 팔과 팔, 손등끼리 또는 손바닥을 밀착시킨다.

16

너무 마른 것을 고친다

건강한 사람의 표준 체중은 얼마여야 하는가.

신장에서 100을 빼고 0.9를 곱하면 표준 체중이 나오는데, 0.8을 곱한 숫자보다도 자기 체중이 적을 때는 말랐다고 생각하면 된다.

트레이닝의 각 종목은 근육을 발달시켜 체중을 늘려 주는 것으로, 부은 것같이 지방이 많은 뚱보가 아니라 꽉 죄어진 단단하고 빈틈없는 몸을 조절하는 데 그 목적이 있다.

체중을 조절하고 싶을 때는 광배근과 대흉근, 대퇴근 등 용적이 큰 근육을 단련하는 종목을 중점적으로 하면 좋다.

마른 사람에게는 위장이 튼튼하지 않은 경우가 많이 있다. 이것을 해결하기 위해서는 복근 운동법을 반드시 병행하는 것이 좋다.

복근운동은 마르고 싶은 사람이 지방을 줄이기 위해 하는 운동이 아닌가 하고 생각할지 모르겠지만, 일반적으로 운동은 비만한 것을 단단하게 하고 마른 것을 살찌게 하여 체형적으로는 비슷한 경향이 있다.

특히 〈누웠다 일어나기〉는 두 발의 힘을 사용하지 않기 때문에 복직근 내부에 있는 위와 소장에 강한 수축 자극을 주어 식욕부진을 고치는 효과가 크다.

6-⑯ 누웠다 일어나기

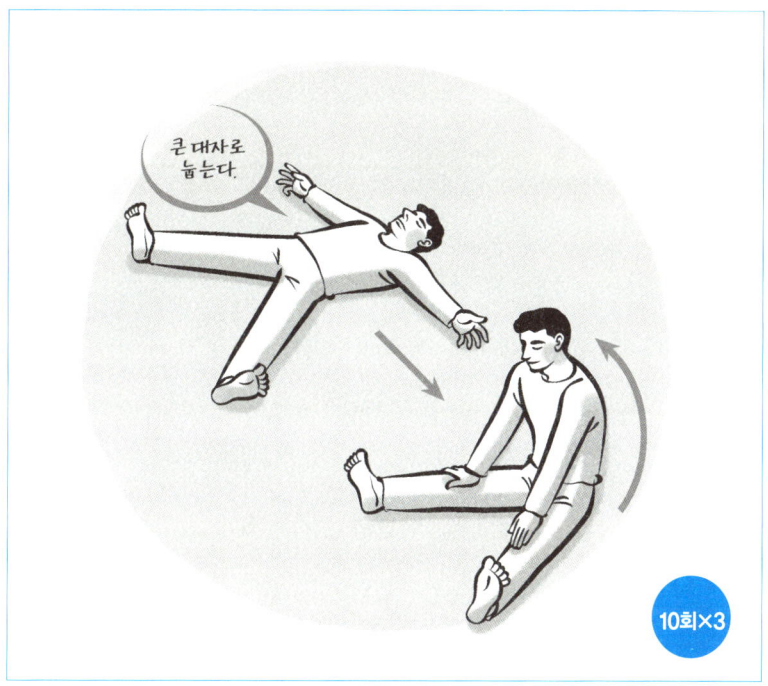

1. 방바닥에 큰 대자로 눕는다.
2. 다리를 벌린 채 상체를 일으킨다.
3. 발목을 한곳에 고정시킨다. 원래 자세로 돌아갈 때는 머리를 바닥에 닿지 않게 한다. 10번 반복한다.
* 다리의 넓이는 넓을수록 효과적이다.

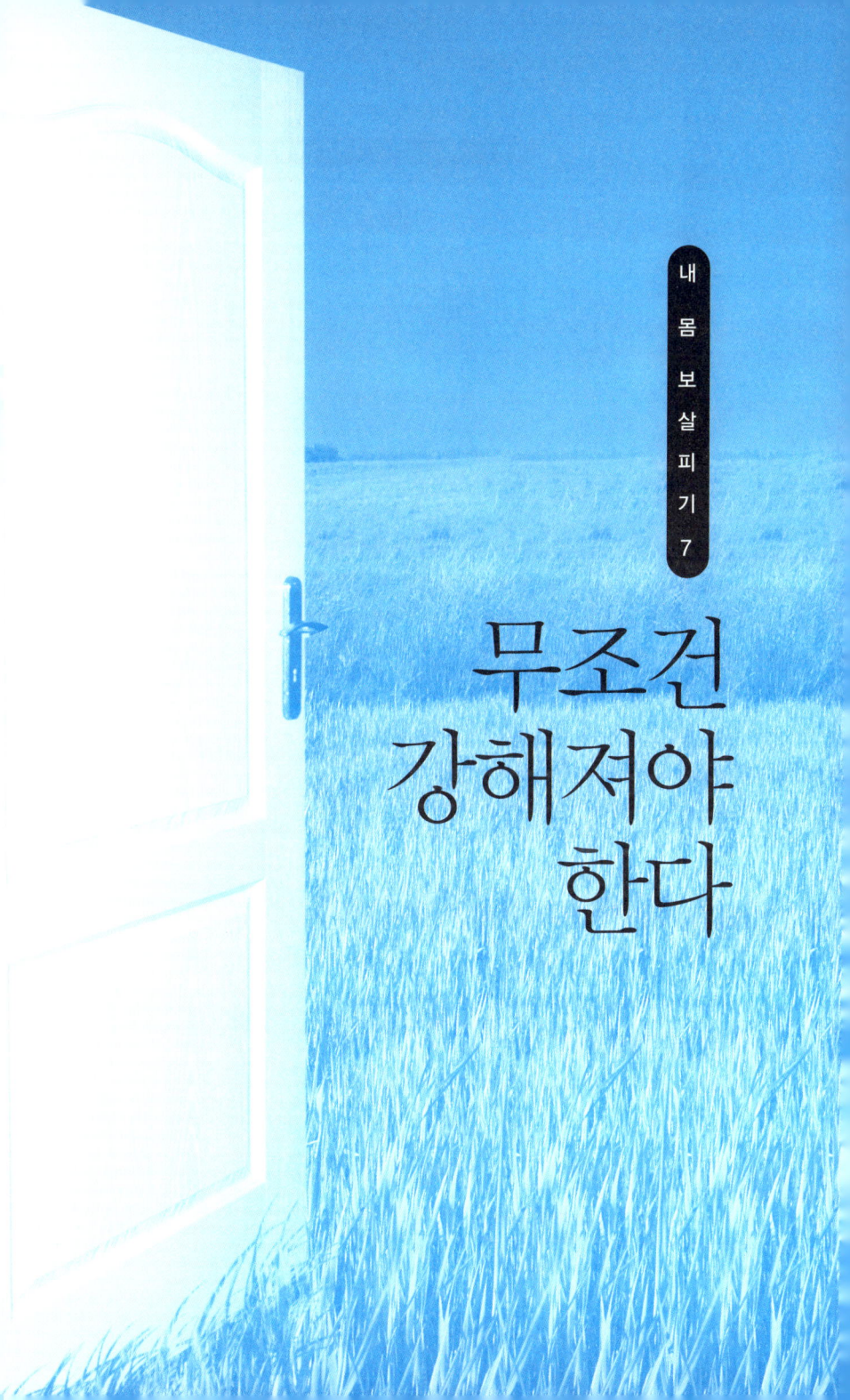

내
몸
보
살
피
기

7

무조건
강해져야
한다

술에 약한 것은 무엇 때문인가

술에 취해 빨리 기분이 좋아지고 싶다든가, 일 때문에 곤두선 교감신경의 활동을 빨리 진정시키기 위해 알코올의 힘을 빌리고 싶다면 술에 약한 편이 유리하다. 적은 알코올 양으로 빨리 그 같은 목적을 달성할 수 있기 때문이다.

그러나 술을 한잔 하면서 어려운 협상을 조금이라도 유리하게 마무리 짓고 싶을 때는 술에 약해서는 곤란하다. 빨리 취해 버리면 머리 기능이 둔해져서 생각이 조잡해지며 상대가 그 틈을 이용하기 때문이다.

술은 출세의 열쇠가 되기도 한다. 주사(酒邪)가 있어 알코올이 들어가면 평소와 아주 인격이 달라진다면 곤란하다. 상사에게도 좋게 보이지 않을 것이다. 우선 아무도 자리를 같이 하려고 하지 않을 것이다. 또 술을 못 마시는 열등감을 갖고 있는 사람도 있을 것이다. 그런 사람이 술에 강해지는 방법을 생각해 보자.

술에 취하는 것은 뇌세포의 활동이 알코올 때문에 마비되기 때문이다. 뇌세포 중에서도 미국의 뇌생리학자 마군 박사가 주창하는 '신피질(新皮質)' 부분, 즉 보다 고등 기능을 영위하는 부분이 먼저 마비된다. 구체적으로는 고등 정신 기능을 영위하는 중추, 특히 자기 본위의 언어나 행동을 억제하고 또는 본능적인 행동을 억제하는 활동이 빨리 마비된다. 그 때문에 술을 너무 많이 마시면 자기가 무슨 말을 하고 어떤 행동을 했는지도 모르게 된다. 그런데 그렇게 많이 마시지 않았더라도 마신 알코올분이 단시간 내에 뇌세포가 있는 데까지 돌아오면 많이 마신 것과 같은 결과가 된다. 즉, 뇌세포가 집중적으로 알코올의 작용을 받기 때문이다. 반대로 꽤 많이 마셔도 뇌세포 부분까지 순환해 오지 않도록 하면 그다지 취하지 않게 된다. 따라서 술에 강해지기 위해서는 마신 알코올이 되도록 뇌세포에 도달하지 않도록 하면 되는 것이다. 알코올이 뇌세포에 이르기까지의 관문의 활동을 강화하여 알코올이 쉽게 통과하지 못하도록 한다. 그 관문은 두 가지가 있다. 즉, 위와 간장이다.

위를 상하지 않게 마시려면

위는 알코올이 들어와 일부가 흡수되는 장소다. 위에서는 다른 영양소는 거의 흡수되지 않지만 알코올만은 흡수된다.

따라서 술에 약한 사람은 마신 직후 흔들흔들해진다. 그래서 첫째 관문의 역할은 되도록 알코올의 흡수를 느리게 하는 것이다.

그러기 위해서 가장 효과적인 것은 미리 지방을 많이 위 속에 넣어 두는 일이다. 이를테면 버터나 베이컨, 치즈를 한 덩어리 삼키고 나서 마시면 알코올이 지방을 녹이며 흡수됨이 없이 그대로 소장 쪽으로 보내진다. 언젠가는 흡수되지만 일시에 많이 흡수되는 것을 막을 수 있다.

또 소장 끝으로 가면 갈수록 췌장액이나 장액 때문에 알코올분이 묽어지므로 그 영향이 적어진다. 따라서 술에 약한 사람은 건배 때는 입술을 축일 정도로 하고 기름기 있는 것부터 먼저 먹고 나서 조금씩 마시기 시작하면 첫째 관문의 활동을 돕는 일이 된다.

취하지 않고 때우려면

둘째 관문인 간장에서는 흡수되어 온 알코올을 산화 분해하여 그 마취 작용을 없앤다. 이 분해 작용은 알코올 산화 효소라는 특별한 효소의 활동으로 이루어진다. 따라서 알코올 산화 효소가 많으면 많을수록 알코올을 분해하는 힘이 강해 많이 마셔도 이 관문에서 저지되고 좀처럼 취하지 않게 된다.

알코올 산화 효소의 양을 늘리기 위해서는 매일 아주 조금씩 술 마시는 습관을 들이는 것이 그 한 가지 방법이다. 누구나 처음 술을 마실 때는 알코올 산화 효소가 존재하지 않으므로 비교적 취하기 쉽지만 조금씩 마시고 있으면 많든 적든 이 효소가 간에 나타나서 흡수된 알코올을 분해하게끔 된다. 따라서 매일 밤 한두 잔 정도의 정종이나 소주를 마시면 자즘 술에 강해진다.

또 이 효소는 단백질을 재료로 해서 만들어지는 것이므로 달걀이나 고기, 생선 등의 동물성 식품을 먹으면 어느 정도 술에 강해지는 것을 돕는다. 술 안주는 단지 술을 맛있게 하기 위해서 먹는 것이 아니라 영양면에서의 목적도 가지고 있는 것이다.

숙취를 없애려면

술에 약한 사람이 좀 지나치게 마셨을 때는 모처럼 먹은 것을 토해 버리든가 머리가 쑤시듯 아파서 자리에 들고 마는 현상, 즉 숙취에 시달리는 일이 종종 있다. 이것을 없애려면 어떻게 하면 좋을까.

숙취 현상은 알코올 산화 효소의 형제인 알데히드 산화 효소라는 효소의 활동 때문이다.

알코올에 알코올 산화 효소가 작용하면 알데히드라는 것이 된다. 이것이 분해의 제 1단계이다. 제 2단계에서는 만들어진 알데히드에 알데히드 산화 효소가 작용하여 초산으로 바뀐다. 이 반응은 인체 내 뿐만 아니라 탁주를 만들 때도 행해지는 반응이다. 탁주 누룩을 사와서 온돌방에서 탁주를 만들 때, 발효 시간이 너무 길든가 온도가 좀 높든가하면 이들 효소의 활등이 너무 강해서 모처럼 된 탁주의 알코올이 초산이 되어 신 탁주가 되어버리고 마는 것이다.

그런데 알코올에 알코올 산화 효소와 알데히드 산화 효소가 같은 세기로 작용하면 그것에 의해 생긴 초산은 다시 분해하여 탄산가스와 물이 되어버리므로 별 문제는 없다.

그런데 실제로는 알코올 산화 효소의 활동 쪽이 그 다음의 알데히드 산화 효소의 활동 쪽보다 셀 때가 많다.

그 때문에 알코올은 자꾸만 분해되어 알데히드가 되는데, 알데히드는 그다지 빨리 초산으로 되지 않는다. 그 결과 간에 알데히드가 차서 차츰 그것이 피 속에 흘러나와 뇌세포에 이른다.

그런데 이 알데히드는 포르말린이라는 소독약과 같은 것으로 뇌세포에 직접 작용하여 맹렬한 독성을 나타내므로 그 양이 많으면 많을수록 심한 증세가 나타난다.

5

숙취의 원흉 알데히드 독소

나이는 스물두 살, 체중은 59킬로그램의 남자에게 정종 약 반 병을 30분 간 마시게 했더니 다음과 같은 증세가 나타났다.

도표에서 보는 바와 같이 피 속의 알코올 양은 마시기 시작해서 두 시간 후에 최고에 달하고 두 시간쯤 후부터 자꾸만 줄기 시작했는데, 알데히드의 양은 1시간 후에는 아직 그다지 증가해 있지 않고, 그 후 자꾸만 많아져서 다섯 시간 후 최고에 달했다.

그런 한편 증세 쪽은 다 마시고 난 무렵에 얼굴이 새빨개지고 한 시간 후에 기분이 나빠지기 시작하고, 두 시간째에 구토하고 오한이 나서 잠들어 버려 다섯 시간째에는 두통을 호소했다. 즉, 피 속의 알데히드 양이 늘어감에 따라 일반 증세가 악화한 셈이다.

그 후 조금씩 증세는 좋아지기 시작하여 다시 세 시간 후에는 두통은 경감되고 처음부터 열두 시간 지나선 피 속의 알코올 양, 알데히드 양이 본래의 상태로 돌아올 무렵 일반 증세도 겨우 사라졌다고 한다.

그러므로 알코올에 의한 숙취의 원인은 알데히드에 있으며, 알데히드 산화 효소의 활동을 세게 하고 알데히드가 발생하는 곁에서 자꾸만 분해하여 피 속에 흘러들게 하지 않으면 아무리 마셔도 구토하는 추태는 보이지 않아

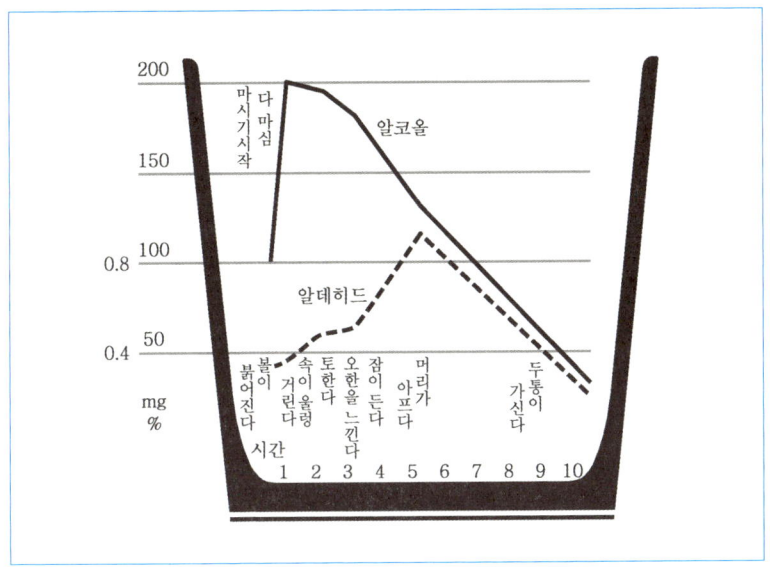

도 되는 것이다.

즉, 둘째 관문의 역할로서 흡수되어 온 알코올을 자꾸만 분해시킬 뿐만 아니라 그 결과 생기는 알데히드도 닥치는 대로 처분하는 일이 필요하다. 그렇게 함으로써 알코올에 강해지는 것이다.

가장 간단하게 알데히드의 해(害)에서 벗어나기 위해서는 어느 정도 술을 마시면 그 이상 마시는 것을 그만두든가 또는 그냥 쓰러져 자는 것이다. 그러나 그래서는 '술에 강해지는 일'이 되지 않는다.

정신을 똑바로 차려서 계속해서 마시고 게다가 태연한척 하려면 자기 몸에 알맞은 스페이스를 빨리 찾아내어 그것을 지키는 일이다. 알코올 산화 효소의 힘은 자꾸 마시면 차츰 세게 되는 것이다.

그것에 비례하여 알데히드 산화 효소의 힘도 강해지지만 전자에 비하면 아무래도 약하므로 피 속에 알데히드가 늘어난다.

그 양이 부작용을 나타내는 한계에 가까워지면 잠시 쉬고 저장된 알데히

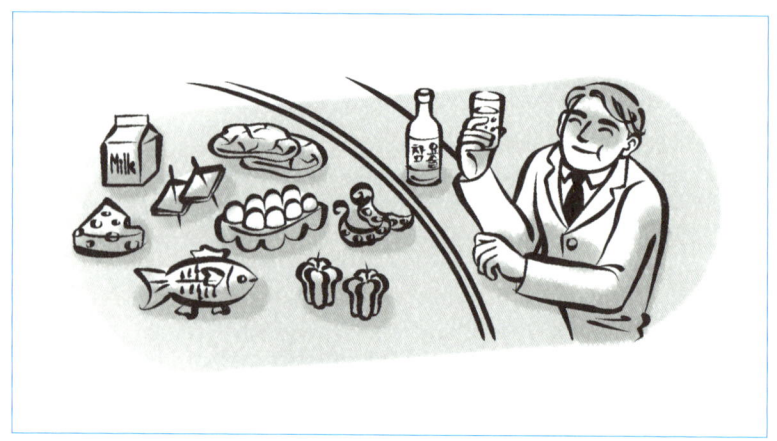

드가 적어지는 것을 기다려 다시 마시기 시작한다.

그 한계를 알아보는 것은 경험에 의할 수밖에 없다. 취한 정도로 판단하는 것이다. 개인차가 심하므로 일반적으로 말하기는 어려운 것 같다.

'한계 가까이까지 마신다'는 수련을 쌓으면 차츰 한계가 높아져 술에 강해진다.

사람은 왜 노화하는가

언제까지나 스태미나가 지속되기를 바라는 사람에게 있어 저항하기 어려운 큰 적이 있다. 그것은 '나이'의 영향이다.

그러나 아무리 나이를 먹어도 비교적 젊음을 유지할 수는 있다. 반대로 조심하지 않으면 나이는 그다지 먹지도 않았는데 일찍이 젊음을 잃고 사회의 제1선에서 맥없이 물러나지 않으면 안 되는 경우가 있다.

그러면 사람에게는 아니, 생물에게는 왜 이 같은 노화현상이 생기는 것일까. 이 질문은 누구에게나 떠오르는 평범한 질문이지만 매우 어렵고 아직 아무도 대답할 수 없는 문제이기도 하다.

우리 몸에서 끊임없이 세포는 새로이 분열하고 낡은 세포는 사라져가며, 또는 세포 성분의 신진대사가 왕성해져서 몸의 세포는 항상 신선하게 유지되고 있다. 그럼에도 노화되어 가는 것은 오랜 세월 동안 세포 성분에 미묘한 변화가 생기기 때문이겠지만 어떤 이유로, 어떤 변화가 생기는지 명확히 규명되어 있지는 않다.

그러나 노화현상으로서 장기에 또는 몸 자체로서의 기능에 나타나는 변화에 대해서는 여러 가지로 관찰되어 있다. 이를테면 세포 분열의 속도가 차츰 완만해져서 나이를 먹으며, 상처가 낫는 것이 느리다든가(같은 상처라도 낮는 데 10년씩 나이를 더 먹음에 따라 2일씩 더 걸리게 된다) 손톱이 자라는 것이 느리게 되든가(70세의 노인의 손톱이 자라는 속도는 20세 청년의 4분의 3 정도다) 하는 일 등이 있다. 또는 몸 조직에 여러 가지 색소 등이 가라앉게 된다.

예컨대 피부가 불그스름해지든가 얼룩점 같은 것이 많이 생기든가 한다. 동맥이 굳어지는 것도 칼슘이나 지방이 가라앉기 때문이다. 또는 조직의 탄력성이 없어져서 피부에 주름이 생기든가 근육의 힘줄(이를테면 아킬레스건)이 갑자기 힘을 주는 순간 쉽게 끊어지기도 한다.

소화기관이나 간, 또는 근육의 각 장기의 기능에도 여러 가지 노화현상이 나타난다. 그리고 다음에는 정신기능, 운동기능, 생식기능 및 체내의 신진대사의 속도에 대해서 미국의 생리학자 스티그리츠가 그린 나이 변화의 그림을 소개한다.

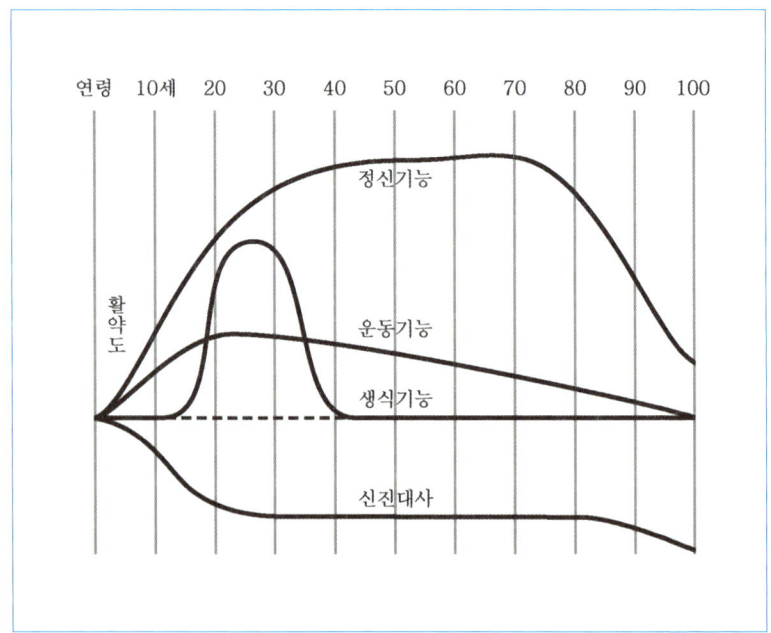

이 그림은 정신기능의 변화는 머리 활동의 스태미나를, 운동기능은 근육 활동의 스태미나를, 생식기능은 섹스 스태미나의 변화를 각각 나타내고 있는 것이라고 말할 수 있다.

이들 스태미나는 태어났을 때는 제로이고, 성장과 함께 증강하여 운동기능과 생식기능은 20세 전후를 정점으로 해서 차츰 줄어든다. 그런데 정신기능은 70세쯤까지는 증가할 가능성이 있음을 나타내고 있다.

그림의 아래쪽에 나타난 신진대사의 커브에서는 태어났을 때 가장 활발하고, 20세까지의 성장기에는 나이와 함께 감소되며, 그 뒤는 계속 완만한 경사를 그리며 노년에 이르고 있다.

이 신진대사의 감소는 운동기능이다. 생식기능에는 비교적 빨리 영향을 미치고, 정신기능에는 훨씬 나이를 먹은 뒤에야 영향을 미치는 것으로 되어 있다.

그러므로 노화현상이 찾아오는 것을 느리게 하고 나이를 먹어서도 젊음을 유지하는 방법은 이들 커브의 하강을 되도록 저지시키는 일이라고 할 수 있다.

우선 첫째로 신진대사의 커브의 하강을 되도록 적게 하고 나이를 먹어서도 비교적 높은 선으로 유지하는 것이 스태미나의 기반이 된다. 그러기 위해서는 가장 중요한 교감신경과 부교감신경의 리듬을 강하게 유지시키는 일이다. 리듬이 강하게 유지되면, 그것을 바탕으로 해서 생식기능은 30대가 되어서도 급속도로 감퇴되지 않고 40대, 50대가 되어도 쉽사리 쇠퇴를 보이지 않게 되는 것이다.

운동기능도 20세 전후의 정점을 지나서도 그리 갑자기 하강하지 않고 젊은 시절의 근력을 지속할 수 있다. 정신기능의 커브는 언제까지나 힘찬 상승선을 달리고, 늙으면 더욱 머리의 회전이 빨라진다.

7

몸의 일부가 고장 나면 노화가 빨라진다

가장 기본이 되는 신진대사의 커브는 체내의 중요한 장기의 경우, 일부에라도 고장이 있으면 그 영향을 받아 전반적으로 빨리 저하되는 경향이 있다.

이를테면 심장기능이 약해지면 뇌나 간, 위나 장이 튼튼해도 노화하고 만다. 동맥이 경화하여 그 기능이 쇠퇴해도 같은 일이 일어난다. 간장이 상해도 똑같다.

그런데 우리 몸은 태어나서부터 40세, 50세까지의 생활에 의해 어딘가 일부가 손상되는 일이 많아진다. 체내 장기의 90퍼센트까지는 아직도 젊은 사람에게 뒤지지 않을 정도로 젊음을 유지하고 있어도 10퍼센트의 부분이 노화되기 때문에 그 영향을 받아 모처럼 젊어야 할 장기마저 충분히 활동하지 못하게 된다. 만약 상하고 있는 부분을 수리하여 완전히 활동할 수 있게 만들 수 있다면 노화현상이 사라져 수명이 한 배 반 정도로 늘어날 수 있을는지도 모른다.

8

수명을 두 배로 늘이는 방법

수명을 두 배로 늘일 수 있는 가능성을 나타내는 실험 보고는 이미 나와 있다. 그것은 흰쥐를 이상적인 조건에서 키워 수명을 두 배로 연장시킬 수 있다는 실험이다.

'이상적'이라는 것은 영양과 환경 조건(온도, 습도)을 완전하게 할뿐만 아니라 세균류와 완전히 접촉하지 못하도록 해서 키우는 일이다. 우리도 어머니의 태내에서 태어날 때는 완전히 '무균적'인 상태에 있다. 그러나 태어난 후의 외계에는 눈에 보이지 않는 세균이 우글거리고 있다.

물론 그 대부분이 인체에는 당장 해가 되지는 않는다. 그러나 그것들은 사정없이 어린이의 체내에 침입하여 사나흘이 지나면 갓난아기 장 속에 세균이 정착해 버려 우리가 살아 있는 한 거기를 떠나지 않는다. 즉, 우리는 뱃속에 세균의 대군을 거느린 채 일생을 보내는 것이다.

그래서 이 실험은 이러한 세균을 완전히 차단시키고 세균과는 인연이 없는 일생을 보내게 하는 실험이었다. 출산 직전에 무균적으로 수술해서 태아(흰쥐)를 끄집어내어 곧 무균실에 넣고 그 다음부터는 먹이도 완전 소독한 것을 준다. 보통 흰쥐라면 2년 반 정도로 노화해서 죽어 버리는데, 이렇게 해서 키운 결과 5년 이상이나 살았다고 한다.

특히 주목할 사실은 이렇게 해서 이상적인 조건으로 일생을 보내고 천수를 다한 흰쥐는 해부해 보니, 뇌나 근육, 간이나 심장, 그리고 위나 장의 어느 장기도 똑같이 완전히 소모되어 있었다는 것이다.

보통 상태에서 2년 정도로 노쇠하여 죽은 흰쥐의 경우는 완전히 노화된 장기도 있지만 대부분의 장기는 아직 충분한 젊음을 유지하고 있다. 설명한 대로 체내 장기의 90퍼센트까지는 아직 젊은 상태에 있어도 10퍼센트가 노화하면 전체가 그 영향을 받아 노쇠해 버린다.

장수엔 비결이 있다

사람의 경우 완전히 무균상태에서 산다는 것은 불가능하다. 그러나 세균의 작용 이외의 원인에 의해 오랜 생활 동안 단 하나의 장기가 혹사하면 빨리 노쇠하는 것은 흰쥐의 경우와 똑같다.

대부분의 장기는 아직 충분한 젊음을 유지하고 있는데 그 때문에 목숨을 잃게 되는 것은 그야말로 아까운 일이다.

그래서 40세를 넘은 사람에게 있어 조심해야 할 일은 몸의 어딘가에 병이 있으면 빨리 고쳐야 한다는 점이다.

또 건강에 자신이 있는 사람이라도 기회를 만들어 '인간 도크'에 입원하여 철저히 검사를 받으면 좋다.

그 결과 만약 어딘가에 이상이 발견되면 빨리 계획을 세워 치료해야 한다.

그러나 몸의 아무 데도 이상을 느끼지 않는 사람은 인간 도크에 입원할 필요가 없다.

그것은 합리적인 식생활을 중심으로 해서 생활 전체를 몸에 무리가 가지 않도록, 또 스스로 보다 건강도를 얻을 수 있도록 조절하는 일이다. 앞에서 설명한 대로 우리 몸은 아무리 나이를 먹어도 살아 있는 한 늘 새로이 개조

되고 있다. 그래서 개조에 필요한 영양분을 매일 보급하고 개조가 완전히 진행되도록 충분한 수면을 취하고, 또 개조를 촉진하기 위해서 적당한 근육 운동을 해야 한다.

그렇게 하면 비록 알아채지 못할 정도의 상처가 장기의 어딘가에 있어도 모르는 사이에 새로이 생생한 세포로 대치되어 어느새 나아버리는 것이다.

그럼 그같이 스스로 자신을 수리하는 힘의 중심이 되는 영양은 어떤 식사에 의해 공급되는 것일까.

10

장수하는 사람의 식사

나이를 먹어도 사람의 몸에 필요한 영양소는 젊었을 때와 특히 달라지는 것은 아니다. 젊은 사람이 스태미나를 기르는 데 필요로 했던 영양은 대개 그대로 나이를 먹어도 젊음을 유지하기 위해서 필요한 것이다.

이를테면 젊은 사람들이 교감신경과 부교감신경의 리듬을 강하게 하기 위해서 필요로 했던 양질의 단백질은 노인들에게도 무엇보다도 필요하다. 여러 가지 비타민류나 무기질도 마찬가지다. 오히려 리듬이 쇠퇴하기 쉬운 노인이야말로 리듬을 강하게 하기 위한 영양을 충분히 섭취할 필요가 있다.

그런데 노인에게 있어서의 문제는 먹은 음식을 소화 흡수하는 소화기관의 활동이 젊은 사람에 비해 일반적으로 저하되고 있다는 사실이다. 앞의 실험에서 무균적으로 키운 흰쥐의 경우에는 특히 소화기관의 쇠퇴가 다른 장기보다 빨리 나타나는 일은 없었다. 그것은 흰쥐의 위장에 자극을 주지 않도록 하는 먹이를 계속 주었고, 장내 세균의 유해 작용도 없었기 때문이다. 그런데 사람의 경우에는 태어나서 수십 년에 걸쳐 때로는 폭음 폭식도 하고, 뜨거운 것, 찬 것도 먹고, 또 너무 딱딱한 것을 잘 씹지 않고 먹는 일도 있다. 장내 세균의 번식에 의해 해를 입은 일도 있다.

그러한 결과, 다른 장기보다도 소화기관의 쇠퇴가 빨리 일어나기 쉬운 것이다. 물론 쇠퇴했다고 몸이 필요로 하는 만큼의 음식물마저 소화 흡수하지 못할 정도로 쇠퇴할 리는 없다. 단지 과식하지 않도록 주의하는 것과 되도록 소화되기 쉬운 것을 먹는 일이 필요하게 되는 것이다.

예컨대 가장 중요한 단백질에 있어서도 비프스테이크 등의 단백질성 요리에 대해서 식욕이 저하되는 일이 있다. 식욕의 저하는 위산의 분비량이 적어지고, 또 단백질을 소화하는 펩신이라든가 트립신의 분비량이 적어진 데 원인이 있다. 따라서 너무 많은 고기나 생선을 한 번에 먹으면 소화불량을 일으키게 된다. 예컨대 젊었을 때는 이따금 불고기 등에서 6백그램 이상의 쇠고기, 즉 본래는 점심, 저녁 두 끼에 걸쳐 먹을 만한 양을 한 번에 먹어도 하룻밤 사이에 소화 흡수해 버리지만, 나이를 먹으면 그렇게 되지 않는다. 그러나 몸이 필요로 하는 만큼의 양, 즉 하루에 달걀 한 개, 우유 한 병, 생선 한 조각(또는 같은 양의 육류), 된장국 한 그릇에 두부 정도의 단백질성 식품은 두 끼나 세 끼에 나누어 먹으면 충분히 소화 흡수할 능력이 된다. 따라서 아무리 그러한 식품에 대해 식욕이 없더라도 꼭 먹어 두어야 한다.

변비를 하면 어디가 고장 나는가

지방도 마찬가지다. 나이를 먹으면 담즙의 분비가 쇠퇴해져 리파제라는 지방 소화효소의 분비도 적어져서 지방의 소화 흡수력이 쇠퇴된다. 따라서 너무 많은 지방을 한 번에 지나치게 섭취하면 안 된다. 그러나 앞에서 설명한 대로 동양인의 식사는 일반적으로 지방의 양이 너무 적다. 따라서 그러한 매일의 식사를 표준으로 생각하면 노인이라도 기름기 있는 것을 먹어야 한다는 결론이 된다. 특히 식물성 기름은 영양적으로도, 맛에 있어서도 노인에게 알맞으므로 튀김이나 샐러드유를 사용한 생야채 샐러드 등을 두려워하지 말고 어느 정도 먹는 편이 좋다.

또 야채나 과일도 노인이라고 적게 섭취해서는 안 된다. 나이를 먹음에 따라 소장의 소화운동이 쇠퇴되기 쉬우므로 그것을 자극하여 변비를 피하기 위해서다. 야채나 과일에 함유되어 있는 섬유가 소장의 점막을 자극하고 소화운동을 촉구하는 것이다. 만약 소화운동이 너무 적어 변비로 기울어지면 대장에는 대장균 등이 번식해서 소장 쪽으로 다량으로 진출하여 모처럼 먹은 영양분까지 흡수되지 않은 사이에 분해되고 만다. 그 분해산물로서 히스타민 등의 해독작용을 갖는 물질이 생겨서 그것이 장벽에 작용하여 그 기능을 침해하는 동시에 흡수되어서 혈관이나 간을 해친다. 그렇게 되면 노화현상이 더욱 더 촉진되는 결과가 된다.

장내에 기생하는 세균이 노화를 촉진하고 수명을 짧게 한다는 데 대해서는 다음과 같은 설도 있다. 그것은 쥐와 박쥐가 같은 류에 속하는 짐승인데도 쥐 쪽이 훨씬 단명한 것은 대장이 길고 장내 세균이 많기 때문이라는 것이다.

박쥐는 날면서도 배변할 수 있으므로 대변을 저장해 둘 필요가 없다. 대장이 짧아 수시로 배변한다. 그런데 쥐는 달리면서 배변할 수가 없다. 그 때문에 대장이 길어 축변(蓄便)해 두었다가 적시에 배변한다. 그 차이에 의해 박쥐에게는 거의 장내 세균이 없는데, 쥐에는 많이 기생하여 해독작용 때문에 수명이 짧게 되는 것이다.

우리는 쥐와 마찬가지로 긴 대장을 갖고 있다. 그래서 되도록 변비를 피하고 배설할 것을 제 때 배설하여 대장균의 해독에서 몸을 지킬 필요가 있다. 노인에 대해서는 그런 주의가 젊은 사람 이상으로 더 필요하다.

이렇게 하여 약해진 위장의 활동에 거역하지 말고 그 소화 흡수 능력에 알맞은 음식을 섭취하도록 하고, 몸이 필요로 하는 영양분을 충분히 섭취해야 한다. 게다가 장내 세균의 해독을 최소한도로 그치도록 하는 것이 노인의 식사 요점이다.

마지막으로 노인이 특히 주의해서 섭취해야 할 비타민 C의 기능에 대해서 알아보자. 비타민 C는 감귤이나 시금치에 많이 함유되어 있고, 또 피부를 튼튼히 하는 작용을 하지만 피부뿐만 아니라 체내의 어떤 장기의 기능도 강화하고 튼튼하게 하는 작용이 있다.

특히 상한 조직을 고칠 때 크게 활약한다. 그럴 것이 비타민 C는 각 조직의 세포와 세포와의 결합을 단단히 하는 물질(이것을 세포간물질이라 한다)을 강화하는 것이기 때문이다. 비타민 C가 부족하면 테가 느슨해진 술통같이 몸이 흔들흔들한다. 즉, 어떤 조직도 완전히 활동하지 못하게 되는 것이다.

특히 조금이라도 상해 있는 조직은 비타민 C가 부족하면 더욱 더 상하게 된다. 그렇지 않아도 노인의 몸은 흔들리기 쉬우므로 쉴 새 없이 비타민 C를 충분히 보급하여 단단히 조이도록 해야 한다. 비타민 C를 많이 함유한 식품은 시금치나 피망, 밀감, 딸기 등이다.

노인도 이러한 계절의 야채나 과일로 식탁을 꾸미는 것이 좋고 식생활을 즐기면서 건강을 유지하도록 힘써야 한다.

이렇게 함으로써 언제까지나 튼튼한 젊은 몸을 유지할 수 있을 것이다.

밤의 준비는 낮부터

성생활을 위해 힘을 집중하고 싶을 때는 평소라면 한 조각으로 때우는 생선을 한 조각 반으로 하고, 50그램쯤 먹고 있는 고기를 70~80그램으로 늘이고, 달걀 한 개가 아니라 두 개, 우유도 한 병이 아니라 두 병, 이렇게 동물성 식품을 늘여 단백질을 많이 섭취하는 일이다.

이 정도라면 운동선수가 아니라도 소화 흡수할 수 있고, 따라서 이 정도까지는 먹으면 먹을수록 스태미나가 붙는다.

특히 성생활을 위한 스태미나를 집중하고 싶다고 마음먹은 날에는 저녁 식사뿐만 아니라 점심에서부터 동물성 식품을 많이 섭취할 필요가 있다.

점심을 라면으로 때우고 저녁 일이 끝날 무렵에는 피로해서 안절부절못한다면 아무리 저녁 식사에 성찬을 먹어도 이미 늦다.

저녁에 먹은 단백질은 기껏 피로회복에 충당될 뿐 성생활 방면에는 전혀 돌아가지 않기 때문이다. 즉, 점심에도 고기나 생선을 충분히 먹어두지 않으면 안 된다.

강정식품의 정체를 폭로한다

발기력을 세게 한다고 알려져 있는 것에 다음과 같은 것이 있다. 그러나 그 작용은 식품의 영양 효과에 있는 것이 아니라 식품 속에 함유되어 있는 물질의 약리 효과에 의한 것이다.

이를테면 아프리카 산의 요힘베라는 교목의 껍질에서 얻어지는 요힘빈이 있다. 그 효과는 성기의 혈관을 확대하고 충혈도를 증가시켜 발기력을 증가시킨다. 요힘빈을 아주 닮은 물질이 음양곽(淫羊藿)이라는 풀에 함유되어 그것을 양(羊)이 먹으면 발정한다고 한다.

양파나 마늘의 강정작용은 그 속에 함유되어 있는 특유한 텔레핀계 물질에 의하는 것으로 이 물질이 발기중추를 흥분시킨다는 것이다. 또 거세해서 갓 꺼낸 말의 고환을 날것 그대로 얇게 썰어 먹으면 좋다든가, 멧돼지 고환도 그에 뒤지지 않는다고 하는 것은 남성 호르몬의 직접 작용에 의한 것일까. 그 밖에 살무사의 생피, 살무사술(살아 있는 살무사를 알코올 농도 35도의 소주에 넣어 3년간 땅 속에 묻어둔 것), 구기자 열매(일종의 약초), 비자나무 열매, 참마, 오리의 골, 파키스탄의 쿠바니 살구 같은 것에는 본태(本態) 불명의 특수한 강정 물질이 함유되어 있다고 한다.

이들 식품에 설사 그러한 효과가 있다 해도 아주 일시적인 것이다. 우리 몸은 그 같은 특수한 물질의 약리작용에 대해서 곧 익숙해져 불감증이 되기 때문이다. 따라서 섹스의 스태미나를 붙이기 위해서는 뭐니 뭐니 해도 항상 영양, 특히 단백질, 즉 달걀이나 생선, 육류 등을 섭취해야 한다.

그러나 이러한 소위 강정식품이라는 것은 모두 이것을 먹으면 섹스에 강해진다는 심리적인 암시를 주는 데 효과가 있다. 강정식품에 관심을 갖는 사람은 대개, 꿈이여 다시 한 번, 하는 소원을 갖고 있으며, 섹스의 스태미나는 심리적 조건 여하로 강해지기도 하고 약해지기도 하는 미묘한 점이 있다. 따라서 그 힘은 분위기에 의해서도 좌우되며, 암시도 받기 쉽게 되어 있다. '이것이야말로 절대적이다' 하고 믿는 일 자체로 효과를 충분히 올리는 것이다.

유효한 암시를 받기만 하면, 단순한 강정제조차 절대적인 강정작용을 갖는 일이 있다.

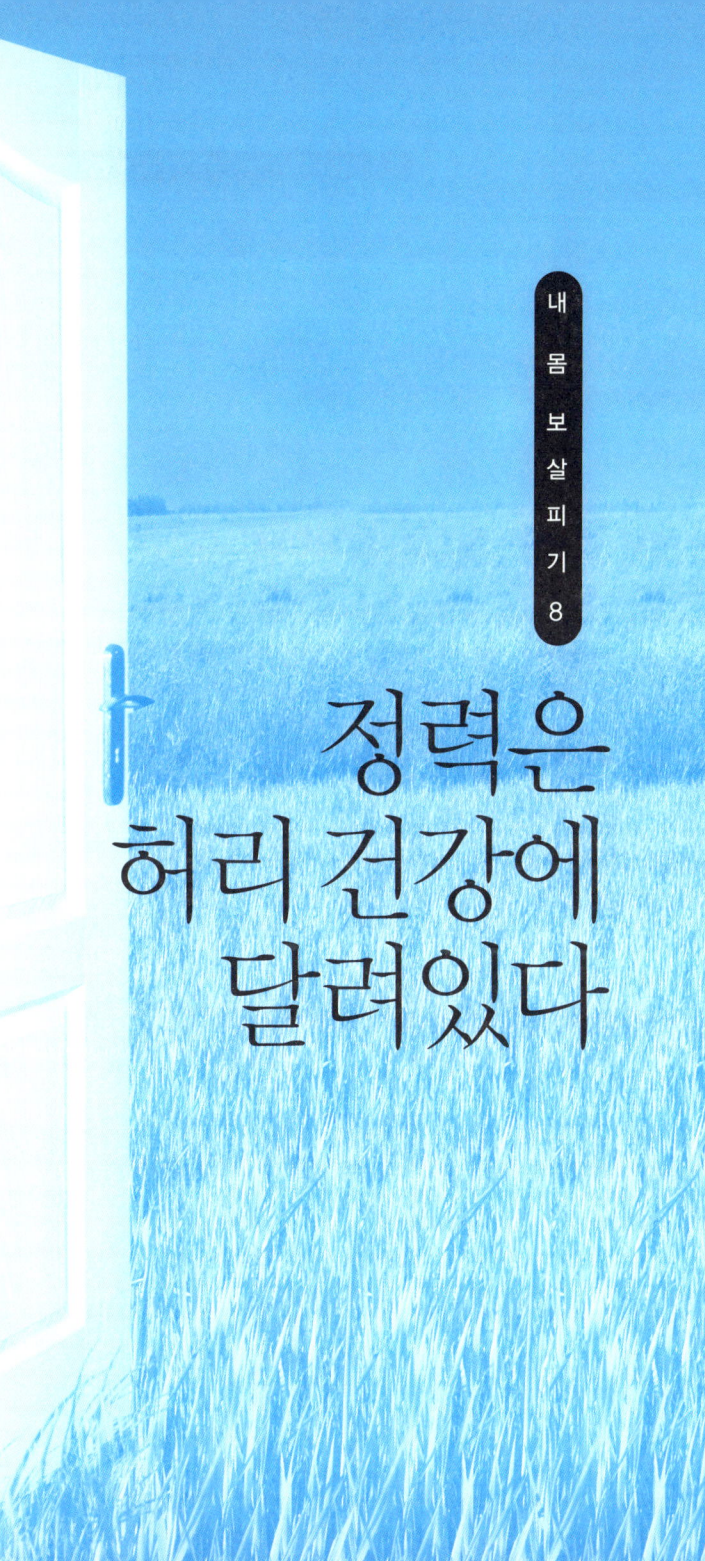

정력은
허리 건강에
달려있다

성기(性器)를 크게 할 수 있다

남성 성기의 본체는 해면체 같은 유연한 조직이며 그물눈 같은 모세혈관이 달려 있어, 자극이 전달되어 흥분하면 혈관에 혈액이 집중되어 충혈, 팽창한다는 것은 대부분의 사람들이 알고 있다.

그러나 남성 성기는 근육이 아니므로 단련할 방법이 없고, 무리한 트레이닝은 해가 된다고 알고 있다. 그런데 실제로는 국소 강화법이 몇 가지 있어 의학적인 견지에서도 그 효과가 확인되고 있다.

파악법(把握法)은 피하의 모세혈관을 확장시켜 혈액순환을 왕성하게 한다. 혈액 속에는 신선한 산소나 영양소가 함유되어 있어 조직에서 낡아진 것과 교환된다. 이것에 의해 해면체의 신진대사 속도가 빨라져 발달되는 것이다.

신축법은 정소(精巢)에 있어서의 호르몬의 분비를 촉진시키고 정자를 만든다. 피부의 자극은 지각신경을 흥분시키고, 반사적으로 자율신경계 전체에 반응을 일으키게 하며 전신의 기능을 조정한다.

진동법은 약하고 리드미컬한 자극으로 혈관을 확장시켜 정맥의 흐름을 도와 신진대사를 좋게 한다.

또 신경계의 기능을 높이고 민감성을 더하게 한다.

이러한 감각 자극법을 사용하면 과민성 조루를 고치는 것도 가능하다.

8-① 부분 트레이닝

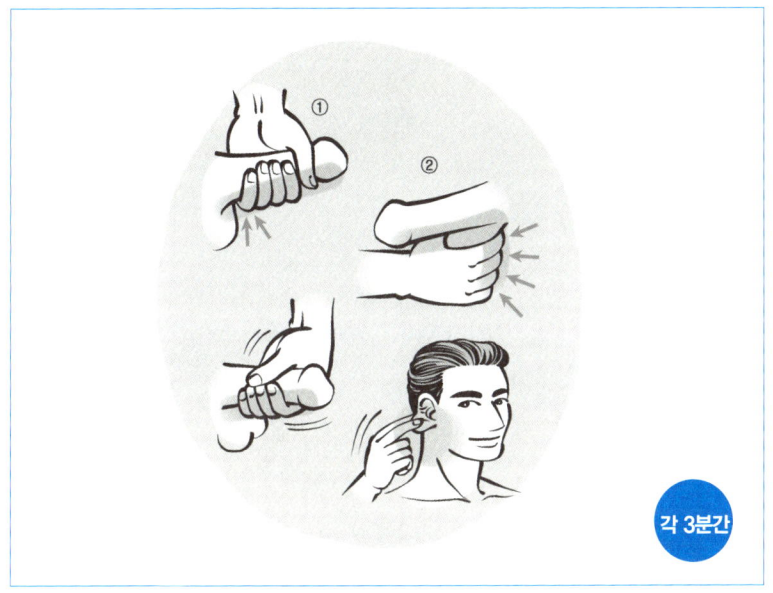

각 3분간

1. 왼손을 써서 새끼손가락에 힘을 준다.
2. 손가락으로 힘을 주어 꼭 쥔다.
* 손가락을 놓을 때는 빨리 놓는다.
* 정소 쪽으로 훑어 내려가는 방법을 취하기도 한다.

발기력을 왕성하게 한다

"중학교 2학년 때부터 크기가 염려되었어요. 페니스가 너무 작아 여성을 만족시킬 수 있을지 걱정입니다."

젊은 남성들 간에는 이런 고민이 많다. 자위를 너무 했기 때문이라든가 영양이 부족해서 그렇다든가 걱정과 고민이 많다.

동양인의 경우, 발기 때는 7센티미터 정도면 질 깊이에 대응할 수 있으므로 관계가 없다. 또 평상시 5센티미터 이하라도 팽창도가 높으면 상관없다. 그냥 있을 때와 흥분되어 있을 때의 차이는 개인에 따라 다르다.

국소 트레이닝법으로 전해지고 있는 방법은 많다.

이탈리아의 폼페이 유적 중에는 이러한 트레이닝 장치가 보물로서 전시되어 있다.

또 남양의 섬들에는 때리는 방법이라 하여 돌 위에 얹고 막대기나 손으로 툭툭 치는 방법이 전해오고 있다.

요컨대 크기도 크기려니와 경도(硬度)를 단련시키는 것이 중요하다. 서양인보다 동양인이 환영받는 것은 이 점이다.

여기서 소개하는 〈경도 트레이닝〉은 사정관 부근에서부터 음경 뿌리 쪽에 걸쳐 심회음횡근(深會陰橫筋)을 자극하여 발기력을 높이는 방법이다.

국소 부분에 퍼져 있는 모세혈관이 발달하여 간격을 채우고 있는 해면 조직과 표피층의 강도를 증가시킨다.

8-② 경도(硬度) 트레이닝

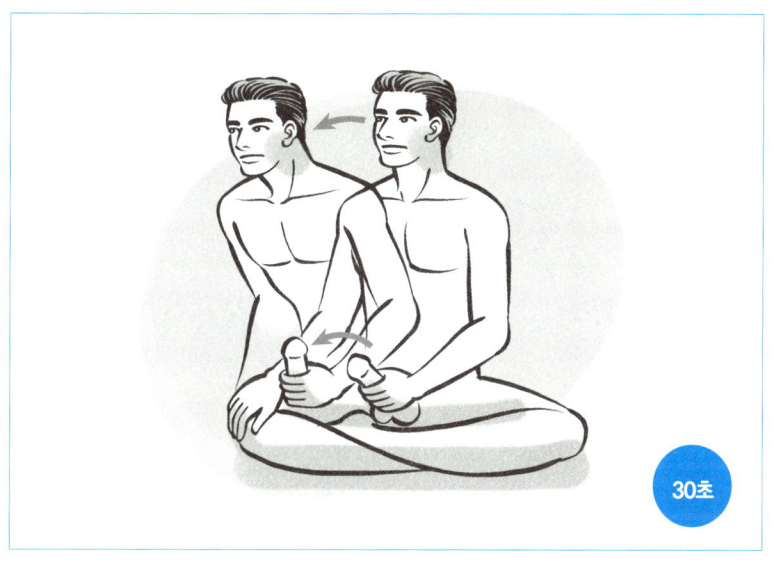

30초

1. 책상다리를 하고 앉는다.
2. 왼손으로 쥐고 위쪽으로 일으킨다.
3. 그 상태대로 상반신을 앞으로 넘어뜨린다.
4. 6초 동안 가만히 있는다.
5. 본래의 자세로 돌아가 탁 놓는다.
6. 경도가 늘 때까지 되풀이한다(약 20번).
* 위쪽으로 당기는 것처럼 한다.

3

조루가 간단히 낫는다

발기신경과 사정신경은 서로 길항적으로 작용하여 활동을 견제하고 있다. 대개 처음에는 발기신경이 우세하고 물리적인 자극을 주지 않아도 꼿꼿해지는 것은 남성이면 누구에게나 경험이 있는 일이다.

근사한 사진을 본다든가 머릿속으로 상상한다든가 할 때, 뇌중추의 발기촉진지령이 척수신경을 거쳐 발기중추에 전해진 순간 페니스는 팽창과 발기를 시작한다.

어떤 방법으로 물리적인 자극이 가해지면 이번에는 사정신경이 흥분해온다. 발기신경도 더욱 흥분해져서 점점 더 발기 각도가 높아져 힘도 증가하지만, 여러 차례의 자극이 계속되면 사정신경이 우세해져서 뇌에서 절정감을 느끼는 동시에 사정관 폐쇄근이 단번에 전부 열려, 그때까지 압력이 가해짐에 따라 대기하던 정액이 피스톤의 탄알처럼 튀어나온다.

조루증이 있는 사람은 사정신경이 민감하여 생각하기만 해도 사정하든가 귀두 끝이 닿기만 해도 사정하든가 하며, 또 발기가 거의 일어나지 않는데도 사정한다든가 해서 성교가 만족하게 되지 않는 경우가 많다. 그러나 걱정할 필요가 없다.

다음 그림과 같이 직전에 고환을 잡아당기는 훈련을 하면 된다. 사정이 막히고 시간을 연장시키는 효과가 크다.

성교는 할 수 있으나 시간이 짧은 사람에게는 다음 감각 전위(轉位)를 행하는 〈프럴롱 트레이닝〉이 아주 효과적이다.

8-③ 프럴롱 트레이닝

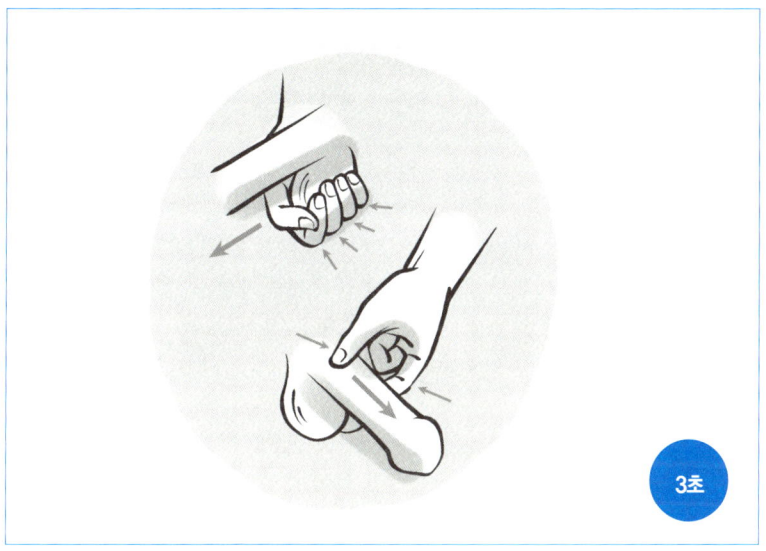

3초

1. 절정이 되어 온다고 생각되면 손을 옆에서 넣어 고환을 꽉 쥐고 잡아당긴다.
2. 음경 기부(基部)를 엄지와 인지로 꾹 누른다.
* 잡아당기는 방향은 귀두 선단을 향하여 하는 것이 좋다.

4

사정을 자유자재로 컨트롤한다

사정까지의 시간이 평균 몇 분인가를 500명의 부부에 대한 앙케트에서 3～7분이 전체의 60퍼센트, 2분 이내가 16퍼센트, 1분 이내가 1퍼센트였는데, 2분 이하의 경우는 조루일 가능성이 높다.

조루의 원인은 척수의 사정중추와 말단의 사정신경이 단락(短絡)되어, 약간의 자극으로 발사하고 마는 데 있다.

그 치료법은 사정 직전에 무엇인가의 감각 자극을 주어 부교감신경의 흥분을 변화시키면 된다.

물방울을 떨어뜨린다거나 넓적다리를 꼬집는다거나 발가락을 벌린다든가 하는 등의 방법도 좋지만, 트레이닝맨이라면 다음과 같은 방법이 의외로 효과가 좋다.

사정할 것 같다고 느끼면 곧 팔죽지에 힘을 주어 이두박근을 강화시키면 된다.

이것만으로도 충분하다. 운동의 포즈는 교감신경의 지배 아래 있으며, 성교 도중에 포즈를 생각하면 감각이 변화되어 사정이 중단되기 때문이다.

배뇨중단법도 마찬가지로 배뇨라는 쾌락 자극(부교감신경)의 중간에 제뇨(制尿)라는 중지시키는 '교감신경'이 나오므로 단련하는 데 따라 자유자재로 사정을 컨트롤할 수 있다.

조건반사라 하여 습관화시켜 버리면 조루는 간단히 낫는다.

한두 번의 실패에 실망하지 말고 연습해서 요령을 파악하면 된다.

8-④ 전화(轉化) 트레이닝

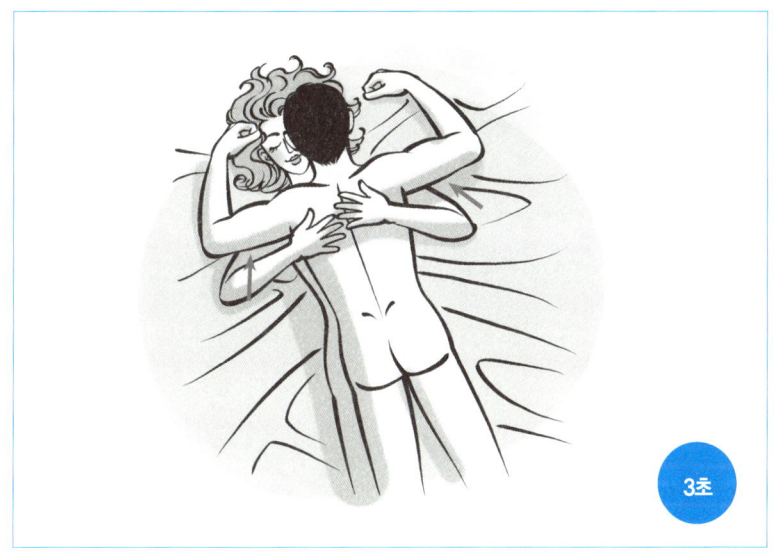

3초

1. 사정의 타이밍을 맞추어 빠르다고 생각되면 성행위를 중지한다.

2. 팔죽지에 꼭 힘을 주어 기분을 진환한다.

3. 심호흡을 한다.

4. 다시 본래의 자세로 2~3회 되풀이할 수 있다.

* 처음부터 효과가 있다. 시간이 흘러 함께 오르가슴에 달하면 결국 콤플렉스도 사라
진다.

* 동작을 중지하고 심호흡을 하기만 해도 된다.

지루(遲漏)가 낫는다

어느 주간지 신상 상담란에 나온 기사다.

"저의 남편은 서른 살, 1년 전에 결혼했는데 아무래도 성교 시간이 너무 길다. 한 시간을 기다려도 끝나지 않으므로 초조해진다."는 질문 내용이었다.

조루의 고민도 심각하지만, 이 남편은 반대로 좀처럼 사정하지 못한다는 고민이다.

섹스는 상대적인 것이므로 상대가 만족하면 성교 시간은 그다지 문제되지 않지만, 상대가 고통을 느낀다거나 불만을 호소한다면 좀 생각할 문제이다.

발기나 사정은 자율신경 지배 아래 있으므로 의지로는 조정하기 어렵다.

그 원인으로는 과도한 자위 때문에 보통의 자극으로는 반응을 일으키지 못하는 경우나 싫은 것을 억지로 하는 경우 등으로 생각할 수 있다.

일시적이라도 발기가 정상으로 일어난다면 사정시키는 것은 그다지 어렵지는 않다. 사정신경의 기능을 억압하는 교감신경을 미리 퇴진시켜 사정이 일어나는 상태를 인공적으로 만들어두면 좋다.

그러기 위해서는 성교 3분 전에 서혜부를 충분히 마사지한 후에 〈촉진 트레이닝)을 하고, 기부(基部)를 잘 훑어간다. 이 체제가 되면 삽입한다. 성교를 시작한 뒤의 의식적인 노력은 너무 하지 않는 것이 좋다.

8-⑤ 촉진 트레이닝

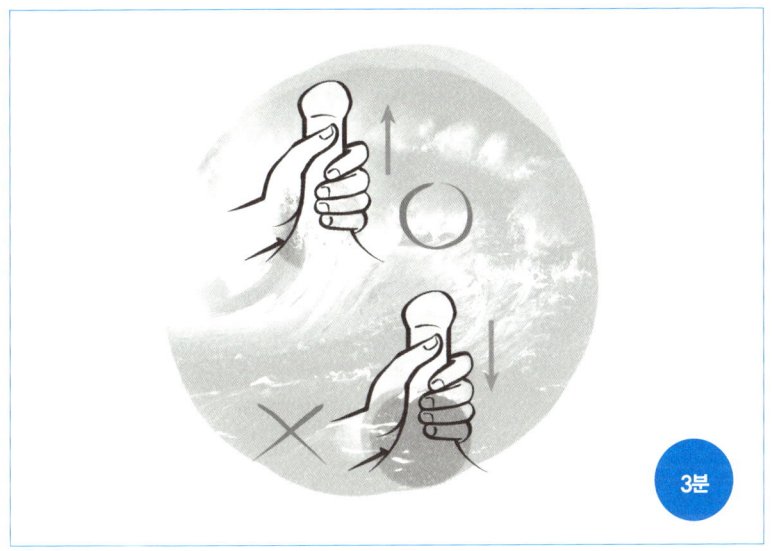

3분

1. 선단을 향해 잘 훑어 둔다.
2. 사타구니에서 서혜부(사타구니의 기부)를 향해 마사지한다.
* 빈대로 훑으면 절대로 안 된다.

6

임포텐츠가 낫는다

실제로 임포텐츠일 경우란 적다. 페니스 자체의 기능장해, 교통사고 등으로 뇌와 척추의 중추신경이 손상되었을 때, 알코올중독이나 마리화나, 대마 등의 습관에 의한 중독, 당뇨병, 지방이 너무 많은 비만증 등이 불능을 일으키지만, 이것들에 해당되지 않으면 모두 심리적인 것이다.

정말로 임포텐츠인지 아닌지는 아침의 발기 유무로도 알 수 있다.

오줌이 차면 방광의 긴장이 뇌에 전달되어 발기신경을 자극하기 때문에 발기가 생기는 것으로 자연적인 현상이다. 발기가 완전하고 팽창도 충분하다면 결함도 아무 것도 아니다. 기능적으로는 훌륭하다고 할 수 있다.

섹스는 자율신경 가운데 부교감신경에 좌우되고 있다. 아주 푹 쉰 편안한 기분이 되어야 비로소 잘 된다.

한편, 머리로 생각하는 것은 교감신경의 지배이다. 걱정거리나 고민거리가 많으면 교감신경에서 해방되지 못하므로 섹스가 잘 되지 않는다. 과거의 실패한 예를 살펴보면 대부분이 이 때문이다. 또 정보 과다 탓으로, 이렇게 되지 않으면 안 된다고 너무 걱정하는 것도 좋지 않다.

이럴 때 교감신경의 활동을 정지시키고 부교감신경의 활동을 강화하는 〈노출시키기〉가 효과가 크다. 신진대사를 높이고 신선한 산소와 영양소를 공급하므로 기능이 강화된다. 표피를 단련시키면 성기가 강해진다는 보고도 있다.

8-⑥ 노출시키기

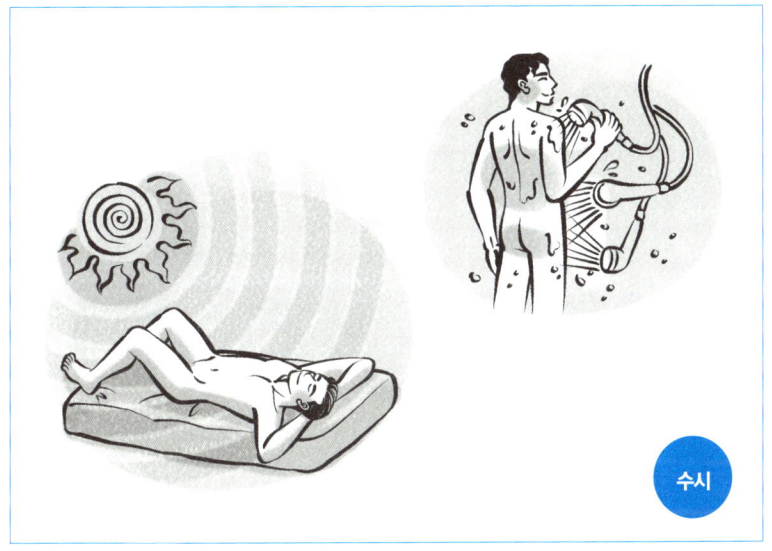

1. 국부를 공기에 닿게 한다.
2. 태양에 직접 드러내 놓는다.
* 밑쪽으로부터 햇볕을 쪼이도록 한다.

지속력이 두 배가 된다

'조루는 아니지만 좀 더 오래 끌고 싶다'

이런 생각을 하고 있는 사람이 많다. 특히 여성 입장에서 그 불만이 나오는 예가 많은 것 같다.

손가락 하나로 발기력이 지속되고, 기분이 저절로 나는 방법이 있다.

허리의 선골(仙骨) 부분, 즉 벨트를 매는 위치인데, 이곳을 그림과 같이 손가락에 힘을 주어 문질러 보자. 손끝으로 근육을 잡고 2~3센티미터 가량 움직이기만 하면 된다.

허리에는 성 능력을 지배하는 신경의 경혈이 모여 있는 곳 외에도 부신이 이 장소에 있어 호르몬계의 분비를 통괄하고 있기 때문이다.

성행위가 한창일 때 둘이서 이 방법을 사용하면 서로 밀착도도 높아지고 남성의 발기력이 강화된다.

클라이맥스가 되면 손톱을 세우지 않도록 하여 상대방의 허리를 꾹 압박하고 있는다. 둘이 되풀이하고 있는 사이에 시간이 지나는 것을 잊고 만다.

그리고 또 가슴 밑 명치를 마사지하는 방법도 효과적이다. 행위 중의 초조감을 진정시키고 허리의 움직임을 부드럽게 하기 때문이다.

섹스는 도중의 변화를 즐기는 데 있다. 허리 움직임을 멈추고 이상의 테

270

크닉을 취하면 여성을 만족시키는 것은 어렵지 않다.

8-⑦ 허리 마사지

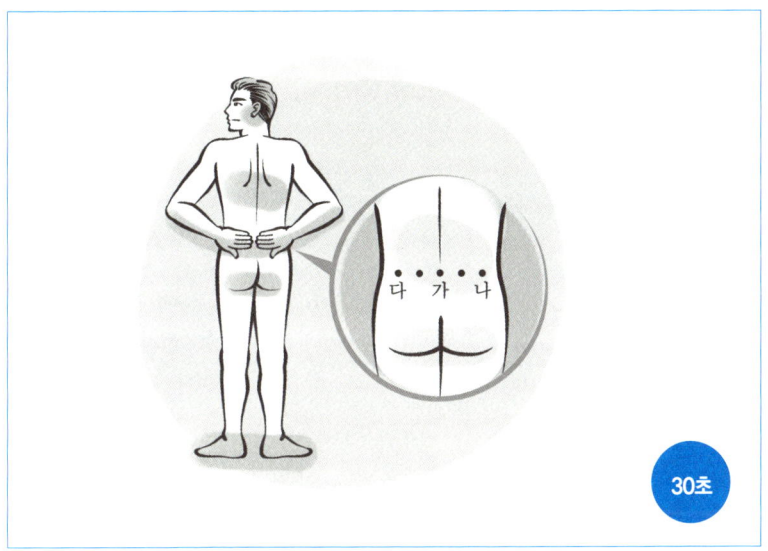

1. 허리에 팔을 돌리고 벨트의 위치를 가, 나, 다의 순서로 마사지한다.
2. 손끝으로 근육을 누르고, 가로로 2~3센티미터씩 움직인다.
3. 2센티미터 가량 위치를 움직여 간다.
* 손끝은 언제나 몸에서 떨어지지 말 것.

정력을 기른다(1)

'섹스가 강해지는 비결은 없을까' 하고 약국을 찾든가, 색다른 요리를 찾아다니는 사람이 아주 많다. 이런 것을 노려 수만 원, 수십만 원이나 하는 가짜 물건을 팔고 있는 악덕업자들도 있다.

아주 신변 가까이 비법이 있는 것을 눈치 채지 못하는 것은 그야말로 애석한 일이다.

즉, 〈근육 구성하기〉이다. 그림과 같이 누워서 항문을 죄는 운동을 하면 발기신경이 자극되고 그 작용이 정소에 전달된다. 정소를 자극시키면 호르몬 분비를 자극시키고 전신의 스태미나가 강해진다.

또 성교 중 꽉 죄면 근육의 움직임은 근소해도 상대에게 예민한 반응이 전달된다. 긴장과 이완을 되풀이하면 그 율동적인 리듬이 질을 자극하여 고도의 오르가슴에 도달한다.

여성이 이 트레이닝을 계속하면 질을 조이는 힘이 강화되어 남성에게 강한 압력을 줄 수 있다.

'출산한 뒤 원상 복귀되지 않는' 여성에게 꼭 권하고 싶은 방법이다.

상대를 휘감아 발가락을 전후로 굽히는 방법도 효과가 크다. 정강이에 수축과 이완이 일어나 리드미컬한 진동이 질의 감각을 자극한다. 내전근의 수

축도 마찬가지로, 운동 범위는 전혀 없음에도 상대에게 민감한 반응을 일으켜 쾌락 시간을 연장시키는 데 도움이 된다.

8-⑧ 근육 구성하기

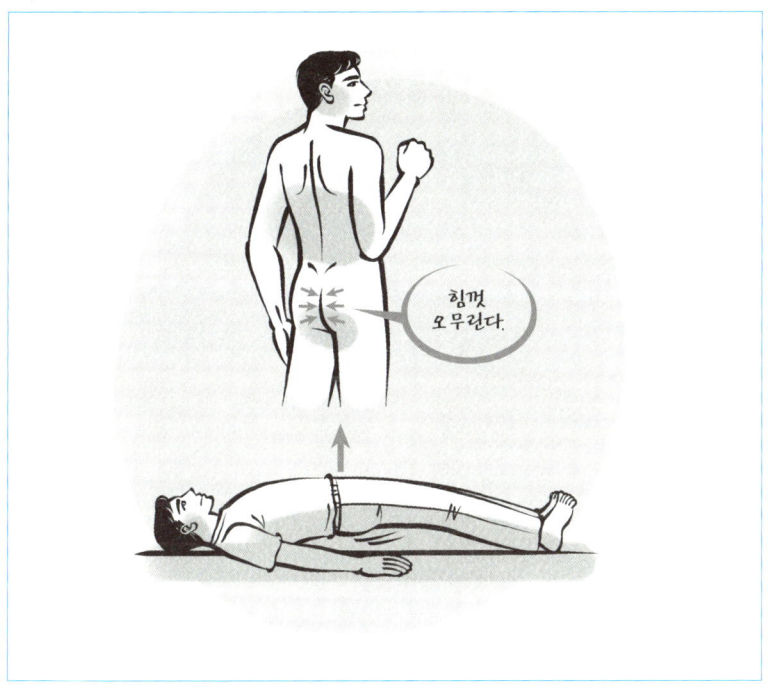

힘껏
오무린다.

1. 반듯이 세워 허리만을 약간 든다.
2. 그 자세로 항문을 꼭 죈다.
* 상대의 질(膣)이 있음을 의식하면서 행한다.
* 방바닥에 앉아서 해도 좋다.
* 발가락을 전후로 굽히는 방법도 있다.

정력을 기른다(2)

성 훈련의 대표적인 종목은 스쾃이다.

머리 위에서 손을 맞잡고 그대로 다리를 굽히는 간단한 방법인데 섹스를 하는 데 큰 효과가 있다.

무슨 이유일까?

섹스는 누구나 알고 있듯이 허리와 궁둥이와 다리가 리드미컬하게 움직임으로써 많은 쾌감을 얻을 수 있다. 즉, 하반신의 근육을 어떻게 수축시키고 어떻게 이완시키는가 하는 것이 포인트이다.

예컨대 여성의 경우에는 질 속의 근육의 수축과 엉덩이 부분의 수축이 동시에 일어나고 남성은 항문을 수축시켰을 때 페니스에 힘이 들어가 앞으로 나옴을 알 수 있다. 또한 다리는 넓적다리 관절에 힘을 주었을 때 중요한 역할을 다한다.

허리는 더 말할 필요 없이 전후, 상하, 좌우의 움직임에 의해 남성기(男性器), 여성기(女性器)에 자극을 준다.

여기서 소개하는 〈다리 굽히기〉가 효과적인 것은 섹스의 육체적인 지주라고도 할 수 있는 엉덩이와 다리, 허리를 한 번의 동작으로 동시에 단련할 수 있기 때문이다.

이 운동을 함으로써 혈액과 임파액이 동원되어 신진대사가 높아지고 다리의 여분의 지방이 제거되고 성선(性腺)의 발달이 촉진되므로 강한 정력을 얻을 수 있다.

또한 산소 소비량이 많은 운동이므로 정신 지구력(스태미나)을 기르는데 효과가 크다.

8-⑨ 다리 굽히기

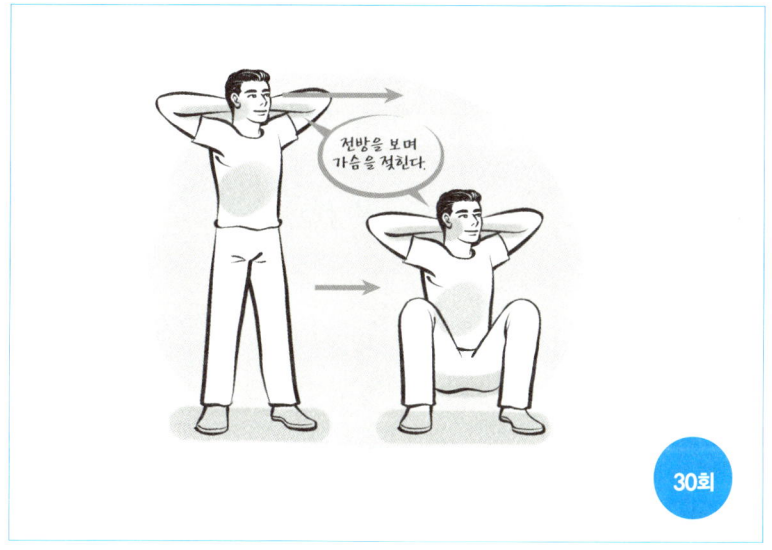

1. 어깨 넓이만큼의 간격으로 다리를 벌리고 선다.
2. 두 손을 목 뒤에서 맞잡는다.
3. 목을 꼿꼿하게 한 채 다리를 굽힌다.
4. 아래까지 완전히 굽힌 다음 천천히 일어선다.
* 호흡은 굽힐 때 잔뜩 들이마시고 일어서면서 내쉰다.
* 등과 허리는 항상 펴고 있을 것.
* 뒤꿈치는 들지 않는다.

정력의 쇠퇴를 막는다

섹스의 강약을 판정하는 기준으로는 성교의 빈도수가 사용되기도 한다.

결혼해서 반 년 이후의 부부에 대해서 조사한 자료에 의하면,

20~25세가 1주일에 3~5회, 26~30세가 1주에 2~3회, 31~35세가 3~5일에 1회, 36~40세가 1주 1회, 41~45세가 7~10일에 1회, 46~50세가 10일에 1회, 60~70세가 15~30일에 1회라는 것이 평균치이다.

그러나 놀라운 것은 같은 60~70세대의 노인이라도 3일에 1회는 반드시 성교를 하고 있는 사람도 있다.

나이가 젊었을 때는 그다지 개인차가 나지 않으나 나이가 많아질수록 강한 사람과 약해지는 사람의 차가 커진다.

왜 이러한 차이가 생기는 것일까?

흔히 노화는 다리에서 시작된다고 하는데, 실제로 젊음을 유지하고 활기찬 섹스를 즐기고 있는 사람에게 물어 보면 〈뛰기〉, 〈계단 오르기〉, 〈다리 굽히기〉(8-⑨) 등 반드시 다리 운동을 꾸준히 하고 있다.

이 근육을 강화시키는 데 비해 〈직각으로 다리 올리기〉는 혈액과 임파액의 순환을 좋게 하고 성선의 강화를 목적으로 하는 방법이다.

매일 자기 전이나 아침에 일어나서 바로 이 운동을 하면 나이를 먹어도

섹스가 가능하다.

8-⑩ 직각으로 다리 올리기

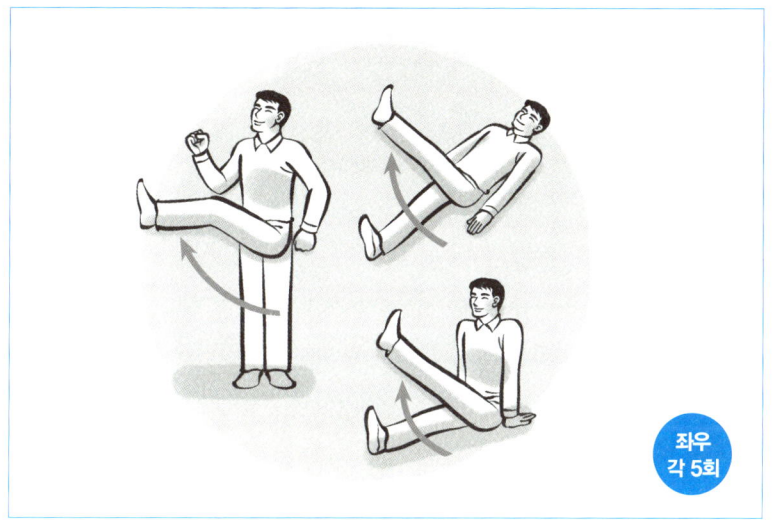

좌우
각 5회

■ 서서 할 때

1. 두 다리를 가지런히 하고 선다.

2. 오른발을 왼쪽 옆으로 80도 각도로 흔들어 올린다. 5번씩 한다.

3. 왼발을 오른쪽 옆으로 90도 각도로 흔들어 올린다. 5번씩 한다.

■ 앉아서 할 때

1. 두 손을 허리 뒤에 짚고 앉는다.

2. 오른발을 왼발 옆에까지 가져간다(직각으로 크로스한다).

3. 왼발도 똑같이 5번씩 한다.

■ 누워서 할 때

마찬가지로 양쪽 다리를 직각으로 크로스시킨다.

* 무릎을 굽히지 말 것.

* 속도를 되도록 빨리 한다.

어떠한 체위도 가능해진다

유행은 오래 전에 지나갔지만 고고 댄스나 림보, 훌라후프 등 미국에서 들어온 춤은 사실은 섹스 강화를 목적으로 고안된 것이다.

"만족스러운 성교를 하기 위해서는 허리의 전후운동만큼 중요한 것은 없다. 그런데도 허리를 교묘히 자유로이 구사할 수 있도록 훈련하고 있는 사람은 아주 적다."

섹스사이즈 트레이너인 에드워드 오레리 씨의 말이다.

남성의 경우에는 본능적으로 허리의 전후운동을 하고 성교에 들어가는데, 여성의 대부분은 아무런 움직임도 없이 단지 수동적으로 몸을 눕힐 뿐이다.

그 결과 충분한 오르가슴을 체험하지 못하고 소극적인 성행위로써 만족해야 하는 경우가 많다.

여기서 소개하는 〈아치형 만들기〉는 허리의 근육이 강화되고 허리 근육이 원활하게 된다. 그와 함께 하면 대퇴의 근육이 유연해지고, 여러 가지 성운동의 속도와 범위, 변화에 대해 적응할 수 있다.

또한 이 근육운동을 지배하는 신경이 동시에 강화되기 때문에 이것을 마스터함으로써 서로 자극을 높이고 민감하게 반응하게 된다.

허리를 자유롭게 구사하게 되면, 성교 중 여성의 음핵에 최대로 자극을 주어 쾌감도 커진다. 또 남성에게는 보다 강렬한 성 테크닉의 무기가 된다.

8-⑪ 아치형 만들기

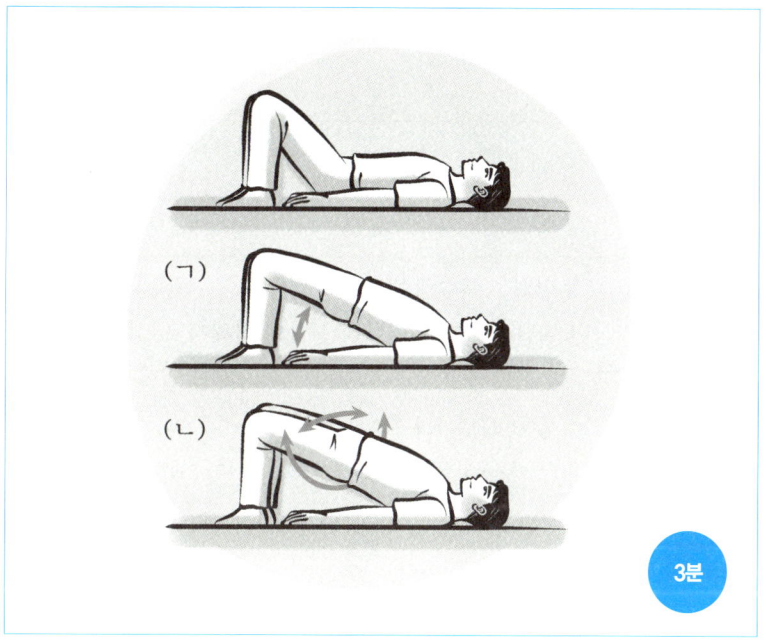

1. 무릎을 서로 붙이고 서서 발바닥을 방바닥에 내고 눕는다.
2. 둔부를 들고 어깨와 팔꿈치로 몸을 지탱한다.
3. 손바닥은 방바닥에 댄다.
4. 우선 (ㄱ)허리를 위 아래로 10번씩 움직인다.
5. (ㄴ)허리를 좌우로 10번씩 움직인다.
6. 마지막으로 왼쪽으로 5번, 오른쪽으로 5번씩 돌린다.
* 성기는 위로 들어 올리는 기분으로 앞으로 내민다.
* 항문은 죄는 기분으로 한다.

기교에 능해진다

둔부의 힘이 약한 사람은 섹스에 약하다고 한다.

이것은 대전근이 발달하지 않으면 허리 운동이 약해지고, 성기의 위치를 자유자재로 이동하여 상대에게 모든 각도에서 자극적인 압박을 가하는 테크닉이 뜻대로 되지 않기 때문이다.

'어떻게 해서든 기교를 높이고 싶은데.' 하는 사람들이 아주 많다. 여기서 소개하는 〈엎드려 두 발 올리기〉는 광배근 아래에서 대전근에 이르는 성기 영역 전체를 강화시키는 운동법이다.

둔부가 발달하고 자유로운 운동을 할 수 있도록 사정을 수반하는 일 없이 압박 자극만으로 여성을 오르가슴으로 이끌고 성교 시간을 연장할 수 있다.

자극을 주는 각도가 다르기만 해도 새로운 감각이 생기기 때문이다.

이 운동은 여성이 해도 효과가 좋다. 둔부의 강화로 상대방의 움직임에 맞추어 자기 성기를 자유로운 위치로 이동시킬 수 있으므로, '둘이 완전한 성행위를 했다!'는 깊은 만족감과 확신을 얻을 수 있다.

또 둔부가 강화되는 동시에 질 내부의 근육을 강화시킬 수 있기 때문에 성교 중의 오르가슴이 높아지는 한편, 상대에게도 강한 압박을 줄 수 있게 된다.

이 운동은 아울러 부신이 강화되어 스태미나가 길러지고, 또 변비도 없어진다.

8–⑫ 엎드려 두 발 올리기

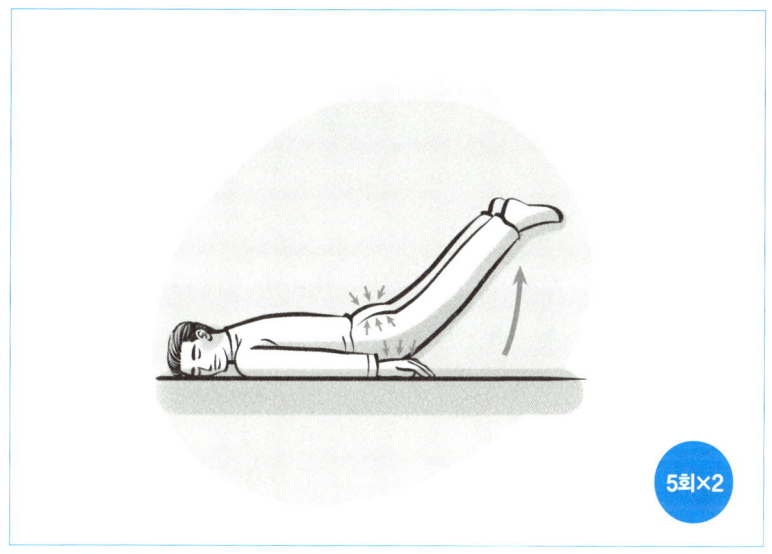

5회×2

1. 엎드려서 팔을 방바닥에 댄다.
2. 두 발을 합쳐서 뒤로 흔들어 올린다.
3. 되도록 높은 위치에서 6초 동인 가민히 있는디(이때 항문에 꽉 힘을 준다).
4. 천천히 내린다.
5. 5번 반복하고 나서 잠시 쉰 다음, 다시 5번 한다.
* 등은 쭉 편다.
* 손바닥으로 바닥을 세게 밀 것.
* 성기에 힘을 줄 것.

밀착도를 높인다

내전근은 성행위 때 밑에 있는 사람의 다리가 위에 있는 사람의 몸에 닿았을 때 작용하는 근육이다.

대개의 경우, 아래에서 다리를 휘감는 것은 여성인데, 만약 여성의 내전근이 약해서 활력이 없고 긴장과 유연성이 결핍되어 있으면 꼭 휘감을 수 없어 성교 중 경련을 일으키든가 근육이 아프든가 한다.

엉덩이 내전근을 강화시키면 서로의 몸의 밀착도가 강화되고, 여성은 성기 영역 전체를 남성의 성기 영역에 강하게 눌러낼 수 있다.

이 자세로 허리의 상하운동을 하면 음핵이 심하게 자극을 받아 절정상태에 쉽게 도달한다.

남성이 다운되는 것은 실은 내전근의 죄는 힘에 의한 것이다.

내전근과 질의 괄약근은 동시에 작용하므로 여성이 이 트레이닝을 할 때는 상대의 페니스가 자기 질 내부에 있어 질 괄약근과 질벽에서 포착하고 있다고 상상하고 하면 좋다.

남성의 경우에는 다리를 죄는 힘이 강화되는 것 외에 페니스를 내미는 힘이 강해진다. 내전근은 다리 전체를 내측 상방으로 행하려는 힘을 지배하기 때문이다.

따라서 트레이닝할 때는 페니스 부분이 앞에 늘 있다고 의식하면 좋다.

8-⑬ 무릎 죄기와 넓히기

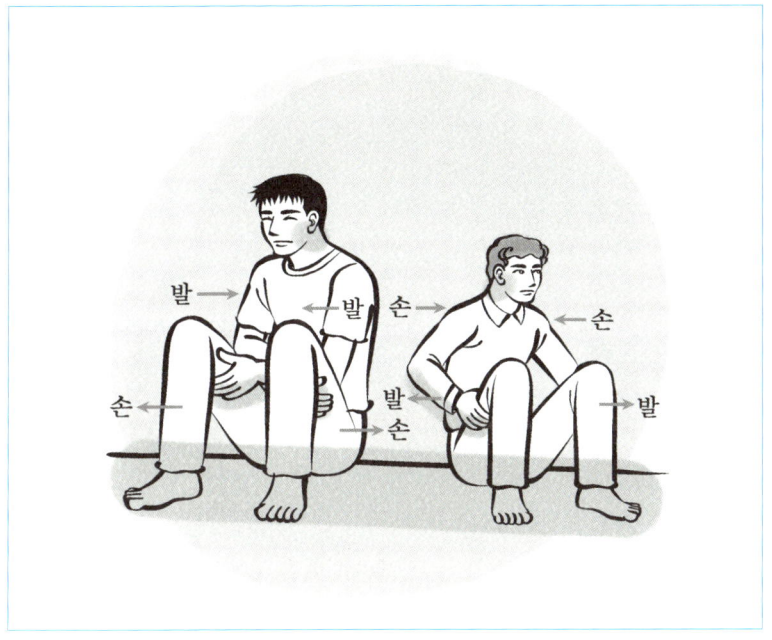

1. 방바닥에 무릎을 세우고 어깨 넓이보다 약간 넓게 벌리고 앉는다. 오른손은 왼쪽 무릎 안쪽에, 왼손은 오른쪽 무릎 안쪽에 댄다.
2. 벌리고 있던 무릎을 오므리는데, 두 손으로 저항을 가하여 무릎에 힘이 가해지도록 한다.
3. 오므렸으면, 이번에는 무릎을 벌려 가는데 두 손을 바깥쪽에서 꽉 누른다.
4. 5번 반복하고 나서 잠깐 쉬고, 다시 5번 한다.
* 손의 저항을 세게 하여 천천히 한다.
* 성기에 힘을 준다.
* 두 무릎 사이에 베개를 끼고 바깥쪽에서 죄어도 좋다.

14

성신경(性神經)을 단련한다

'항문의 힘이 센 사람은 스태미나가 강하다'고 흔히들 말한다. 무슨 이유일까?

성교 초기의 단계에서는 발기신경이 작용하여 음경을 발기시키는 동시에 사정관 폐쇄근이라는 사정을 방지하는 근육을 지배하여 정액이 몸 밖으로 배출하는 것을 억제하고 있다.

사정신경의 힘이 강화되어 발기신경의 지배를 극복하면 뇌에서 절정감이 생겨 사정관 폐쇄근이 단번에 전부 열려진다.

그 결과, 사정관 내부에서 강한 압력이 가해져 있던 정액이 힘차게 밖으로 튀어나간다.

조루증이 있는 사람이나 스태미나가 약한 사람은 사정관 폐쇄근이 약해서 곧 체액의 배출을 하고 만다.

사정을 관장하고 있는 근육도 항문의 괄약근이나 방광의 괄약근과 같이 의지의 힘으로 자유롭게 조절하는 것이 가능하다.

이 괄약근들은 매일의 훈련으로 자연히 힘을 주는 방법을 습득할 수 있지만, 사정 방지근은 사춘기가 되기까지는 방치된 채 쓰이지 않으며, 또 쓰이는 경우에도 대소변을 볼 때처럼 마음대로 사용할 기회가 없다.

다행히도 항문 수축근, 배뇨 괄약근, 사정관 폐쇄근은 서로 밀접한 관계가 있어 '항문을 수축시켜라'는 중추신경의 지령에 모두가 같은 반응을 일으키는 것으로 알려져 있다.

'사정할 것 같으면 항문을 꽉 죄어라'고 하는 것은 이 때문이다.

8-⑭ 다리 꼬고 힘주기

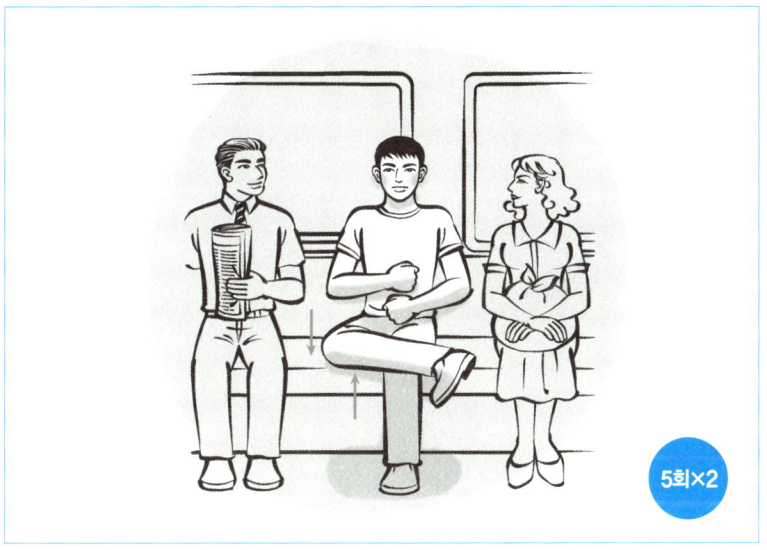

5회×2

1. 좌석에 앉아 책상나리를 한나.
2. 윗다리는 밑에 있는 다리에, 밑에 있는 다리는 위쪽으로 힘을 준다.
3. 6초간 힘을 준 뒤, 힘을 늦춘다.
4. 5번씩 2회 반복한다.
5. 다리를 서로 교대하여 책상다리하고, 5번씩 2회 반복한다.
* 항문을 꽉 죈다.
* 성기의 근육도 동시에 움직이듯이 한다.

성선(性腺)의 이상을 고친다

손을 뒤로 돌리고 몸을 뒤로 젖히는 동작은 섹스의 체위와 아주 비슷하며 성선 자극의 이상을 조정한다.

성선 자극이란 익숙한 말이 아니지만, 허리의 벨트라인 부분에는 선골신 경총(仙骨神經叢)이 있어 여기서 외음부에 이르는 음부신경이 나와 있다.

또 자율신경총에 섹스와 관계가 깊은 골반신경이 선골부에서 발생하여 섹스의 기능을 지배하고 있다.

교통사고 등으로 허리를 강타 당했을 경우 불능해지기 쉬운 것은 이들 신경이 마비되기 때문이다.

일상생활에서 허리가 굽어지기 쉬운 사람은 섹스를 지배하는 신경에 장애가 생겨 있으므로 성욕이 약하다.

여기서 소개하는 〈위 아래로 팔 굽히기〉는 등허리의 신경총을 자극하고 뒤틀림을 조절하는 운동이다.

등뼈가 쭉 늘어나 뼈가 삔 것을 교정하는 데도 효과가 있으며, 그 밖에도 코막힘, 변비, 안면신경통에도 좋다.

폴리네시아 지방에서 행해지고 있는 림보 춤은 역시 이 자세를 취함으로 써 섹스 강화에 효과적이다. 문명이 발달되지 못한 나라에 많은 지혜가 남아 있는 점이 흥미롭다.

맨발로 걷는 일, 알몸으로 일광욕을 하는 일, 밤에는 일몰과 함께 자고 동트자마자 활동하는 일 등은 동물로서 본래의 자세지만 우리는 너무 문명에 익숙해져서 자연으로 돌아가는 것을 잊고 있는 것 같다.

8-⑮ 위 아래로 팔 굽히기

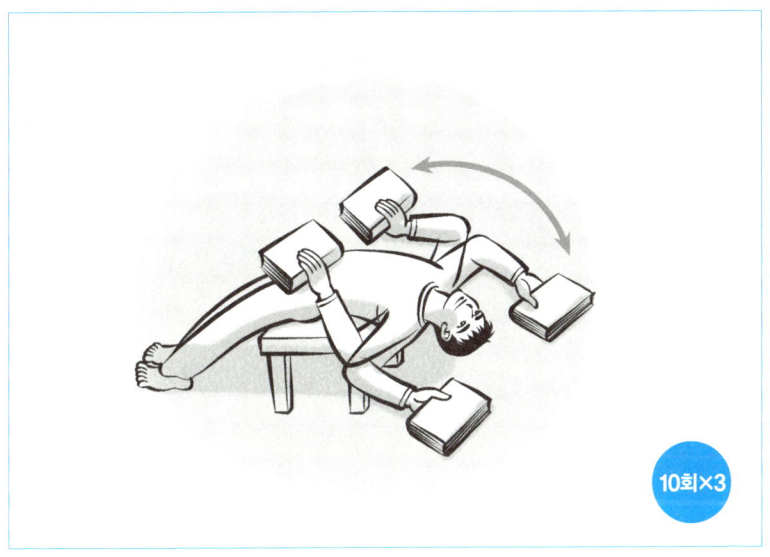

10회×3

1. 의자 뒤에 등을 대고 팔꿈치를 뒤로 굽혀 몸을 젖힌다.
2. 두 손에 약간 무거운 것(책 같은 것)을 들고 팔꿈치를 굽힌 채 복부까지 가져간다.
3. 10번씩 3회 반복한다.
* 몸을 젖힌 채 팔죽지만 앞뒤로 움직인다.
* 성기 전체를 앞으로 내민다.
* 림보 춤 체조도 좋다.

쾌미감(快味感)을 높인다

운동하기 전에 준비운동을 하는 사람들은 많지만, 섹스 전에 준비운동을 하는 사람들은 거의 없다.

그것은 지금까지 어떤 종류의 운동이 있으며 어떤 효과가 있는지 전혀 소개되어 있지 않기 때문이다.

섹스 전의 준비운동에는 세 가지 효용이 있다.

첫째, 생식기 주변에 혈액순환을 높이고 심장의 기능을 익숙하게 한다. 흔히 성교 중 심장마비를 일으켜 복상사하는 일이 있는데, 이것은 급격한 혈액의 공급에 비해 심장이 미처 따라가지 못하기 때문이다.

둘째, 항문의 괄약근을 조절함으로써 너무 사정이 빠른 고민을 해결할 수 있다. 이것은 사정 직전에 반사적으로 항문을 수축시키면 사정이 억제되어 시간을 연장할 수 있게 하기 때문이다.

셋째, 허리의 교묘한 운동을 잘 할 수 있다─성교의 교졸(巧拙)은 말할 나위 없이 허리의 움직임이 결정하는 것이다. 너무 지나치게 의식하면 딱딱해져 도리어 상대를 즐겁게 하지 못한다. 상대의 상황을 보아가며 무의식적으로 허리가 움직이는 상태가 바람직하다.

이 세 가지 준비운동은 남성을 위한 성의 3대 기법으로 이 체조를 함으로써 여성을 즐겁게 하고 동시에 자기 자신도 즐길 수 있다.

8-⑯ 감도 트레이닝

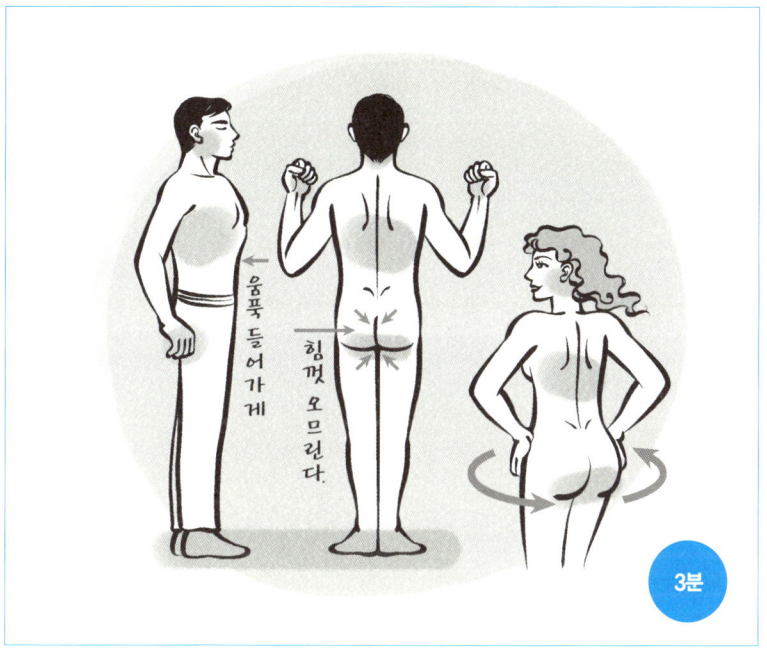

1. 두 발을 맞붙이고 선다.

2. 숨을 완전히 내쉬면서 배를 오므린다. 10초 동안 가만히 있는다.

3. 항문을 꽉 죈다. 10초 동안 가만히 있는다.

4. 허리를 돌린다. 5번씩 2회 반복한다.

* 성교 직전에 알몸으로 하면 좋다.

* 성기를 앞으로 내민다.

* 성기의 근육을 움직이는 의식을 갖는다.

* 허리를 돌릴 때는 무릎을 움직이지 말 것.

성욕(性慾)을 높인다

피로해지면 등허리의 힘이 빠져 몸이 점점 굽어져 등이 굽어지고 턱이 앞으로 나오는 자세가 된다.

이것은 무슨 이유일까?

우리는 의식하지 못하고 있지만 작은골에서 몸의 골격근에게 '자세를 유지하라'는 지령이 쉴 새 없이 내려지고 있어 근육은 계속 긴장하고 있다.

과음했을 때는 알코올 때문에 작은골의 중추가 마비되므로 올바른 자세를 취할 수 없어 비틀거리게 된다.

지령을 받은 근육은 수축하지만 계속 점점 젖산성의 피로물질이 생기므로 긴장력이 쇠퇴하고 마침내는 몸도 지탱하지 못하게 된다.

이렇게 앞으로 굽힌 자세가 되면 가슴이 압박되어 더욱 피로를 촉진하는 악순환에 빠진다.

이 상태가 습관화된 사람은 늘 등이 굽어 있어 남에게 나쁜 인상을 준다. 그뿐만 아니라 섹스의 욕망이 저하되어 임포텐츠와 결부된다.

이럴 때는 손을 사용한 〈물구나무서기〉로 허리를 강화시키고 부신기능을 회복시키면 좋다.

또 이 방법은 뇌에 대한 혈액순환을 좋게 하며 연수(延髓), 갑상선을 자극하기 때문에 섹스 강화에 좋은 역할을 한다.

덧붙여서 내장에 이어지는 신경계를 활발하게 하기 때문에 각 장기, 특히 위나 장, 간에 뛰어난 효과가 있다.

8-⑰ 물구나무서기

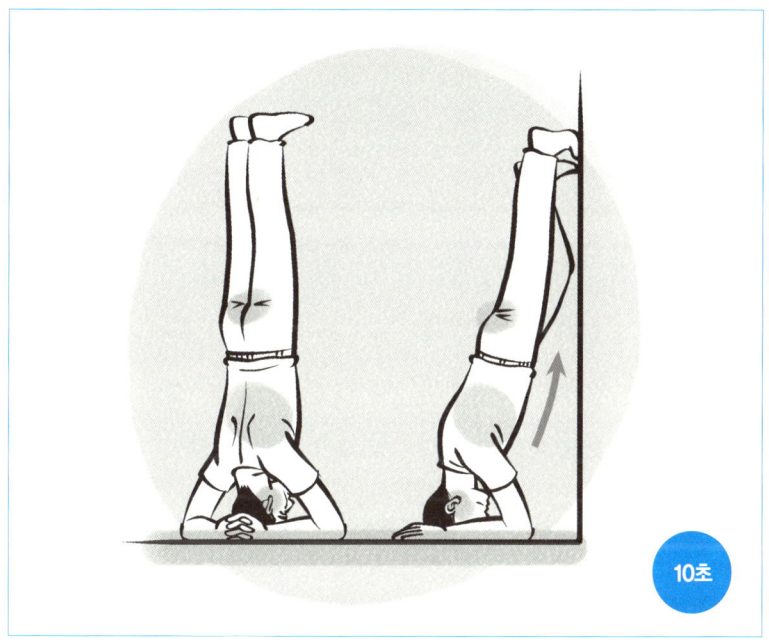

1. 거꾸로 서서 머리로 몸을 지탱한다. 이것을 못하는 사람은 양복장이나 벽을 향해 그림과 같이 다리를 차츰 올려간다.
2. 머리가 바로 밑에 왔을 때 10초 동안 쉰다.
* 허리는 쭉 펼 것.

쾌감을 증가시킨다

성교에 대해 열의가 없고 자극을 주어도 반응을 나타내지 않으며, 절정상 태가 있었는지 오르가슴에 달했었는지에 전혀 관심이 없는 여성이 있다.

'억지로 하게 한다', '상대가 너무 난폭하다'는 등의 심리적인 이유와 섹 스에 관련된 근육의 훈련이 되어 있지 않아 기교가 서투르다는 육체적인 이 유를 곧잘 드는데, 현실적으로도 중추계의 고장 때문에 성감을 느끼지 못할 때가 많다.

이 같은 여성은 성감대라 불리는 귓불이나 유방, 둔부 등을 자극해도 거 의 관심을 보이지 않는다.

본래 이 같은 부분을 자극하면 그 자극이 척추나 뇌의 중추에 도달하여 동위(同位)의 신경의 지배를 받고 있는 성기에 반사된다. 그 결과 지각이나 운동이 유발되어 호르몬 분배에도 영향을 주게 된다.

감도가 훈련되어 있는 여성일수록 반응은 민감하고 빠르다.

그런데 한 군데라도 지배신경 도중에 마비가 일어나 있으면 전체의 기능 이 이상을 일으킨다. 의외로 많은 것이 허리의 마비다.

이 부분에는 부신이 있고 피질의 망상체(網狀體)에서 성 호르몬인 안드로 겐이 분비되는 것이다.

여성의 몸을 촉진(觸診)하여 굳어 있는 부분을 풀어 주는 것은 남성의 역할이다. 허리를 중심으로 임파법을 시행하여 여성의 성감도를 향상시킬 수 있다.

8-⑱ 전신 임파법

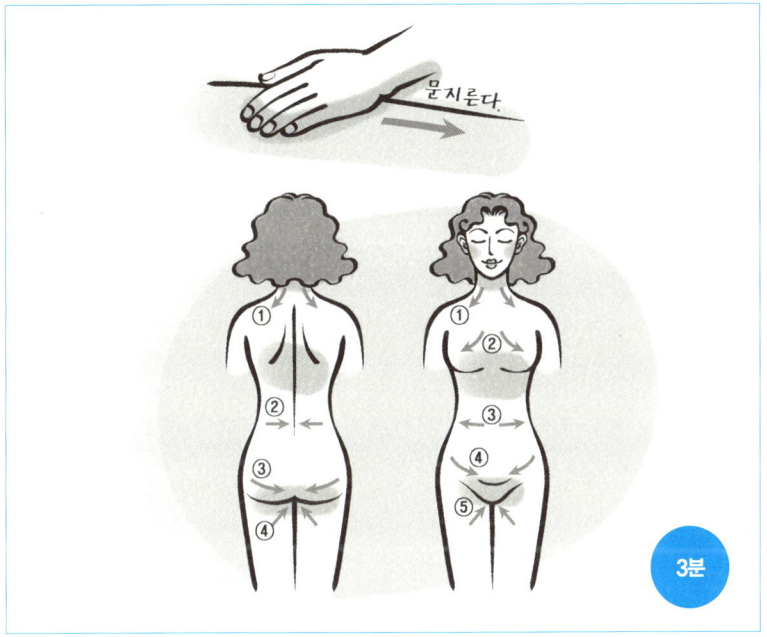

1. 그림의 순서와 방향으로 임파법을 시행한다.
2. 허리의 벨트라인은 특히 정성들여 손가락으로 누른다.
* 손가락은 몸에서 떼지 않고 항상 몸 위를 연속적으로 미끄러져 나가게 할 것.

19

부신(副腎)호르몬의 분비를 촉진시킨다

헬스클럽에 가면 레그 컬 머신이라 하여 받침대 위에 엎드려 발목에 부하(負荷)를 걸고 무릎을 굽히는 운동기구가 있다.

이 운동은 대퇴 사두근이라 해서 넓적다리 뒷부분을 발달시키는 종목인데 섹스 강화에 아주 효과가 크다.

운동할 때마다 사타구니가 죄어지고 동시에 둔부에서 허리에 걸쳐 근육이 자극을 받으므로 부신 호르몬의 분비를 촉진시킨다.

동물에 가까운 자세는 대개 스태미나에 좋다.

갓난아기도 혼자서 엎드리는 자세를 취하는 것을 볼 수 있다. 개나 고양이가 잠에서 깨면 곧잘 등을 젖히고 기지개를 펴는데, 이것은 굽어져 있던 등뼈를 펴기 위해서 본능적으로 그런 자세를 취하는 것이다.

인도의 요가도 동물의 포즈에서 힌트를 얻은 것이다.

네 발로 기고, 등골을 펴고, 머리를 일으켜 세우거나 기지개를 켜거나 하면 기분이 좋다.

네 발로 기는 것은 혈액과 임파액의 순환을 원활하게 하고 내장을 정상적으로 회복시키는 작용을 가지고 있다.

그런데 〈다리 굽혔다 펴기〉는 다리, 허리, 항문의 근육을 강화하고 엎드림으로써 정소(精巢)를 자극하여 성 호르몬의 분비를 촉진시켜 스태미나를 강화시킨다.

자기 전에 3분간 등뼈를 마음껏 펴는 것은 육체와 정신을 강화시키는 데 효과적이다.

8-⑲ 다리 굽혔다 펴기

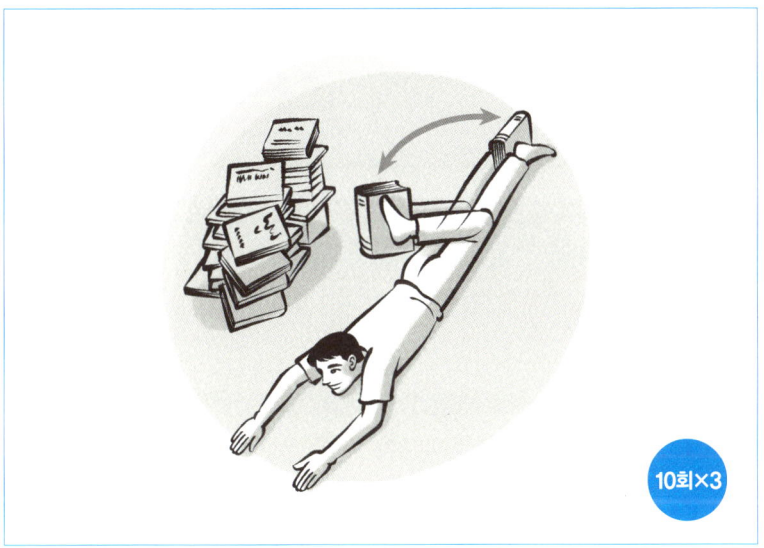

1. 엎드려 눕는다. 팔을 앞으로 쭉 편다.
2. 두 발 사이에 좀 무거운 책을 끼고 무릎을 굽혔다 폈다 한다.
3. 반복해서 10번씩 3회 반복한다.
* 두 다리는 되도록 둔부와 가깝게 되도록 한다.

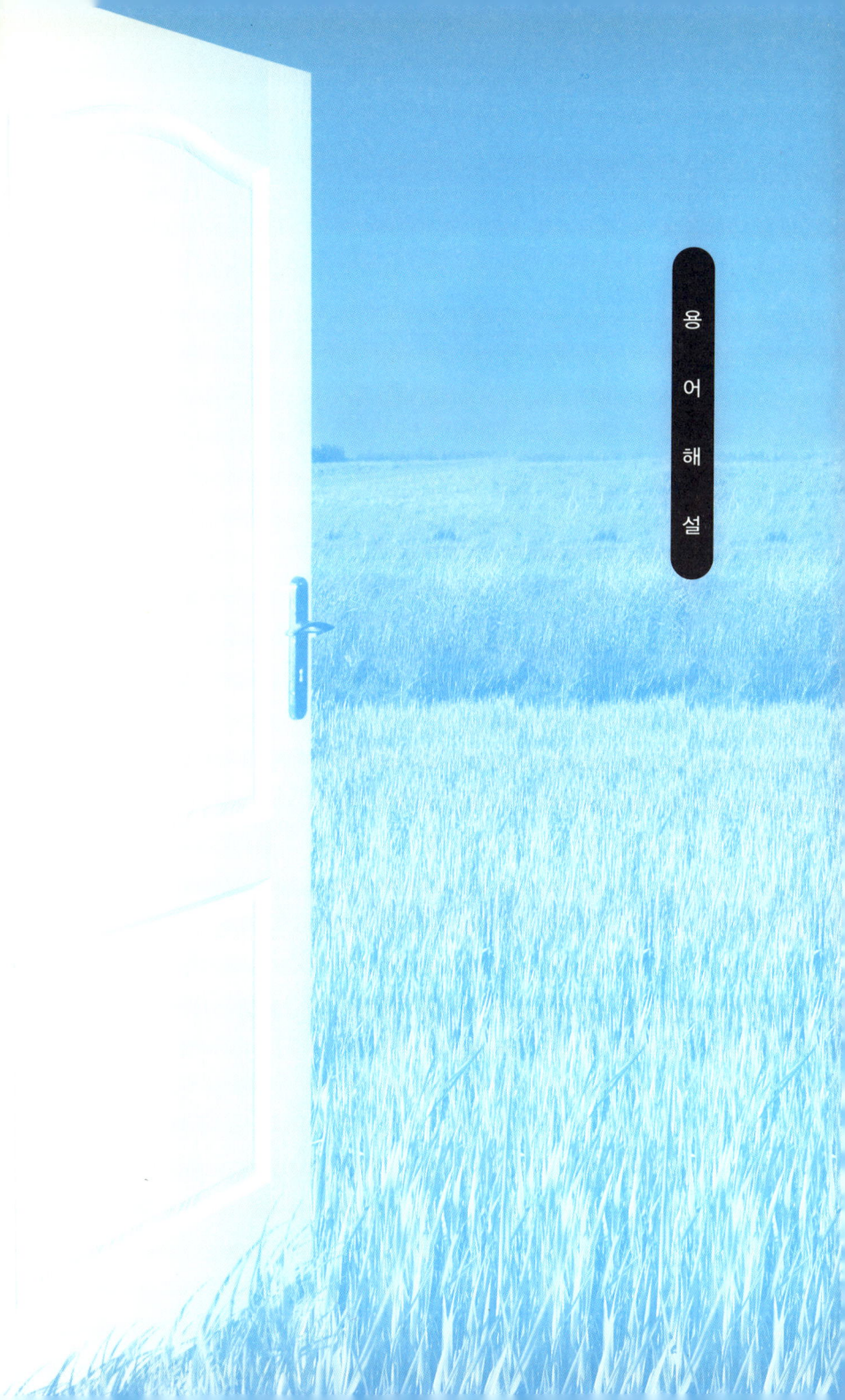

용 어 해 설

골단선(骨端線: epiphysial line)

관상골(管狀骨)의 골간(骨幹)과 골단(骨端) 사이에 있는 성장선.
뼈가 자라는 장소로 팔 · 다리 · 손가락 · 발가락 · 손목 · 팔꿈치 · 어깨 · 발목 · 무릎 · 대퇴골 ·
척추 등 신체 뼈 중 관절과 직접 연결되어 있는 긴뼈의 끝부분에 있으며, 이 부분이 성장하면
서 키가 자라게 된다.

관자놀이

귀와 눈 사이의 맥박이 뛰는 곳. 그곳에서 맥박이 뛸 때 관자가 움직인다는 데서 나온 말
이다.

교감신경(交感神經)

위급하거나 스트레스적 상황에 신속하게 대처하기 위해 신체적 자원이나 에너지를 동원하는
기능을 담당하는 중추신경계의 한 영역.
척추의 양쪽에서 나와 내장, 혈관, 분비샘에 뻗어 있는 자율 신경으로 아드레날린을 분비하여
심장 작용 촉진, 위장 작용 억제, 피부 혈관 수축, 동공 확대 따위의 작용을 한다. 부교감 신경
과 길항적(拮抗的)으로 작용한다.

구연산(枸?酸): 시트르산(citric酸)

하이드록시트라이카복실산의 하나. 무색무취의 고체로, 물과 알코올에 잘 녹고 신맛이 있다.
레몬이나 밀감 따위의 과실 속에 들어 있으며, 청량음료, 의약품 따위에 첨가제로 쓰인다.

근방추(筋紡錘: muscle spindle)

가로무늬근의 수용기관으로, 골격근의 가로무늬근 섬유에 평행하게 존재하는 방추형의 현미
경적 구조물이다. 근방추체라고도 한다. 근방추 섬유의 말단부에는 가로무늬가 안보이고 다수
의 핵이 늘어서있다.

근섬유(筋纖維: muscle fiber)

동물의 근육조직을 구성하는 세포. 횡문근(골격근)의 경우는 많은 근육모세포가 융합하여 생
긴 다핵세포이고, 평활근의 경우는 단세포로 되어 있다. 횡문근의 근섬유는 그 세포막인 근초
내에 다수의 근원섬유가 있고, 그 사이는 근형질로 채워져 있다. 수축성 방향과 평행한 가는
다수의 섬유구조로 구성된다.

길항작용 [拮抗作用, antagonism]

생체에 약물을 투여했을 때에 약물의 존재에 의하여 그 작용의 일부 또는 전부가 감쇄되는 약물의 작용. 여러 종류의 균이 혼재해 있을 때 그 중 어떤 균의 발육조건 그 발육을 억제하는 작용. 대항작용. 2종 이상의 미생물이 같이 서식할 때 영양분, 산소, 생활공간 등의 결합적 섭취, 혹은 균의 대사산물에 의하여 다른 균의 생육이 억제되는 현상. 식물체 상호간 상대의 작용을 억제하는 작용. 협력 작용의 반대어로 생체에서 어떤 인자의 작용을 감소 또는 소멸시키거나 억제시키는 작용을 말한다.

대뇌피질(大腦皮質: cerebral cortex)

대뇌 표면을 구성하는 회백질로 이루어진 부분으로 여러 층의 세포층으로 이루어졌다.
내층의 신경섬유가 집합한 부위로서 계통발생학적으로는 양서류에서 이미 존재한 오랜 부분이며 포유류에서는 초기에 출현하는 새로운 부분이다. 또한 개체발생학적으로도 발생 초기에 형성되는 부분과 후기에 형성되는 부분으로 대별하며 구조 및 기능에도 차이가 있다.

동안신경(動眼神經)

기시핵은 중뇌의 복측부에 있고 대뇌각의 안쪽으로부터 뻗어나가는 뇌신경을 말한다.

부교감신경(副交感神經)

중뇌, 연수, 척수에서 절전섬유를 내고 말초부를 관장하는 기관, 또는 그 부근에서 신경절에 들어가 뉴런을 변화시키는 자율신경으로 교감 신경과 더불어 자율 신경계를 이루는 신경. 교감 신경이 촉진되면 억제하는 일을 하고, 신체가 흥분되면 심장의 구실을 억제하며 소화기의 작용을 촉진한다.

부신(副腎: adrenal gland)

사람에서 좌우 신장 위에 한 쌍 있는 내분비 기관으로 생명유지에 중요한 내분비선이다.
척추동물의 아드레날린, 부신피질호르몬을 분비하는 내분비기관. 포유류에서는 신장의 전단에 접하여 1쌍이 있고 내부의 부신수질과 그것을 둘러싸는 부신피질로 구성되어 있다. 발생학적으로 피질과 수질은 유래가 다르며, 둘 다 신장과 관계가 없다. 피질은 체강상피(중배엽성)에서, 수질은 교감신경절과 같이 신경관(외배엽성)에서 유래한다.

부신피질(副腎皮質: adrenal cortex)

부신의 바깥쪽을 둘러싸는 내분비 조직으로 바깥쪽으로부터 구상(球狀) · 속상(束狀) · 망상(網狀)의 세포로 형성된 3층이 있고, 각 층마다 다른 호르몬을 분비한다. 하수체와 관련하면서 생명 유지에 없어서는 안 될 복잡한 호르몬을 분비하는데 코르티코이드라 말한다.

부신호르몬(副腎: adrenal hormone)

부신에서 분비되는 스테로이드 호르몬을 총칭하는 말로, 코르티코이드 또는 코르티코스테로이드라고 부ｍs다.

불수의근(不隨意筋: involuntary muscle)

본인의 의지와 무관하게 작용하는 근육. 심장근과 대부분의 평활근이 여기에 속하며 이러한 근육에 의해 작용하는 내장의 여러 기관에는 자동성이 있는 것이 많고, 모두 자율신경계 지배 하에 활동이 조절되고 있다. 예를 들면 심장은 자동성에 의해 심장박동을 계속하면서 교감신경 및 미주신경의 불수의적 지배를 받는다. 감정변화와 같은 고차원적 신경활동이 자율신경 중추 긴장에 영향을 미치게 하여 여러 기관의 활동을 바꾸는 경우는 있지만 의지에 의한 직접적 제어는 불가능하다.

사구체(絲球體: glomerulus)

신동맥에서 나온 모세혈관들이 실타래처럼 뭉친 덩어리를 말하며, 혈관구라고도 한다. 사구체는 좌우 양쪽 신장에 약 200만 개가 있으며 여기서 1분간에 약 120mℓ의 원뇨(原尿)가 만들어진다. 실제로 몸 밖으로 배출되는 요는 원뇨보다 농축된 것이어서 양도 훨씬 적어진다.

삼각근(三角筋: deltoideus muscle)

어깨를 덮고 있으며 주로 팔을 옆으로 들어 올리는 일을 한다. 삼각근은 일반적으로 알려진 바와 같이 쇄골(鎖骨)의 앞 바깥쪽 1/3 지점에서 시작하여 견갑가시(spine of scapula)의 아래 끝까지 이른다. 근섬유들이 연합하여 두꺼운 힘줄을 형성하며 이는 삼각근거친면(deltoid tubersity)에 붙어 있다. 이 거친면은 상완골(上腕骨)의 바깥면 중앙 위에 있다.

상완삼두근(上腕三頭筋)

위팔의 뒤쪽에 있는 큰 근육. 장두, 요측두, 척측두를 가지고 있는 근육으로 어깨뼈와 팔꿈치 끝에 붙어서 팔꿈치를 펴는 작용을 한다.

승모근(僧帽筋)

후두부 및 경부, 흉부의 배면 정중선에서 일어나 쇄골 및 견갑골에 붙어 있는 강대한 근으로 등의 한가운데 선(線)에서 시작하여 다른 근육과 함께 어깨의 양쪽 뼈를 움직이는 삼각형의 근육. 어깨를 후방으로 끌어당기는 작용을 한다.

신경총(神經叢: plexus of nerves, Nervengeflechte)

신경근 또는 말초신경이 복잡하게 문합해서 형성하는 신경섬유의 집합을 말한다. 경신경총(頸神經叢), 완신경총(腕神經叢), 요신경총, 복강신경총이 그 대표적인 것이다.

아데노신 삼인산(三燐酸: Adenosine-tri-phosphate)

아데노신(유기염기 아데닌에 5탄당 리보스가 결합한 것)에 3분자의 인산이 결합한 누클레오티드이며 고(高)에너지 인산 결합체이다. 체내 산화나 해당(解糖: 당의 분해)에서 생기는 에너지는 이 ATP라는 형체로 흡수되고 저장된다. 이 에너지의 저장고인 ATP가 1분자의 인산기(基)를 떼어 내고, 아데노신 2인산(ADP)이 될 때 높은 에너지를 방출한다. 이 에너지가 근의 수축(운동)이나 생체 성분의 합성이나 그 밖의 생명 활동의 에너지로 직접 이용되는 것이다. 즉 ATP는 생체 내의 에너지 전달(인산기의 이동)로써 생화학적 반응에 중요한 역할을 하며, 생명 활동에 필요한 에너지를 공급하는 중요한 것이다.

알데히드(aldehyde)

CHO를 가진 화합물의 총칭이다. 공기 중의 산소에 의해 산화되며, 산화되어 카복실산으로 되기 쉽고, 펠링용액과 은거울반응 등으로 검출한다.

완요골근(腕橈骨筋: brachioradia muscle)

상완골 하부에서 일어나서 요골하단의 외측부(경상돌기)에 이른다. 상완근이나 상완이두근과 함께 촌관절을 굴곡한다. 요골신경으로 지배된다.

연수(延髓: medulla oblongata)

뇌의 한 부분으로 뇌간에 속한다. 뇌간에서는 가장 아래이며 전체 뇌의 구조에 있어서도 가장 아래에 있다. 척수와 곧바로 연결되어 있으며 호흡이나 혈액 순환을 조절한다.

외전신경(外轉神經)

뇌에서 나와 눈구멍으로 들어가 안구를 바깥쪽으로 돌리는 작용을 하는 운동 신경을 말한다.

임파액(淋巴液)

고등 동물의 조직 사이를 채우는 무색의 액체.

자율신경(自律神經)

의지와는 관계없이 작용하는 신경. 생체의 의지와 관계없이 위장, 혈관, 방광, 자궁, 내분비샘, 땀샘, 침샘, 췌장 따위의 작용을 조절하는 신경. 교감 신경과 부교감 신경이 있다.

전두엽(前頭葉: frontal lobe)

대뇌반구의 일부로 중심구(中心溝)보다 전방에 있는 부분으로 기억력 · 사고력 등의 고등행동을 관장한다. 포유류 중에서 고등한 것일수록 잘 발달되어 있고 인간은 특히 현저하게 발달해 있다.

젖산:락트산(lactic酸)

젖당이나 포도당 따위의 발효로 생기는 유기산(有機酸). 무색무취의 신맛이 나는 액체로, 물과 알코올에 잘 녹는다. 염색 공업에서 환원제, 식품 공업에서 감미제 따위로 쓴다.

중추신경(中樞神經)

뇌와 척수로 구성되어 있으며, 말초의 자극을 총괄하는 부위를 말하며, 신경 기관 가운데 신경 세포가 모여 있는 부분. 신경 섬유를 통하여 들어오는 자극을 받고 통제하며 다시 근육, 분비선 따위에 자극을 전달한다.

지각중추(知覺中樞: sensory center)

대뇌피질에 존재하면서 감각에 관여하고 있는 부분이다. 지각의 성립에는 각 지각에 대응하는 대뇌피질의 특정부위(知覺領)의 흥분이 필요하고, 각 지각기에 일어나는 지각신경은 지각령에 이르기 전에 반드시 특정 피질하핵(皮質下核)에서 뉴런(신경단위)을 바꾸는데, 이들 지각령 및 피질하핵이 지각중추이다.

피루브산(焦性葡萄酸:초성 포도산)

케토산의 하나. 무색의 액체로 타타르산과 황산수소칼륨을 혼합하여 건류하면 얻을 수 있다. 생물체 안에서는 물질대사의 중간 물질로 매우 중요하다.

크레아틴인산(燐酸: creatine phosphate)

주로 뇌와 근육에 존재하는 고에너지인산과 크레아틴의 화합물. 고양이 근육에서 처음 발견되었으며, 척추동물의 근육에 널리 분포한다. 고에너지인산결합($\Delta G^{\circ\prime} = -10.3kcal$)이며 산성용액에서는 크레아틴과 오르토인산으로 분해되기 쉽다. 크레아틴인산은 근육과 같이 급격하게 다량의 에너지를 소비하는 세포에서 고에너지인산결합의 저장역할을 한다.

활차신경(滑車神經)

기시핵은 후뇌에 있고 체성 운동섬유만으로 이루어지는 뇌신경을 말한다.

흉관(胸管: thoracic duct)

하반신으로부터의 림프관이 이곳에서 벌어져 있다. 대부분의 복부내장, 골반내장, 골반, 복벽, 양측하지로부터의 림프관이 장림프본간(本幹)과 1쌍의 요(腰) 림프본간이 되고 3개가 모여서 제2요추의 추체전면에서 흉관이 시작된다. 흉관이 시작되는 부분에는 팽대한 부분이 있고 이 것을 유미조(乳?槽)로 부르고 있다. 여기에 이어지고 있는 가는 흉관은 대동맥의 우측을 나란히 상행하고 더욱 대동맥궁의 후방을 지나서 비스듬이 좌상방으로 지나 좌내경정맥과 좌쇄골하정맥이 합류하는 좌정맥각에 개구하고 있다. 이 도중에서 좌의 폐 및 기관지등으로부터의 림프가 몇 개소에서 합류하고 있다. 흉관의 내부에는 여기저기 판(弁)이 있어 림프액의 역류를 막고 있다. 정맥각에 개구하는 앞에서 림프본간과 좌쇄골하림프본간의 합류하고 있다. 전자는 좌두경부에서 후자는 좌상지(左上肢)에서 각각 림프를 모은다.

잠자기 전 3분, 내 몸 보살피기 – 지쳐가는 내 몸에 위로와 희망의 말을 걸어라

2판 1쇄 발행 2012년 3월 10일
지은이 이시가키 준지, 고이케 고로 **편역** 이혁천 **일러스트** 박진희 **펴낸곳** 북씽크 **펴낸이** 최석원
주 소 서울시 성동구 행당동 192–29 성동샤르망 1019호 **전 화** 070–7808–5465
등록번호 제206–86–53244 **ISBN** 978–89–966548–7–2 **이메일** bookthink2@naver.com
Copyright ⓒ 2012 이시가키 준지, 고이케 고로

＊잘못된 책은 구입처에서 교환해 드립니다